U. A. Müller, G. Egidi, A. Klinge, G. Wolf, N. Müller, T. Uebel (Hrsg.)

Diabetes kompakt

Ulrich A. Müller, Günther Egidi, Andreas Klinge,
Gunter Wolf, Nicolle Müller, Til Uebel (Hrsg.)

Diabetes kompakt

1. Auflage

Mit Beiträgen von Priv.-Doz. Dr. med. Anke Bahrmann, Heidelberg; Dr. med. Monique Böde, Jena; Prof. Dr. med. Jean-François Chenot, Greifswald; Dr. med. Günther Egidi, Bremen; Dr. med. Gudrun Eidner, Jena; Dr. med. Margarete Glück, Jena; Dr. med. Harm Hammer, Bremen; Dr. rer. med. Lars Hecht, MSc, Oldenburg i. Holst.; Priv.-Doz. Dr. med. Karl Horvath, Graz; Dr. med. Christiane Kellner, Jena; Dr. med. Andreas Klinge, Hamburg; Priv.-Doz. Dr. med. Christof Kloos, Jena; Dr. rer. nat. Guido Kramer, Jena; Dr. med. Ingo Krenz, Hamburg; Dr. rer. nat. Nadine Kunіß, Jena; Dr. med. Kai Florian Mehrländer, Barmstedt; Priv.-Doz. Dr. rer. nat. Nicolle Müller, Jena; Prof. Dr. med. habil. Ulrich Alfons Müller, MSc, Jena; Dr. med. Sara Nekat, Hamburg; Dr. med. Johannes Roth, MBA, Jena; Dr. med. Irina Schmidt, Ilmenau; Dr. med. Sebastian Schmidt, Jena; Prof. Dr. med. Maximilian Spraul, Rheine; Priv.-Doz. Dr. med. Gerlies Treiber, MSc, Graz; Dr. med. Til Uebel, Neckargemünd; Dr. med. Christoph Werner, Jena; Prof. Dr. med. Gunter Wolf, MHBA, Jena; Dr. med. Ulf Zitterbart, Kranichfeld

ELSEVIER

Elsevier GmbH, Bernhard-Wicki-Str. 5, 80636 München, Deutschland
Wir freuen uns über Ihr Feedback und Ihre Anregungen an kundendienst@elsevier.com

ISBN 978-3-437-21211-6
eISBN 978-3-437-05752-6

Aus Gründen der Barrierefreiheit sind die Bilder in elektronischen Ausgaben dieses Buches mit Alt-Text-Beschreibungen (Alternativ-Text) versehen, die von Elsevier bereitgestellt werden. Mehr Informationen erhalten Sie unter https://www.elsevier.com/about/accessibility.

Elsevier nimmt eine neutrale Position in Bezug auf territoriale Meinungsverschiedenheiten oder Zuständigkeitsansprüche in seinen veröffentlichten Inhalten ein, einschließlich Landkarten und institutionellen Zugehörigkeiten.

1. Auflage 2025

Wichtiger Hinweis: Die medizinischen Wissenschaften unterliegen einem sehr schnellen Wissenszuwachs. Der stetige Wandel von Methoden, Wirkstoffen und Erkenntnissen ist allen an diesem Werk Beteiligten bewusst. Sowohl der Verlag als auch die Autorinnen und Autoren und alle, die an der Entstehung dieses Werkes beteiligt waren, haben große Sorgfalt darauf verwandt, dass die Angaben zu Methoden, Anweisungen, Produkten, Anwendungen oder Konzepten dem aktuellen Wissensstand zum Zeitpunkt der Fertigstellung des Werkes entsprechen.
Der Verlag kann jedoch keine Gewähr für Angaben zu Dosierung und Applikationsformen übernehmen. Es sollte stets eine unabhängige und sorgfältige Überprüfung von Diagnosen und Arzneimitteldosierungen sowie möglicher Kontraindikationen erfolgen. Jede Dosierung oder Applikation liegt in der Verantwortung der Anwenderin oder des Anwenders. Die Elsevier GmbH, die Autorinnen und Autoren und alle, die an der Entstehung des Werkes mitgewirkt haben, können keinerlei Haftung in Bezug auf jegliche Verletzung und/oder Schäden an Personen oder Eigentum, im Rahmen von Produkthaftung, Fahrlässigkeit oder anderweitig übernehmen.

Für die Vollständigkeit und Auswahl der aufgeführten Medikamente übernimmt der Verlag keine Gewähr.
Geschützte Warennamen (Warenzeichen) werden in der Regel besonders kenntlich gemacht (®). Aus dem Fehlen eines solchen Hinweises kann jedoch nicht automatisch geschlossen werden, dass es sich um einen freien Warennamen handelt.

Bibliografische Information der Deutschen Nationalbibliothek
Die Deutsche Nationalbibliothek verzeichnet diese Publikation in der Deutschen Nationalbibliografie; detaillierte bibliografische Daten sind im Internet über https://www.dnb.de abrufbar.

25 26 27 28 29 5 4 3 2 1

In ihren Veröffentlichungen verfolgt die Elsevier GmbH das Ziel, genderneutrale Formulierungen für Personengruppen zu verwenden. Um jedoch den Textfluss nicht zu stören sowie die gestalterische Freiheit nicht einzuschränken, wurden bisweilen Kompromisse eingegangen. Selbstverständlich sind **immer alle Geschlechter** gemeint.

Planung: Dr. Andreas, Dubitzky
Projektmanagement: Martha Kürzl-Harrison
Redaktion: Stephanie Kaiser-Dauer, Heidelberg
Bildrechteklärung: Stefan Schneidhuber
Korrektorat: Susan Sedlick, München
Satz: Thomson Digital, Noida/Indien
Druck und Bindung: EGEDSA, Sabadell (Barcelona)/Spanien
Umschlaggestaltung: SpieszDesign, Neu-Ulm
Titelfotografie: Colourbox.com

Aktuelle Informationen finden Sie im Internet unter **www.elsevier.de**

Vorwort

Liebe Leserin, lieber Leser!

Wie bei keiner anderen Erkrankung ist der Erfolg der Behandlung des Diabetes mellitus vom Mitwirken der Betroffenen abhängig. Essen und Trinken, geplante und ungeplante Bewegung, Selbstkontrolle sowie die Einnahme bzw. Injektion von Diabetesmedikamenten müssen lebenslang im Alltag aufeinander abgestimmt werden. Die dafür notwendigen Fähigkeiten zu kennen und zu beherrschen ist nicht nur ein Segen, sondern bestimmt zusammen mit den Folgeerkrankungen die Krankheitslast. Während es den Behandlungsteams obliegt, sich die Möglichkeiten zum Umgang mit der Erkrankung sowie ggf. auch mit Adhärenzproblemen und einer patientengerechten Darstellung der vorhandenen Evidenz anzueignen, können die Patienten Wissen und Fertigkeiten in Behandlungs- und Schulungsprogrammen erwerben. Prof. Michael Berger, der Vater der Diabetesschulung in Deutschland, schreibt dazu: „We must train and encourage the person with diabetes to gradually take over the management of and responsibility for his treatment to a very large extent" (Chronically diseased patients and their doctors. *Medical Teacher* 24(6), 2002). Wie wichtig diese Grundlagen der Diabetestherapie sind, haben wir erfahren, als im letzten Jahr viele Patienten die Therapie mit GLP-1-Rezeptoragonisten wegen Lieferschwierigkeiten, insbesondere der GLP-1-Analoga als aktuelles Beispiel, aber auch anderer Medikamente, unterbrechen mussten und Kenntnisse über Kohlenhydrate im Essen und Glukose-Selbstkontrolle für eine gute Diabetesbehandlung umso wichtiger wurden.

Diabetes kompakt haben wir für Hausärzte und Diabetesberater geschrieben sowie für alle, die sich über das Fachgebiet Diabetologie informieren möchten. Wir haben deshalb großen Wert darauf gelegt, dass Diabetologen, Hausärzte und Diabetesberater die Kapitel gemeinsam schreiben. Besonders die Gespräche mit Hausärzten und Diabetologen zu den jährlichen Kursen für evidenzbasierte Diabetologie in Jena und die Fragen der Teilnehmerinnen bei den Weiterbildungskursen zur Diabetesassistentin oder Diabetesberaterin haben uns geholfen, das Wichtige zu Diagnose, Klassifikation, Behandlung und Schulung von Menschen mit Diabetes mellitus auszuwählen und viele praktische Tipps zur alltäglichen Versorgung von Patienten mit Diabetes oder Hypertonie einzufügen. Vielen Dank für all diese Anregungen!

Dieses Buch orientiert sich an der Nationalen Versorgungsleitlinie Typ-2-Diabetes, an der die Herausgeber ehrenamtlich mitgearbeitet haben. Alles, was darin neu und wichtig ist, haben wir in *Diabetes kompakt* aufgenommen. Änderungen gibt es für die Auswahl von Antidiabetika. Einige neue Antidiabetika haben Vorteile zur Verminderung kardiovaskulärer und renaler Endpunkte. Die Patienten, die davon einen Nutzen erwarten können, sind gut definiert. Die Ziele der Diabetestherapie wurden weiter differenziert und insbesondere die HbA_{1c}-Zielbereiche für ältere Patienten noch weiter gelockert. Die partizipative Entscheidungsfindung und individuelle Therapieziele haben bei der Betreuung chronisch Kranker eine besondere Bedeutung. Als Grundlage dafür haben wir in diesem Buch, wo es möglich war, konkrete Zahlen zur Gefahr von Komplikationen und zum Nutzen oder Schaden von Therapien angeführt. Bei Änderungen der Lebensbedingungen oder auch im Alter ist häufig eine Deeskalation der Diabetestherapie erforderlich. Dazu wurde ein neues Kapitel zum Umgang mit Multimedikation in dieses Buch aufgenommen.

Wir danken allen Autorinnen und Autoren für ihr großes Engagement, dem Ärztlichen Zentrum für Qualitätssicherung in der Medizin für die Möglichkeit der Übernahme von Informationen aus der NVL Diabetes Typ 2 und den Mitarbeitenden von Elsevier für die Unterstützung dieser Idee. Wir hoffen, dass *Diabetes kompakt* eine Hilfe für Ihre Arbeit mit Patienten ist.

Liebe Leserin und lieber Leser, wenn wir etwas Wichtiges vergessen haben, freuen wir uns über Ihre Rückmeldung. Für Medikamentendosierungen kann, trotz sorgfältiger Überprüfung der Angaben, keine Haftung übernommen werden.

Jena und Hamburg, Januar 2025
Für die Herausgeber
Prof. Dr. med. Ulrich Alfons Müller
Dr. med. Andreas Klinge

Adressen

Priv.-Doz. Dr. med. Anke Bahrmann
Universitätsklinikum Heidelberg
Klinik für Kardiologie, Angiologie und Pneumologie

Dr. med. Monique Böde
MED:ON MVZ, Hausarztpraxis Lippersdorf-Erdmannsdorf;
Universitätsklinikum Jena,
Institut für Allgemeinmedizin

Prof. Dr. med. Jean-François Chenot
Universitätsmedizin Greifswald
Abteilung Allgemeinmedizin, Institut für Community Medicine

Dr. med. Günther Egidi
Hausarztpraxis Bremen

Dr. med. Gudrun Eidner
Universitätsklinikum Jena
Klinik für Innere Medizin III

Dr. med. Margarete Glück
Universitätsklinikum Jena
Klinik für Innere Medizin III

Dr. med. Harm Hammer
Praxisgemeinschaft
Diabeteszentrum Emmastrasse, Bremen

Dr. rer. med. Lars Hecht, MSc
RED Institut für medizinische Forschung GmbH
Oldenburg i. Holst.

Priv.-Doz. Dr. med. Karl Horvath
Medizinische Universität Graz
Institut für Allgemeinmedizin und evidenzbasierte Versorgungsforschung
Graz, Österreich

Dr. med. Christiane Kellner
Universitätsklinikum Jena
Klinik für Innere Medizin III

Dr. med. Andreas Klinge
Diabetes Schwerpunktpraxis Hamburg-Eidelstedt

Priv.-Doz. Dr. med. Christof Kloos
Universitätsklinikum Jena
Klinik für Innere Medizin III

Dr. rer. nat. Guido Kramer
Universitätsklinikum Jena
Klinik für Innere Medizin III

Dr. med. Ingo Krenz
Cardiologicum Hamburg

Dr. rer. nat. Nadine Kuniß
Universitätsklinikum Jena
Klinik für Innere Medizin III
MED:ON MVZ, Jena

Dr. med. Kai Florian Mehrländer
Hausärztliche Gemeinschaftspraxis Barmstedt

Priv.-Doz. Dr. rer. nat. Nicolle Müller
Universitätsklinikum Jena
Klinik für Innere Medizin III
Universitätsklinikum Jena
MED:ON MVZ, Jena

Prof. Dr. med. habil. Ulrich Alfons Müller, MSc
Praxis für Endokrinologie und Diabetologie
MED:ON MVZ, Jena

Dr. med. Sara Nekat
Agaplesion Diakonieklinikum
Klinik für Diabetologie, Hamburg

Dr. med. Johannes Roth, MBA
Universitätsklinikum Jena
Klinik für Notfallmedizin

Dr. med. Irina Schmidt
Internistische Hausarztpraxis Ilmenau

Dr. med. Sebastian Schmidt
Universitätsklinikum Jena
Klinik für Innere Medizin III

Prof. Dr. med. Maximilian Spraul
Diabetesschwerpunkt-Praxis Rheine

Priv.-Doz. Dr. med. Gerlies Treiber, MSc
Medizinische Universität Graz
Universitätsklinik für Innere Medizin
Abt. Endokrinologie und Diabetologie
Graz, Österreich

Dr. med. Til Uebel
Hausärztliche/Diabetologische Gemeinschaftspraxis Neckargemünd

Dr. med. Christoph Werner
Universitätsklinikum Jena
Klinik für Innere Medizin III

Prof. Dr. med. Gunter Wolf, MHBA
Universitätsklinikum Jena
Klinik für Innere Medizin III

Dr. med. Ulf Zitterbart
Hausärztliche Gemeinschaftspraxis
Kranichfeld

Abkürzungen

A., Aa.	Arteria(e)
ABDM	ambulantes Blutdruck-Monitoring
ABI	Ankle-Brachial-Index
ACE	Angiotensin-Converting-Enzym
ACR	Albumine Creatinine Ratio
ACS	akutes Koronarsyndrom
ADA	American Diabetes Association
ADI	Acceptable Daily Intake
AGE	Advanced Glycation Endproduct
AGP	ambulantes Glukoseprofil
AID	automatisierte Insulindosierung
AkdÄ	Arzneimittelkommission der deutschen Ärzteschaft
AMD	altersbedingte Makuladegeneration
AMP	Adeninmonophosphat
ANV	akutes Nierenversagen
ARB	Angiotensin-II-Rezeptorblocker
ARDS	Acute Respiratory Distress Syndrome
ARR	absolute Risikoreduktion
ASA	American Society of Anaesthesiologists
ASD	Arbeitsgemeinschaft Strukturierte Diabetestherapie
ASS	Acetylsalicylsäure
AT	Angiotensin
ATIII	Antithrombin III
AWMF	Arbeitsgemeinschaft der Wissenschaftlichen Medizinischen Fachgesellschaften
BÄK	Bundesärztekammer
BE	Broteinheit
BGA	Blutgasanalyse
BMI	Body Mass Index
BOT	basalunterstützte orale Therapie
BZ	Blutzucker
CABG	Coronary Artery Bypass Grafting
CCS	Canadian Cardiovascular Society
CCS	chronisches Koronarsyndrom
CGM	Continuous Glucose Monitoring
CGMS	Continuous Glucose Monitoring Systeme
CHF	Chronic Heart Failure
CKD	Chronic Kidney Disease
CRP	C-reaktives Protein
CSII	Continuous Subcutaneous Insulin Infusion
CT	Computertomografie
CT	konventionelle Insulintherapie
cTGF	Connective Tissue Growth Factor
DCM	dilatative Kardiomyopathie
DD	Differenzialdiagnose
DDG	Deutsche Diabetes Gesellschaft
DEGAM	Deutsche Gesellschaft für Allgemeinmedizin und Familienmedizin
DFS	diabetisches Fußsyndrom
DGIM	Deutsche Gesellschaft für Innere Medizin
DKA	diabetische Ketoazidose
DMP	Disease-Management-Programme
DN	diabetische Nephropathie
DOAK	direkte orale Antikoagulanzien
DPP	Dipeptidylpeptidase
DR	diabetische Retinopathie
DRG	Diagnosis Related Groups
EASD	European Association for the Study of Diabetes
ED	erektile Dysfunktion
EF	Ejektionsfraktion
eGFR	geschätzte (estimated) glomeruläre Filtrationsrate
EMA	European Medicines Agency
ESC/ESH	Europäische Gesellschaft für Kardiologie und Hypertensiologie
FGM	Flash Glucose Monitoring
GAD	Glutamic Acid Decarboxylase
GCS	Glasgow Coma Scale
GCT	Glukose-Belastungstest
GDM	Gestationsdiabetes
GFR	glomeruläre Filtrationsrate
GGT	Gamma-GT
GHD	Glukosedehydrogenase
GI	glykämischer Index
GIP	Glukoseabhängiges insulinotropes Peptid
GKV	Gesetzliche Krankenversicherung
GLP	Glucagon-like Peptide
GOD	Glukoseoxidase
GOT	Glutamat-Oxalacetat-Transaminase
HCT	Hydrochlorothiazid
HD	Hämodialyse
HDL	High Density Lipoprotein
HHDS/HHNS	hyperglykämisches, hyperosmolares Dehydratationssyndrom
HI	Herzinsuffizienz
HLA	Human Leukocyte Antigen
HOMA	Homeostasis Model Assessment
HSS	hyperosmolarer hyperglykämischer Status
i. m.	intramuskulär
i. v.	intravenös
IADPSG	International Association of the Diabetes in Pregnancy Study Group
ICM	ischämische Herzerkrankung
ICT	intensivierte konventionelle Insulintherapie
IE	Internationale Einheit(en)
IQTiG	Institut für Qualität und Transparenz im Gesundheitswesen
IR	Insulinresistenz
IRMA	intraretinale mikrovaskuläre Anomalien
iscCGM	Intermittent-scanning CGM
ISH	isolierte systolische Hypertonie
IWGDF	International Working Group on the Diabetic Foot
KBV	Kassenärztliche Bundesvereinigung
KDIGO	Kidney Diseases – Improving Global Outcomes
KE	Kohlenhydrateinheit
KG	Körpergewicht
KH	Kohlenhydrat(e)
KHK	koronare Herzkrankheit
KSMÖ	klinisch signifikantes Makulaödem
LADA	Late-onset Autoimmune Diabetes in Adults

LDL	Low Density Lipoprotein
LGA	Large for Gestational Age
LJM	Limited Joint Mobility
LOPS	Loss of Protective Sensation
MARD	Mild Age Related Diabetes
MBG	mittlere Blutglukose
MD	Minimal Difference
MDK	Medizinischer Dienst der Krankenkassen
MET	Metabolic Equivalent of Task
MOD	Mild Obesity-related Diabetes
MODY	Maturity-onset Diabetes of the Young
MRA	Mineralokortikoidrezeptor-Antagonist
MRT	Magnetresonanztomografie
N., Nn.	Nervus, Nervi
NAFLD	nichtalkoholische Fettlebererkrankung
NASH	nichtalkoholische Steatohepatitis
NDS	Neuropathie-Defizit-Score
NO	Stickstoffmonoxid
NPDR	nicht proliferative diabetische Retinopathie
NPH	Neutral Protamin Hagedorn (Langzeitinsulin)
NSAR	nichtsteroidales Antirheumatikum
NSS	Neuropathie-Symptom-Score
NVL	Nationale Versorgungsleitlinie
NYHA	New York Heart Association
OAD	orale Antidiabetika
oGTT	oraler Glukosetoleranztest
PAI-1	Plasminogen Activator Inhibitor-1 (PAI-1)
pAVK	periphere arterielle Verschlusskrankheit
PCI	perkutane Koronarintervention
PD	Peritonealdialyse
PDE5	Phosphodiesterase-5
PDGF	Platelet Derived Growth Factor
PDR	proliferative diabetische Retinopathie
PEN	parenterale Ernährung
PG	Plasmaglukose
PNP	periphere Polyneuropathie
PONV	Post Operative Nausea and Vomiting
ppV	Pars-plana-Vitrektomie
PTA	perkutane transluminale Angioplastie
RAAS	Renin-Angiotensin-Aldosteron-System
RR	(Blutdruckmessung nach) Riva Rocci
RR	relatives Risiko
rtCGM	Real-time-CGM
s. c.	subcutan
SAB	Subarachnoidalblutung
SAID	Severe Autoimmune Diabetes
SGB	Sozialgesetzbuch
SGLT2	Sodium-Glucose Linked Transporter 2
SIDD	Severe Insulin Deficient Diabetes
SIRD	Severe Insulin Resistant Diabetes
SH	Sulfonylharnstoffe
SIT	supplementäre Insulintherapie
SMBG	Selbstmessung der Blutglukose
SOP	strukturierter Behandlungspfad
SUP	sensorunterstützte Pumpentherapie
SSW	Schwangerschaftswoche
Std.	Stunde
TBR	Time below Range
TCC	Total Contact Cast
TGF-β	Transforming Growth Factor-beta
TIA	transitorische ischämische Attacke
TIR	Time in Range
TSH	Thyreoidea-stimulierendes Hormon
UACR	Urin-Albumin-Kreatinin-Ratio
UAW	unerwünschte Arzneimittelwirkung
UKPDS 33	United Kingdom Prospective Diabetes Study 33
V., Vv.	Vena(e)
V. a.	Verdacht auf
VAC	Vakuumtherapie
VEGF	Vascular Endothelial Growth Factor
VLDL	Very Low Density Lipoprotein
vWF	von-Willebrand-Faktor
WHO	Weltgesundheitsorganisation
Z. n.	Zustand nach
ZVD	zentralvenöser Druck
ZVK	zentraler Venenkatheter

Fehler gefunden?

An unsere Inhalte haben wir sehr hohe Ansprüche. Trotz aller Sorgfalt kann es jedoch passieren, dass sich ein Fehler einschleicht oder fachlich-inhaltliche Aktualisierungen notwendig geworden sind.

Sobald ein relevanter Fehler entdeckt wird, stellen wir eine Korrektur zur Verfügung. Mit diesem QR-Code gelingt der schnelle Zugriff.

https://else4.de/9783437212116

Wir sind dankbar für jeden Hinweis, der uns hilft, dieses Werk zu verbessern. Bitte richten Sie Ihre Anregungen, Lob und Kritik an folgende E-Mail-Adresse: kundendienst@elsevier.com

Abbildungsnachweis

Der Verweis auf die jeweilige Abbildungsquelle befindet sich bei allen Abbildungen im Werk am Ende des Legendentextes in eckigen Klammern. Alle nicht besonders gekennzeichneten Grafiken und Abbildungen © Elsevier GmbH, München.

E184 VERLAG KIRCHHEIM + CO GMBH, Mainz.

F1200-001 Lega, Iliana C. et al.: Hypoglycemia in Adults. In: Canadian Journal of Diabetes. Volume 47, Issue 7, Pages 548–559. Elsevier, Oktober 2023.

F430-024 Leitliniengruppe Hessen, DEGAM: S3-Leitlinie Multimedikation, Langfassung, AWMF-Registernummer: 053–043. 2. Auflage 2021. https://register.awmf.org/de/leitlinien/detail/053-043

F759-003 Pisters, Ron et al.: A Novel User-Friendly Score (HAS-BLED) to Assess 1-Year Risk of Major Bleeding in Patients with Atrial Fibrillation: The Euro Heart Survey. In: Chest. Volume 138, Issue 5, Pages 1093-1100. Elsevier, November 2010.

F779-017 Stevens, Paul E. et al: KDIGO 2024 Clinical Practice Guideline for the Evaluation and Management of Chronic Kidney Disease. In: Kidney International. Volume 105, Issue 4, Pages S117–S314. Elsevier, April 2024.

F847-011 Morbach, S. et al.: Diabetisches Fußsyndrom. In: Diabetologie und Stoffwechsel. Volume 18, Supplement 02, Pages S381–S392. Georg Thieme Verlag KG, Oktober 2023.

L143 Heike Hübner, Berlin.

M1455 Priv.-Doz. Dr. rer. nat. Nicolle Müller.

M1472 Dr. med. Monique Böde, Lippersdorf-Erdmannsdorf.

O237 Dr. med. Michael Schacke, Jena.

P838 Dr. med. Ulrich A. Müller, Jena.

P840 Dr. med. Gudrun Eidner, Jena.

P841 Dr. med. Gunther Wolf, Jena.

P843 Priv.-Doz. Dr. med. Karl Horvath, Graz.

T816-009 Archiv der Klinik für Augenheilkunde des Universitätsklinikums Jena.

W867-009 Bundesärztekammer (BÄK), Kassenärztliche Bundesvereinigung (KBV), Arbeitsgemeinschaft der Wissenschaftlichen Medizinischen Fachgesellschaften (AWMF): NVL Typ-2-Diabetes – Version 3.0, 2023. AWMF-Register-Nr. nvl-001. https://register.awmf.org/de/leitlinien/detail/nvl-001.

W867-011 Bundesärztekammer (BÄK), Kassenärztliche Bundesvereinigung (KBV), Arbeitsgemeinschaft der Wissenschaftlichen Medizinischen Fachgesellschaften (AWMF): S3-Leitlinie NVL Hypertonie. AWMF-Register-Nr. nvl-009. https://register.awmf.org/de/leitlinien/detail/nvl-009.

Inhaltsverzeichnis

KAPITEL

1

Christoph Werner und Kai Florian Mehrländer

Diabetes mellitus: Definition, Diagnose, Klassifikation und Epidemiologie

Kernaussagen

- Diabetes mellitus charakterisiert eine heterogene Gruppe metabolischer Erkrankungen mit einer chronischen Hyperglykämie.
- Die Klassifikation erfolgt in Typ-1- und Typ-2-Diabetes mellitus, weitere spezifische Diabetestypen (z. B. Diabetes mellitus bei Erkrankungen des exokrinen Pankreas, genetische Diabetestypen) und Gestationsdiabetes.
- Die Diagnose erfolgt durch Nüchtern-Plasmaglukose (Goldstandard), HbA_{1c}-Wert und im Ausnahmefall durch oralen Glukosetoleranztest.
- Es handelt sich um ein verbreitetes Krankheitsbild mit einer geschätzten Prävalenz des Typ-2-Diabetes von ca. 9,2 % und des Typ-1-Diabetes von ca. 0,5 %.

1.1 Definition von Diabetes mellitus

DEFINITION

Der Begriff Diabetes mellitus umschreibt eine heterogene Gruppe metabolischer Störungen, die ohne antihyperglykämische Therapie durch eine chronische Hyperglykämie charakterisiert sind.

Ursachen sind Defekte der Insulinsekretion, der Insulinwirkung oder eine Kombination aus beiden. Gleichzeitig gibt es Störungen des Kohlenhydrat-, Fett- und Proteinmetabolismus. Diabetes-assoziierte Erkrankungen sind die diabetische Retinopathie, Nephropathie und Neuropathie sowie Erkrankungen der großen und kleinen Gefäße des Herz-Kreislauf-Systems.

Typische klinische Symptome des Diabetes mellitus sind Polydipsie, Polyurie, Bauchschmerzen, Sehstörungen, nicht intendierter Gewichtsverlust, Abgeschlagenheit und gehäufte genitale Infektionen. Die diabetische Ketoazidose und das hyperosmolare diabetische Koma sind lebensbedrohliche Komplikationen des Diabetes mellitus, die bei Manifestation oder auch im Verlauf der Krankheit auftreten können.

1.2 Diagnostik

Zur Diagnostik des Diabetes mellitus können verschiedene Methoden angewendet werden, die sich in ihrer diagnostischen Wertigkeit unterscheiden. Die Messung der Plasmaglukose gilt als Goldstandard. Die Grenzwerte der einzelnen Verfahren beruhen auf epidemiologischen Studien, in denen eine gesteigerte Assoziation zur Entwicklung einer moderaten nichtproliferativen diabetischen Retinopathie (➤ Kap. 9.1) gezeigt werden konnte. Nach der „Richtlinie der Bundesärztekammer zur Qualitätssicherung laboratoriumsmedizinischer Untersuchungen" dürfen nur qualitätsgesicherte Labormethoden in der Diagnostik Anwendung finden.

1.2.1 Diagnosekriterien Diabetes mellitus

- Venöse Nüchtern-Plasmaglukose (PG) nach 8–12 Stunden Fastenzeit von ≥ 7,0 mmol/l (126 mg/dl)
- HbA_{1c}-Wert von ≥ 6,5 % (47,5 mmol/mol). Lebensalter beachten (➤ Tab. 1.1)!
- Venöser Gelegenheits-Plasmaglukosewert von ≥ 11,1 mmol/l (200 mg/dl)
- In Einzelfällen: venöser 2-Stunden-Plasmaglukosewert nach einem oralen Glukosetoleranztest von ≥ 11,1 mmol/l (200 mg/dl)

1.2.2 Diagnostisches Vorgehen

Besteht die Verdachtsdiagnose eines Diabetes mellitus z. B. aufgrund von Symptomen oder erhöhter Gelegenheitsglukose, sollte zunächst die Nüchtern-PG bestimmt werden. Wird so die Diagnose eines Diabetes mellitus gestellt, soll stets eine zeitnahe (beispielsweise innerhalb von 2 Wochen) Bestätigung in einer neuen Blutprobe erfolgen. Bei grenzwertigen Befunden der Nüchtern-PG sollte nach 3–6 Monaten eine Verlaufskontrolle erfolgen. Bei diskrepanten Befunden ist eine erneute Bestimmung der Nüchtern-PG oder eine Untersuchung des HbA_{1c}-Wertes indiziert, wobei methodenspezifische Limitationen beachtet werden müssen. Die Diagnose des Diabetes kann gestellt werden, wenn mindestens zwei an unterschiedlichen Tagen bestimmte Nüchtern-PG oder das HbA_{1c} bei zeitgleicher Bestimmung pathologisch erhöht sind. Bleiben die Ergebnisse im Graubereich, so wird eine Verlaufskontrolle nach 3–6 Monaten empfohlen. Ohne klinischen Verdacht auf einen Diabetes mellitus ist der **einmalige Nachweis einer normwertigen Nüchtern-PG zum Ausschluss eines aktuell therapierelevanten Diabetes ausreichend.**

Die Diagnose „Diabetes mellitus" sollte so exakt und sorgfältig wie möglich gestellt werden, weil sie sowohl mit einer physischen als auch mit einer psychosozialen Belastung der Patientinnen und Patienten verbunden ist.

Bei Vorliegen von diabetestypischen Symptomen sollte umgehend die Blutglukose bestimmt und eine Untersuchung des Urins auf Glukose und Ketone durchgeführt werden, um Notfälle wie eine Ketoazidose sofort erkennen und rasch versorgen zu können.

Nüchtern-Plasmaglukose- und Gelegenheits-Plasmaglukose-Bestimmung zur Diagnostik

Die Messung der venösen Nüchtern-PG sollte **zwischen 8:00 und 9:00 Uhr nach einer mindestens 8-stündigen Nahrungskarenz** erfolgen. Um die korrekte Diagnosestellung zu gewährleisten, fordert die Richtlinie der Bundesärztekammer (BÄK) eine adäquate präanalytische Handhabung der Proben. Es sollten nur Blutentnahme-Röhrchen mit glykolysehemmenden Zusätzen verwendet werden. Alternativ kann eine umgehende Zentrifugation des Blutes erfolgen (Zeitfenster: 15 Minuten) und anschließend der Plasmaüberstand von den Blutzellen getrennt werden. Dies ist sehr aufwendig und in der Regel nicht praktikabel umsetzbar.

HbA_{1c}-Wert-Bestimmung zur Diagnostik

Beim HbA_{1c} handelt es sich um **Hämoglobin A,** an das Glukose **nichtenzymatisch** kovalent gebunden wurde. Der HbA_{1c}-Wert wird anteilig (in Prozent oder mmol/mol) vom Gesamthämoglobin angegeben und ist ein Parameter für die mittleren PG-Werte der vorausgehenden 8–12 Wochen, wobei die vergangenen 30 Tage ca. 50 % des Wertes ausmachen.

Vorteile

Der HbA_{1c}-Wert unterliegt **keinen tageszeitabhängigen Schwankungen, ist unabhängig vom Nüchternzustand** und hat eine gute präanalytische Stabilität. Stress oder körperliche Belastung beeinflussen den Wert nur gering. Das HbA_{1c} kann nachträglich aus einem vorhandenen EDTA-Blutröhrchen bestimmt werden und kann daher in Kombination mit einer gleichzeitig pathologisch erhöhten Nüchtern-PG zur einzeitigen Diagnose des Diabetes mellitus verwendet werden. Hierzu sollten jedoch nur Messgeräte verwendet werden, deren nach RILI-BÄK geforderte Messgenauigkeit in externen Qualitätskontrollen (Ringversuche) regelmäßig bestätigt wird.

Limitationen

Die Verwendung des HbA_{1c}-Wertes in der Diagnostik unterliegt einigen Beschränkungen. Durch Anämien (z. B. durch Mangel von Eisen, Folsäure, Vitamin B_{12}), nach Splenektomie, Organtransplantation, bei Hämoglobinopathien, durch die Einnahme von Medikamenten (ASS, Immunsuppressiva, Proteaseinhibitoren) und bei bestimmten Ethnien kann der HbA_{1c}-Wert falsch erhöht sein. Als häufigstes klinisches Problem findet sich hier der Eisenmangel, welcher eine Überdiagnose leicht induzieren kann. Um diesem Problem zu begegnen, sollte eine parallele Bestimmung des Hämoglobins bei der HbA_{1c}-Bestimmung erwogen werden. Dies gilt für alle Zustände mit einem verminderten Erythrozyten-Turnover. Ist dieser Turnover erhöht, kann der HbA_{1c}-Wert falsch niedrig ausfallen. Weitere Ursachen für falsch niedrige Werte sind hämolytische Anämien, Blutverlust, Bluttransfusionen, Leistungssport, Höhenaufenthalte, Schwangerschaft, Leber- oder Niereninsuffizienz (ab Stadium G3b/G4 KDIGO), hoher Konsum von Alkohol und Fett, Hämoglobinopathien. Auch die Substitution von Eisen, Vitamin B_{12} oder Folsäure bei Anämie und die Applikation von Erythropoetin können zu einem falsch niedrigen HbA_{1c} führen.

Der HbA_{1c}-Wert steigt auch bei Personen ohne Diabetes mit dem Alter an. Im höheren Alter ist die Diagnose des Diabetes bei einem HbA_{1c}-Wert unter 7 % unsicher.

Altersanstieg des HbA_{1c}

Weiterhin zeigt der HbA_{1c}-Wert einen **altersabhängigen,** jedoch Diabetes- und BMI-unabhängigen **Anstieg in der gesunden Bevölkerung.** In epidemiologischen Studien wird der Anstieg des HbA_{1c}-Wertes auf 0,21 %/Dekade in gesunden Männern und 0,16 %/Dekade in gesunden Frauen geschätzt (Roth et al. 2016; Masuch et al. 2019) (➤ Tab. 1.1). Gegenwärtig berücksichtigen die Diagnosekriterien diese Assoziation nicht, was möglicherweise zu einer Überdiagnose und Überversorgung der älteren Bevölkerungsgruppe führt. Diese Bevölkerungsgruppe ist insbesondere für Polypharmazie und Medikamentennebenwirkungen anfällig.

Oraler Glukosetoleranztest (oGTT) zur Diagnostik

Die Durchführung des oGTT erfolgt nach WHO-Richtlinien mit **75 g Glukose.** Nach einer 8- bis 12-stündigen Karenz von Nahrung, Nikotin und Alkohol wird im Sitzen oder Liegen innerhalb von maximal 5 Minuten eine **herstellergefertigte** Glukoselösung (250–300 ml) getrunken. Dem Test voraus gehen 3 Tage mit kohlenhydratreicher Kost (≥ 150 g Kohlenhydrate pro Tag). Medikamente mit Wirkung auf die Glukosetoleranz sollten mit ausreichendem Zeitabstand abgesetzt werden. Vor dem Tests und nach 120 Minuten wird in einem Spezialröhrchen eine venöse Blutprobe zur Glukosebestimmung abgenommen. Der Test ist ambulant durchführbar.

Vorteile

Der oGTT bietet die Möglichkeit, Personen mit einer gestörten Glukosetoleranz zu identifizieren. Er ist unabhängig von Alter, hämatologischen Erkrankungen, Hämoglobinopathien und dem Erythrozyten-Turnover. Aus Sicht der Deutschen Diabetes Gesellschaft (DDG) und der Deutschen Gesellschaft für Innere Medizin (DGIM) kann der Test aufgrund einer hohen Sensitivität bei grenzwertigen Befunden der Nüchtern-PG und des HbA_{1c} zur Diagnosestellung dienen und eine Glukosetoleranzstörung detektieren.

Nachteile

Der oGTT ist aufwendig, während Validität und Reliabilität nur mäßig sind. Die Reproduzierbarkeit ist gering mit einer Schwankungsbreite von bis zu ± 15 %. Er ist wenig valide für die Prädiktion von mit Diabetes assoziierten Erkrankungen und birgt ein hohes Risiko für Überdiagnosen und unnötige Medikalisierung, ohne dass sich weitere therapeutische Konsequenzen ergäben.

Die Durchführung eines oGTT ist bei akuter Erkrankung kontraindiziert. Auch bei Voroperationen im Gastrointestinaltrakt sollte ein oraler Glukosetoleranztest nicht durchgeführt werden. Neben Insulin beeinflussen andere Hormone, beispielsweise über eine veränderte gastrointestinale Motilität, ebenfalls die Resorption der Glukoselösung. Der derzeit verwendete Cut-off beruht auf einer bimodalen Verteilung der venösen 2-Stunden-Plasmaglukose in Pima-Indianern und dem damit assoziierten erhöhten Risiko, eine diabetische

Tab. 1.1 Altersabhängige Referenzbereiche (2,5- bis 97,5-Perzentile für HbA_{1c}-Werte für nicht diabetische Erwachsene in zwei Kollektiven in Deutschland) (aus Landgraf et al. 2023)

Alter	Roth et al. (2016) (n = 6783)	Masuch et al. (2019) (n = 8665)
< 40 Jahre	4,6–5,9 % (27–41 mmol/mol)	4,0–6,0 % (20–42 mmol/mol)
40 < 60 Jahre	4,8–6,2 % (29–44 mmol/mol)	4,1–6,2 % (21–44 mmol/mol)
≥ 60 Jahre	5,0–6,4 % (31–46 mmol/mol)	4,4–6,6 % (25–49 mmol/mol)

Retinopathie zu entwickeln. Die Zulässigkeit des Grenzwertes in anderen Ethnizitäten mit einer unimodalen Verteilung ist gegenwärtig unklar. Schließlich ist die Reproduzierbarkeit des oralen Glukosetoleranztests schlecht.

Daher hat dieser in der hausärztlichen Praxis keine Bedeutung bei der Diagnose des Typ-2-Diabetes, weshalb er von der Deutschen Gesellschaft für Allgemeinmedizin (DEGAM) und der Arzneimittelkommission der deutschen Ärzteschaft (AkdÄ) nicht empfohlen wird.

Diagnostik des Gestationsdiabetes

Das diagnostische Vorgehen bei Gestationsdiabetes wird im ➤ Kap. 14.1 abgebildet.

1.2.3 Glukosetoleranzstörungen

DEFINITION

Der Begriff Glukosetoleranzstörung bezeichnet die Erhöhung der Nüchtern-PG, der Plasmaglukose beim oGTT und des HbA_{1c} (Lebensalter beachten) über den definierten Normalwert, aber noch unterhalb der Grenzwerte für die Diagnose des Diabetes mellitus.

Bezüglich des Grenzwerts der Nüchtern-PG gibt es zwei unterschiedliche Einschätzungen einiger Fachgesellschaften. Die DEGAM, die AKDÄ sowie die Deutsche Gesellschaft für Pflegewissenschaft definieren den Grenzwert bei ≤ 6,1 mmol/l (≤ 110 mg/dl), während DDG und DGIM diesen bei ≤ 5,6 mmol/l (≤ 100 mg/dl) verorten. Der höhere Grenzwert entspricht den Kriterien der Weltgesundheitsorganisation (WHO) und der International Diabetes Federation. Die Senkung des Grenzwertes auf 5,6 mmol/l (100 mg/dl) erfolgte 2003, da die Diagnosekriterien zu fehleranfällig waren. Schon damals wurde eingeräumt, dass es für diese Absenkung keine Evidenz gäbe. Da aktuell die Nüchtern-PG ausschließlich in Röhrchen mit glykolysehemmenden Zusätzen oder nach direkter Zentrifugation bestimmt werden soll, erscheint das Argument für den niedrigeren Grenzwert obsolet. Zudem wird durch diesen eine sehr große Zahl an Menschen pathologisiert und der Gefahr der Übertherapie ausgesetzt.

- Venöser Nüchtern-Plasmaglukosewert von 6,1 mmol/l (110 mg/dl) bis < 7,0 mmol/l (< 126 mg/dl)
- HbA_{1c}-Wert von 5,7 % bis < 6,5 % (38,8 mmol/mol bis < 47,5 mmol/mol). Lebensalter beachten (➤ Tab. 1.1)!
- Venöser 2-Stunden-Plasmaglukosewert nach einem oralen Glukosetoleranztest von 7,8 mmol/l bis < 11,0 mmol/l (140 mg/dl bis < 200 mg/dl)

Glukosetoleranzstörungen sollten dabei nicht als eine Erkrankung aufgefasst werden, sondern stellen vielmehr einen Risikofaktor dar, der mit der Entwicklung eines Diabetes mellitus assoziiert ist (➤ Kap. 1.4.3).

Der Begriff Prädiabetes sollte nicht mehr verwendet werden, da hierdurch suggeriert wird, dass zwangsläufig eine Progression zum Diabetes mellitus erfolgt. Dies tritt jedoch nur in ca. 30 % der Fälle ein.

1.2.4 Minimal Difference

Bei der Diagnose eines Diabetes mellitus sollte die „Minimal Difference" (MD) berücksichtigt werden. Diese ermöglicht die Angabe von Streubreiten infolge von Labormessungenauigkeiten in absoluten, praxistauglichen Werten.

Berücksichtig man die MD, erhält man den absoluten Wert in mmol/l bzw. mg/dl, der mit 95 % Wahrscheinlichkeit eine Abweichung vom angegebenen Grenzwert darstellt.

Die MD soll von allen Laboren den Praxen zur Verfügung gestellt und möglichst bei Übermittlung der Laborwerte mitgeteilt werden. Da dies noch nicht überall implementiert wurde, werden für den Praxisalltag folgende Werte für die MD vorgeschlagen:

- Bei einem Grenzwert der Nüchtern-PG von 7,0 mmol/l (126 mg/dl) wird eine MD von bis zu 0,7 mmol/l (12,6 mg/dl) für sinnvoll gehalten. Somit ist ein NPG-Wert dann mit einer Wahrscheinlichkeit von 95 % pathologisch erhöht, wenn er mindestens 7,7 mmol bzw. 138,6 mg/dl beträgt.
- Analog gilt dies beim HbA_{1c}-Wert mit einer MD von 2 mmol/mol Hb (0,3 %) bei einem Grenzwert von 48 mmol/mol Hb (6,5 %).

Zusätzlich führt die biologische Variabilität im Organismus zu Schwankungen dieser Werte. Berücksichtigt man diese und die Minimal Difference, so ergibt sich beispielsweise für das HbA_{1c} ein 95 %-Konfidenzintervall von 11–20 % (mmol/mol; IFCC) bzw. 6–10 % bei konventionellen Einheiten in Prozent. Dies verdeutlicht, wie relevant diese Variabilität im Rahmen der Diagnosestellung insbesondere unter dem Gesichtspunkt der Quartärprävention ist.

Bei nicht deutlich pathologisch erhöhten Plasmaglukose- und HbA_{1c}-Werten sollten die Messungen vor einer Diagnosestellung ggf. wiederholt werden, da diese einer **erheblichen** biologischen und analytischen Variabilität unterliegen.

1.3 Klassifikation

Eine ideale Klassifikation würde alle Diabetestypen durch eindeutige und ausschließliche Eigenschaften charakterisieren. Weil Ätiologie, Pathophysiologie, der natürliche Verlauf und das Ansprechen auf eine Therapie jedoch variieren und häufig unklar bleiben, ist eine Umsetzung dieses Anspruchs derzeit nicht möglich. Die jetzige Klassifikation priorisiert daher, die Therapieentscheidungen des Behandlers zu leiten.

1.3.1 Diabetes mellitus Typ 1

DEFINITION

Ein Diabetes mellitus Typ 1 ist gekennzeichnet durch einen absoluten Insulinmangel. Zur Diagnostik sind eine pathologische Glukosetoleranz und der Nachweis mindestens eines typischen Autoantikörpers notwendig.

Der Begriff Typ-1-Diabetes mellitus umschreibt eine pathophysiologische Entität, die durch einen **absoluten Insulinmangel** charakterisiert ist. Zu der Gruppe des Typ-1-Diabetes werden der immunologische, der Checkpoint-Inhibitor-induzierte Diabetes und der LADA (Late-onset Autoimmune Diabetes in Adults) gezählt.

Immunologischer Typ-1-Diabetes mellitus

➤ Tab. 1.2 zeigt Eigenschaften des immunologischen Diabetes mellitus Typ 1 und des Diabetes mellitus Typ 2. Für die Diagnose Typ-1-Diabetes ist der Nachweis mindestens eines Autoantikörpers notwendig.

Checkpointinhibitor-induzierter Typ-1-Diabetes mellitus

Die Therapie mit Checkpointinhibitoren verursacht eine **Autoimmunität,** die nicht nur gegen Tumorzellen, sondern auch gegen die β-Zellen des Pankreas gerichtet sein kann. Der Checkpointinhibitor-induzierte Typ-1-Diabetes tritt meist in den ersten 3 Monaten nach Therapiebeginn auf. Die Inzidenz wird auf 1 % geschätzt und ist vorwiegend mit der Therapie mit **PD-1/PD-L1-Antikörpern** (beispielsweise Nivolumab, Pembrolizumab, Avelumab oder Durvalumab) assoziiert. Die Hälfte der Patienten hat diabetestypische Antikörper. Aufgrund des absoluten Insulinmangels entsprechen Klinik und Therapie denen des Typ-1-Diabetes. Eine **Erholung der autonomen Insulinproduktion ist bisher nicht beschrieben worden.**

LADA (Late-onset Autoimmune Diabetes in Adults)

Der LADA umschreibt eine **heterogene Gruppe** von erwachsenen Patienten mit Typ-1-Diabetes und stellt keine eigene Krankheitsentität dar. Es gibt keine allgemein anerkannten Diagnosekriterien. Meist beinhalten sie einen Erkrankungsbeginn nach dem 30. Lebensjahr, den Nachweis von diabetestypischen Autoantikörpern (vorwiegend Anti-Glutamatdecarboxylase-Antikörper) und das Ausbleiben einer Insulintherapie für mindestens 6 Monate. Der Beginn einer Insulintherapie ist der **subjektiven klinischen Entscheidung** unterworfen.

Aus pathophysiologischen Gesichtspunkten ergeben sich viele Überschneidungen mit anderen Formen des Diabetes, welche durch eine Autoimmunreaktion mit verzögertem Betazellverlust einhergehen. So könnten Teile der LADA-Patienten auch frühen Stadien des Diabetes mellitus Typ 1 (s. o.) oder dem SAID (➤ Kap. 1.3.4) zugeordnet werden, sodass künftig dieser uneinheitlich **verwendete** Begriff eher von historischer Bedeutung sein wird. Wichtig für die klinische Praxis ist, dass

Tab. 1.2 Vergleich zwischen immunologischem Diabetes mellitus Typ 1 und Diabetes mellitus Typ 2

Indikatoren	Diabetes mellitus Typ 1	Diabetes mellitus Typ 2
Vererbung	HLA-Assoziation und weitere Risikogene	Variabel, mit starker genetischer Prädisposition (polygen)
Pathogenese	Absoluter Insulinmangel, Autoimmunität (ggf. ausgelöst durch Infektionen)	Insulinresistenz, meist mit Insulinsekretionsstörung und initialer Hyperinsulinämie
Manifestationsalter	Maximum: 12.–24. Lebensjahr, aber keine Obergrenze	Meist > 40. Lebensjahr
Klinische Manifestation	Akut mit Polyurie, Polydipsie, Gewichtsverlust und ggf. Ketoazidose	Meist im Rahmen von Routineuntersuchungen, ohne Symptome
Körperbau	Meist asthenisch	Meist pyknisch
Begleiterkrankungen	Autoimmunthyreoiditis, glutensensitive Enteropathie	Viszerale Adipositas, Dyslipoproteinämie, arterielle Hypertonie
C-Peptid	Niedrig bis fehlend	Initial erhöht, später vermindert
Autoantikörper (AK)	Glutamatdecarboxylase-AK, Tyrosinphosphatase 2-AK, zytoplasmatische Inselzell-AK, Insulin-AK, Zinktransporter 8-AK	Keine
Stoffwechsellage	Labil	Stabil
Ketoseneigung	Hoch	Gering
Therapie	Insulin	Life-Style-Schulung orale Antidiabetika, Insulin

trotz der Autoimmunität ein absoluter Insulinmangel meist verzögert eintritt und somit eine Insulintherapie erst nach Jahren einer oralen Therapie notwendig werden kann.

1.3.2 Diabetes mellitus Typ 2

Der Typ-2-Diabetes mellitus umschreibt ein heterogenes Erkrankungsspektrum, das durch Insulinresistenz und relativen Insulinmangel in individuell unterschiedlichen Ausprägungen charakterisiert ist. ➤ Tab. 1.2 fasst charakteristische Eigenschaften des Diabetes mellitus Typ 2 zusammen.

1.3.3 Andere Diabetesformen

Genetische Diabetestypen mit Defekten der β-Zell-Funktion

Als **MODY** (Maturity-onset Diabetes Of the Young) werden erbliche Formen des Diabetes mellitus bezeichnet, die mit einer nachgewiesenen, zumeist **autosomal dominant** vererbten Mutation einhergehen. Der Verdacht auf das Vorliegen eines MODY besteht in folgenden Fällen:

- Manifestation vor dem 30. Lebensjahr
- Keine Ketoazidose, aber stabile Nüchtern-Hyperglykämie
- Typ-1-Diabetes-Autoantikörper negativ
- Messbares C-Peptid während hyperglykämischer Episoden
- Keine Insulintherapie notwendig
- BMI < 30 kg/m^2
- Positive Familienanamnese in mindestens 3 Generationen
- Frühe Manifestation bei Verwandten mit Diabetes mellitus

Zur weiteren Evaluation der Wahrscheinlichkeit des Vorliegens eines MODY kann beispielsweise ein **MODY Probability Calculator** eingesetzt werden, um anschließend eine molekulargenetische Diagnostik einzuleiten. Prinzipiell sollte bei allen Patientinnen und Patienten mit einer Diabetesmanifestation vor dem 30. Lebensjahr, bei denen ein Typ-1-Diabetes ausgeschlossen ist, die Diagnose MODY in Betracht gezogen werden. Der HNF-4A-MODY, der GCK-MODY und der HNF-1A-MODY (MODY 1–3) machen insgesamt ca. 85 % aller MODY-Entitäten aus.

Beispiel

In der Diabetessprechstunde berichtet der 52-jährige Patient (BMI 22, HbA_{1c} 8,3 %), dass sich bei ihm mit 18 Jahren ein Diabetes mellitus Typ 1 mit Polyurie, Polydipsie und Pruritus, aber ohne Ketoazidose manifestiert hat. Eine Insulintherapie wurde gestartet. Aktuell hat er keine Insulin-Auto-AK, C-Peptid ist normal. Bei Normalgewicht und unauffälliger Familienanamnese wird eine humangenetische Diagnostik eingeleitet, welche die Diagnose eines HNF-1A-MODY erbringt. Unter der neuen Therapie mit Glibenclamid sinkt der HbA_{1c}-Wert auf 6,7 %. Hieraufhin erfolgte die Dosisanpassung anhand der Selbstmessungen zur Vermeidung von Hypoglykämien.

Diabetes mellitus bei Erkrankungen des exokrinen Pankreas

DEFINITION

Der „pankreoprive" Diabetes mellitus stellt ein unterdiagnostiziertes, heterogenes Krankheitsbild dar, das auf einem Untergang oder einer gestörten Funktion der Langerhans-Inseln des Pankreas beruht.

Schätzungsweise bei **1–1,5 % aller Personen mit Diabetes mellitus** liegt ein pankreopriver Diabetes mellitus vor, wobei **in nur etwa 2,7 % der Fälle die richtige Diagnose gestellt** wird. Die häufigste Fehldiagnose stellt in ca. 87 % der Fälle der Diabetes mellitus Typ 2 dar.

Akute und chronische Pankreatitiden sind in 80 % für einen pankreopriven Diabetes mellitus ursächlich. Hierbei kommt es aufgrund einer chronischen Inflammation zu einer fibrösen Umwandlung des Pankreasgewebes und letztendlich zu einer Sklerose mit Funktionsverlust und verminderter Insulinsekretion. Weitere Krankheitsbilder, die einen pankreopriven Diabetes auslösen können, sind das **Pankreaskarzinom** (2,8 %), die **zystische Fibrose** (3,2 %), die **Hämochromatose** (6,3 %) und die **Pankreaschirurgie** (7,7 %).

Neben dem Verlust der β-Zell-Funktion treten auch ein Verlust der α- und PP-Zell-Funktion, ein gestörter Abbau von Triglyzeriden bei exokriner Pankreasinsuffizienz sowie eine Störung der Inkretinsekretion (GLP-1 und GIP) auf. Insbesondere aufgrund der Beeinträchtigung der Glukagonwirkung oder im Rahmen einer totalen Pankreatektomie wird eine **schwere Hypoglykämieneigung** bei diesem Krankheitsbild beobachtet.

Allgemein anerkannte Diagnosekriterien liegen nicht vor. Meist umfassen Hauptkriterien zur Diagnosestellung **exokrine Pankreasinsuffizienz,** eine **auffällige Bildgebung des Pankreas** (Endosonografie, CT, MRT) und den **Ausschluss eines Diabetes mellitus Typ 1** (mittels Antikörperbestimmung). Auch eine Störung der β-Zellfunktion (HOMA-B), eine Insulinresistenz (HOMA-IR), niedrige Inkretin-Spiegel und Vitamin-Mangel (A, D, E, K) können hinweisend sein. Die Therapie des pankreopriven Diabetes mellitus beruht ausschließlich auf der Erfahrung des Klinikers, wobei bei der überwiegenden Mehrzahl der Personen eine Insulintherapie Anwendung findet. Orale Antidiabetika (insbesondere SGLT-2-Hemmer) tragen ein erhöhtes Nebenwirkungsrisiko und sind bei pankreoprivem Diabetes zumeist nicht in den Zulassungsstudien untersucht.

Häufige Hypoglykämien und ein schwer einstellbarer Blutzucker sind charakteristisch für einen Diabetes mellitus bei Erkrankungen des exokrinen Pankreas.

Weitere Diabetesformen

- Diabetes mellitus bei Endokrinopathien (z. B. Akromegalie, Morbus Cushing, Phäochromozytom, Glukagonom)
- Medikamentös-chemisch induzierter Diabetes mellitus (z. B. Glukokortikoide, Thyroxin, Thiaziddiuretika, Statine, β-Sympathomimetika, Neuroleptika, Pentamidin)
- Virusinfektionen-assoziierter Diabetes mellitus (z. B. kongenitale Rötelninfektion, Mumps)
- Genetische Syndrome, die mit einem Diabetes mellitus assoziiert sind (z. B. Trisomie 21, Klinefelter-Syndrom, Turner-Syndrom, Friedreich-Ataxie)
- Seltene Formen eines autoimmunvermittelten Diabetes mellitus (z. B. Stiff-Man-Syndrom)

1.3.4 Ausblick

Insbesondere die Gruppe des Diabetes mellitus Typ 2 zeichnet sich durch eine **hochgradige Heterogenität** aus. Die Gruppe von Leif Groop (Ahlqvist 2018) versuchte, mithilfe eines Clusterverfahrens **5 Subgruppen** von Diabetes mellitus anhand klinischer Merkmale zu identifizieren: **Alter bei Diabetesdiagnose, BMI, HbA_{1c}-Wert, GAD-Autoantikörper und C-Peptid-Spiegel zur Berechnung von HOMA-β und HOMA-IR.** Dies soll einen Schritt hin zur Präzisionsmedizin ermöglichen und die Prädiktion und Wahl der Therapieoptionen verbessern. Aufgrund eingeschränkter Studienlage und häufigen Wechsels der Patientinnen und Patienten zwischen den Gruppen finden sich in den aktuellen Leitlinien keine spezifischen Behandlungsempfehlungen zu den einzelnen Gruppen (außer dem SAID als Typ-1-Diabetes), sodass dieses Modell vorerst nur für Studien relevant bleibt. Den klinisch Tätigen kann die Einteilung zum besseren Verständnis der unterschiedlichen Verläufe des Diabetes mellitus Typ 2 helfen.

- **SAID** (Severe Autoimmune Diabetes): ist durch das Vorhandensein von diabetestypischen Autoantikörpern charakterisiert und entspricht im Wesentlichen dem bereits beschriebenen Diabetes mellitus Typ 1.
- **SIDD** (Severe Insulin Deficient Diabetes): durch einen hohen HbA_{1c}-Wert, Manifestation mittels Ketoazidosen und einen gesteigerten Insulinbedarf charakterisiert. Weist eine Assoziation zur diabetischen Polyneuropathie und Retinopathie auf.
- **SIRD** (Severe Insulin Resistant Diabetes): durch hohen BMI und Insulinresistenz charakterisiert. Zeigt eine Assoziation zur diabetischen Nephropathie und NASH auf.
- **MOD** (Mild Obesity-related Diabetes): ähnlich SIRD mit geringerer Insulinresistenz.
- **MARD** (Mild Age-Related Diabetes): durch hohes Erkrankungsalter gekennzeichnet. Assoziation zu Folgeerkrankungen ist geringer als bei anderen Subgruppen ausgeprägt.

1.4 Epidemiologie

1.4.1 Prävalenz

Die Prävalenz des Diabetes mellitus Typ 2 in Deutschland ist seit den 1960er-Jahren deutlich angestiegen. **Seit 1998** besteht der Daten-Grundlage des Robert Koch-Instituts zufolge eine **annähernd konstante geschätzte Gesamtprävalenz von 9,2 %.** Während die Prävalenz des bekannten Diabetes mellitus Typ 2 seit 1998 von 5,0 % (Frauen: 5,3 %, Männer: 4,8 %) auf 7,2 % (Frauen: 7,4 %, Männer: 7,0 %) gestiegen ist, hat gleichzeitig die Prävalenz des unbekannten Diabetes mellitus Typ 2 von 3,4 % (Frauen: 3,0 %, Männer: 3,9 %) auf 2,0 % (Frauen: 1,2 %, Männer: 2,9 %) abgenommen. Als ursächlich für diesen Prozess werden **verbesserte Versorgungs- und Früherkennungsstrukturen** angesehen. Aufgrund fehlender valider zentraler Strukturen zur Erfassung von Patientendaten in Deutschland sind diese Zahlen mit Vorsicht zu interpretieren. Es gibt Hinweise aus verschieden Untersuchungen, dass die wahre Prävalenz deutlich niedriger ist.

Männer entwickeln insgesamt häufiger einen Diabetes mellitus Typ 2 als Frauen. Bis zur Altersgruppe der 80- bis 84-Jährigen kommt es zu einem kontinuierlichen Anstieg der Prävalenz. Die Prävalenz des Diabetes mellitus Typ 2 wird auf mehr als doppelt so hoch in der unteren, verglichen mit der mittleren oder oberen, Bildungsgruppe geschätzt. Weiterhin ist die alters- und geschlechtsstandardisierte Prävalenz im Osten Deutschlands deutlich höher als im Westen.

Die Prävalenz des Diabetes mellitus Typ 1 im Erwachsenenalter wird auf 0,49 % (Frauen: 0,45 %, Männer: 0,54 %) geschätzt. Die höchste Prävalenz wird dabei in der Gruppe der 35- bis 44-Jährigen beschrieben. Die Prävalenz des Diabetes mellitus Typ 1 wird im Westen Deutschlands höher als im Osten Deutschlands geschätzt.

1.4.2 Inzidenz

Die Inzidenz des Diabetes mellitus Typ 2 in Deutschland wird auf Grundlage von Krankenkassendaten gesetzlich Versicherter auf **1.200/100.000/Jahr** (Männer > Frauen) geschätzt, was 560.000 Menschen/Jahr entspricht. Es kommt zu einem kontinuierlichen altersabhängigen Anstieg der Inzidenz, wobei bei über 80-Jährigen Werte von 3.000/100.000/Jahr (Frauen: 2.900/100.000/Jahr, Männer: 3.200/100.000/Jahr) berichtet werden. Der physiologische Altersanstieg des HbA_{1c} wurde hier nicht berücksichtigt (➤ Tab. 1.1).

Die **Inzidenz des Diabetes mellitus Typ 1** im Erwachsenenalter ist **6,1/100.000/Jahr** (Frauen: 5,4/100.000/Jahr, Männer: 5,8/100.000/Jahr), was jährlich 4.200 Menschen entspricht. Mit dem Lebensalter kommt es zu einer kontinuierlichen Abnahme der Inzidenz. Die höchste Inzidenz wird in der Gruppe der 0- bis 14-Jährigen mit 22/100.000/Jahr geschätzt.

1.4.3 Risikofaktoren

Nicht beeinflussbare Risikofaktoren zur Entwicklung eines Diabetes mellitus Typ 2 beinhalten hohes Lebensalter, männliches Geschlecht und eine genetische Prädisposition. Die genetische Prädisposition umfasst dabei sowohl die Ethnizität der Person als auch eine positive Familienanamnese.

Die Prävalenzen von **Übergewicht** (gesamt: 60 %, Frauen: 53,0 %, Männer: 67,1 %) und Adipositas (gesamt: 23,6 %, Frauen: 23,9 %, Männer: 23,3 %) als beeinflussbarem Risikofaktor sind seit 1998 annähernd konstant. Insbesondere eine androide Fettverteilung mit einem erhöhten viszeralen Fettanteil ist sowohl mit einem erhöhten Risiko, einen Diabetes mellitus zu entwickeln, als auch mit einem gesteigerten kardiovaskulären Gesamtrisiko assoziiert. Die Häufigkeit des Risikofaktors **körperliche Inaktivität** (< 2,5 Stunden sportliche Freizeitaktivität/Woche) wird auf 54,7 % (Frauen: 57,4 %, Männer: 52,0 %) geschätzt. Die Prävalenz des **Rauchens** liegt bei 23,8 % (Frauen: 20,8 %, Männer: 27,0 %) und zeigt einen kontinuierlichen Rückgang seit 1998. Alle beeinflussbaren Risikofaktoren zeigen eine höhere Prävalenz in der unteren sozioökonomischen Bildungsgruppe im Vergleich zu der oberen Bildungsgruppe.

Als Risikofaktoren für die Entwicklung eines Diabetes mellitus Typ 1 im Kindesalter konnten gastrointestinale virale Infektionen (Rotaviren, Enteroviren) identifiziert werden. In Australien ging die Inzidenz nach Einführung der Rotaviren-Impfung zurück (Perett 2019). Auch wenn erste Interventionsstudien mit Virustatika Erfolg zeigten, steht ein Nachweis weiterhin aus (Krogvold 2023).

Die Identifikation von Personen mit **Glukosetoleranzstörungen** soll die Progression zu einem Diabetes mellitus verlangsamen oder verhindern können, indem eine frühzeitige präventive Behandlung ermöglicht wird. In China konnte gezeigt werden, dass Lebensstilinterventionen bei Personen mit intermediärer Glukosetoleranzstörung eine effektive Maßnahme darstellen (Gong 2019). Der Beweis steht aus, dass diese Maßnahmen in Westeuropa unter den Bedingungen des täglichen Lebens eine Senkung der mit Diabetes assoziierten Morbidität und Mortalität erbringen können.

KAPITEL 2

Irina Schmidt und Günther Egidi

Therapieziele bei jüngeren und bei älteren Patientinnen und Patienten mit Typ-2-Diabetes

Kernaussagen

- Bei jüngeren Menschen ist die Lebenserwartung durch einen Diabetes erheblich stärker eingeschränkt als bei älteren. Dementsprechend gelten für jüngere Menschen niedrigere Ziele bei der Senkung von Blutglukose und HbA_{1c}.
- Für eine **medikamentöse** Senkung des HbA_{1c} unter 7,0 % gibt es keine Nutzenbelege.
- Die Blutdrucksenkung ist wichtiger als die Senkung des Blutzuckers (BZ).
- Bei Menschen mit Diabetes und Hypertonie sollte der Blutdruck meist nicht weiter als unter 140/90 mm Hg gesenkt werden.

2.1 Allgemeine Therapieziele

In Studien zu einer intensiven medikamentösen BZ-Senkung (Hemmingsen 2013) konnte keine signifikante Senkung der Mortalität gezeigt werden. Beobachtungsstudien suggerieren dagegen einen kontinuierlichen Zusammenhang zwischen Höhe des HbA_{1c} und Sterblichkeit. Es gibt hier keinen Grenzwert – die Assoziation zwischen HbA_{1c} und Sterblichkeit erstreckt sich bis weit in den normalen Bereich hinein. Es handelt sich um einen Selektionsirrtum. Während in randomisierten Studien durch die Zufallsverteilung der Einfluss von Störfaktoren wie Alter, Krankheitsdauer, Körpergewicht, Einkommen, Bildung, Raucherstatus, Begleiterkrankungen etc. eliminiert werden kann, können solche Faktoren in rein epidemiologischen Beobachtungen (Stratton 2000) voll durchschlagen.

Dass eine HbA_{1c}-Senkung in den Normbereich nicht automatisch einen Benefit für die Patientinnen und Patienten bedeutet, liegt auf der Hand. Aber auch **für eine medikamentöse HbA_{1c}-Senkung unter 7,0 % fehlen die Nutzenbelege.** Je nach Art der eingesetzten Substanz kann eine solch starke HbA_{1c}-Senkung nicht nur nicht nützen, sondern sogar schaden. Dies gilt insbesondere für Medikamente, die zu Hypoglykämien führen können (Sulfonylharnstoffe und Insulin).

➤ Tab. 2.1 gibt einen Überblick über die wichtigsten Diabetesstudien.

Eine zu starke medikamentöse Senkung des HbA_{1c} kann schaden. Bei Patientinnen und Patienten mit Typ-2-Diabetes kann eine Senkung des HbA_{1c} unter 7,0 % sogar mehr schaden, als sie nützt.

2.2 Unterschiedliche Risiken und HbA_{1c}-Ziele bei älteren und jüngeren Patientinnen und Patienten mit Diabetes

In den letzten Jahren zeigte sich in den USA ein deutlicher Rückgang der Sterblichkeit an Diabetes, insbesondere bei älteren Personen im Alter von 65–75 Jahren (Cheng 2018). In Schweden erhöhte ein Diabetes die Sterblichkeit im We-

Tab. 2.1 Diabetes-Studien

Studie	Jahr der Veröffentlichung	Erzieltes HbA_{1c}	Ergebnis der Behandlung (absolute Risikoreduktion)
Kumamoto	1995 (Ohkubo et al.)	7,1 %	11,5 % weniger Retinopathie, 3,8 % weniger Nephropathie
UKPDS 33	1998 (UKPDS)	7,0 %	2,7 % weniger mikrovaskuläre Diabetesfolgen (davon allerdings die meisten: Netzhautkoagulation), 1,1 % mehr schwere Hypoglykämien unter Insulin
STENO-2	2003 (Gede et al.)	7,6 %	Senkung der Häufigkeit kardiovaskulärer Ereignisse um 20 %, Nephropathie um 18,75 % und Retinopathie um 16,25 %, allerdings auch durch Blutdrucksenkung, Nikotinentwöhnung und noch andere Interventionen
ACCORD	2008 (ACCORD et al.)	6,4 %	Übersterblichkeit in der Gruppe mit niedrigerem HbA_{1c}
ADVANCE	2008 (ADVANCE et al.)	6,5 %	1,1 % weniger Nephropathie, allerdings nicht bedeutsame Mikroalbuminurie dabei mitgezählt. 1,2 % mehr schwere Hypoglykämien. Patienten in der Interventionsgruppe wurden intensiver betreut und hatten eine stärkere Blutdrucksenkung.
VADT	2009 (Duckworth et al.)	6,4 %	Kein einziger Vorteil einer stärkeren Glukosesenkung, aber 6,5 % mehr unerwünschte Wirkungen
EMPA-REG OUTCOME	2015 (Zinman et al.)	7,3 %	2,6 % weniger Todesfälle – allerdings unabhängig von der HbA_{1c}-Senkung
LEADER	2016 (Marso et al.)	7,2 %	2,6 % weniger Todesfälle
SUSTAIN 6	2016 (Marso et al.)	7,7 %	2,3 % weniger MACE

Tab. 2.2 Abhängigkeit der Übersterblichkeit durch Diabetes vom Alter (mod. nach Tancredi et al. 2015). Gesamtkohorte: Personen mit Diabetes: 435.369, Kontrollen: 2.117.483

Alter	Todesfälle bei Personen mit Diabetes nach 2005 (gesamt: 61912)	Todesfälle bei Personen ohne Diabetes nach 2005 (gesamt 247254)	Übersterblichkeit durch Diabetes (Hazard Ratio, in Klammern Konfidenzintervall)
Todesfälle nach 2005			
< 55 Jahre alt	1.066	2.289	2,18 (2,02–2,34)
55–64 Jahre alt	4.762	13.498	1,62 (1,56–1,67)
65–74 Jahre alt	12.025	41.969	1,27 (1,24–1,29)
> 75 Jahre alt	44.059	189.498	1,02 (1,01–1,03)

sentlichen in Abhängigkeit vom Alter (➤ Tab. 2.2) (Tancredi 2015). Unabhängig vom Alter ging sie deutlich zurück. War sie zuletzt bei unter 55-Jährigen noch mehr als verdoppelt durch eine Diabetesdiagnose, unterscheidet sie sich bei über 75-Jährigen kaum noch von der von Menschen ohne Diabetes.

EVIDENZ

Die Gefährlichkeit von Diabetes geht zurück und ist bei jüngeren Menschen höher als bei älteren.

Die Sterblichkeit geht in westlichen Ländern bei Menschen mit Diabetes noch stärker zurück als bei Personen ohne Diabetes. Ist sie bei unter 55-Jährigen mehr als verdoppelt, unterscheidet sie sich bei über 75-Jährigen kaum von der Stoffwechselgesunder. Vermutlich liegt der Rückgang der Sterblichkeit nicht an der Senkung der Blutglukose, sondern eher an der Behandlung anderer Risikofaktoren und dem allgemeinen Rückgang des Rauchens.

Praxis

Die Diagnose Diabetes selbst ist häufig mit einer erheblichen Verschlechterung der Lebensqualität verbunden. Die entsprechenden Ängste der Betroffenen sind groß. Viele überschätzen das Risiko von Folgeerkrankungen stark. Es kann darum – insbesondere bei nur leicht erhöhtem HbA_{1c} und bei Manifestation des Diabetes im höheren Lebensalter – geboten sein, von leichtem oder mildem Diabetes zu sprechen. Die Patientinnen und Patienten sollten auf alle Fälle gut darüber aufgeklärt werden, dass das Risiko für Folgeerkrankungen in ihrem Fall eher gering ist.

LEITLINIEN

Wird die Blutglukose medikamentös gesenkt, sollte im Allgemeinen ein HbA_{1c} zwischen 7,0 und 8,0 % angestrebt werden. Bei über 75-jährigen Menschen reicht es meist, das HbA_{1c} nicht über 8,5 % ansteigen zu lassen – denn oberhalb dieses Wertes wird ein Diabetes häufiger symptomatisch.

In Anlehnung an das American College of Physicians (ACP et al. 2018) setzen sich die Deutsche Gesellschaft für Allgemeinmedizin und Familienmedizin (DEGAM 2021) und die Arzneimittelkommission der deutschen Ärzteschaft (AKdÄ) bei der Nationalen VersorgungsLeitlinie Therapie des Diabetes für ein allgemeines HbA_{1c}-Ziel von 7,0–8,0 % und für über 75-Jährige/Menschen mit Lebenserwartung unter 10 Jahren von unter 9,0 % ein. Bei HbA_{1c} > 9,0 % treten oft Hyperglykämiesymptome auf (Durst, Harndrang, Schwäche). In Einzelfällen kann die Symptomschwelle abweichen. Manchmal werden Symptome auch erst nachträglich berichtet, wenn sich die Stoffwechsellage verbessert hat. Dies ist bei den Patientenkonsultationen, beispielsweise im Rahmen des DMP Diabetes, genau zu erfragen.

Die Wirkung der SGLT-2-Hemmer funktioniert offensichtlich unabhängig von ihrer die Blutglukose senkenden Wirkung – vermutlich durch osmotische Diurese. In der Studie DAPA-HF senkte Dapagliflozin die Sterblichkeit unabhängig davon, ob ein Diabetes vorlag oder nicht. Die behandelten Patientinnen und Patienten waren mit einer Ejektionsfraktion (EF) von durchschnittlich 31 % so stark an einer Herzinsuffizienz erkrankt, dass man eher von einer Herzinsuffizienz- als einer Diabetesstudie sprechen sollte. Darum sind für eine Behandlung mit SGLT-2-Hemmer keine anderen HbA_{1c}-Ziele als die o. a. gerechtfertigt.

LEITLINIEN

Allgemeine Therapieziele aus der Nationalen VersorgungsLeitlinie Diabetes

Arzt/Ärztin und Patient/Patientin sollen regelmäßig gemeinsam individuelle Therapieziele vereinbaren. Dies soll unter vollständiger und verständlicher Aufklärung über Nutzen und Schaden erfolgen. Die gemeinsame Entscheidung über diese Ziele soll dokumentiert werden. Dabei sollen Patientenpräferenzen, Alter, Komorbidität und Art der eingesetzten Therapie berücksichtigt werden (➤ Tab. 2.3).

Generell sollten bei jüngeren, fitten und ansonsten gesunden Patientinnen und Patienten mit Typ-2-Diabetes das HbA_{1c} medikamentös dicht an den unteren Zielwert von 7,0 % gesenkt werden, wenn dies nicht zu relevanten Hypoglykämien führt.

In der Nationalen VersorgungsLeitlinie Diabetes werden die Kriterien, die je nach Eigenschaften der Patientinnen und Patienten für höhere oder niedrigere HbA_{1c}-Ziele sprechen, recht schön in ➤ Abb. 2.1 dargestellt.

Um die jeweiligen (nicht selten unterschiedlichen) Vorstellungen von Patient/Patientin auf der einen und Arzt/Ärztin auf der anderen Seite gut abzugleichen und letzten Endes zu einer gemeinsamen Entscheidungsfindung zu kommen, empfiehlt sich die Nutzung einer Entscheidungshilfe mit grafischer Unterstützung, wie sie mit dem arriba-Diabetes-Tool (www.arriba-hausarzt.de) zur Verfügung steht. (Die Nutzung dieses Tools ist allerdings kostenpflichtig – die nicht kommerziell agierende arriba-Genossenschaft wird von ihren zahlenden Mitgliedern finanziert.)

Bei jüngeren Menschen mit Typ-1-Diabetes kann auch ein niedrigeres HbA_{1c}-Ziel verfolgt werden – im Allgemeinen wird ansonsten hier ein HbA_{1c} < 7,5 % empfohlen (DDG 2018).

Bei älteren Menschen, Personen mit eingeschränkter Lebenserwartung, eingeschränkten funktionellen und kognitiven Fähigkeit und ausgeprägter Komorbidität/Multimedikation sollten eher „weichere" Ziele ins Auge gefasst werden.

Eine besondere Rolle spielt die Nierenfunktion: Biguanide und Sulfonylharnstoffe sind bei höhergradiger Einschränkung der Nierenfunktion kontraindiziert. Da Insulin über die Niere ausgeschieden wird, drohen bei Letzteren Hypoglykämien.

Bei SGLT-2-Hemmern und GLP-1-Analoga gelten unterschiedliche Zulassungen bzw. Kontraindikationen bei schwerer Niereninsuffizienz. Die jeweiligen Fachinformationen müssen beachtet werden.

Tab. 2.3 Zielkategorien und Beispiele aus Sicht von Patientinnen und Patienten in der Therapie des Typ-2-Diabetes (mod. nach BÄK et al. 2023) [W867-009]

Zielkategorien	Beispiele	Mögliche ermutigende Fragen
Übergeordnete Lebensziele („*fundamental goals*")	• Erhalt und Wiederherstellung der Lebensqualität • Soziale Teilhabe erhalten • Unabhängigkeit erhalten • Verhinderung eines vorzeitigen Todes	„Wenn Sie an Ihren Diabetes denken, was ist Ihnen dann für Ihr Leben besonders wichtig?"
Funktionsbezogene Ziele („*functional goals*")	• Visus erhalten, Auto fahren • Tätigkeiten alleine verrichten zu können (Gehstrecke erhalten) • Arbeitsplatz erhalten • Minimierung der Belastung und der Nebenwirkungen durch die Therapie • Sexualität erhalten	„Wenn Sie an mögliche Einschränkungen durch Ihren Diabetes denken, was möchten Sie dann erreichen?" „Welche Aktivitäten möchten Sie gern weitermachen können?"
Krankheitsbezogene Ziele („*disease-specific goals*")	• Schmerzen reduzieren • Besser schlafen • Bessere Stoffwechselkontrolle • Kein schlechtes Gewissen beim Essen • Folgeschäden vermeiden	„Wenn Sie an Ihren Diabetes denken: Welche Beschwerden oder Aspekte Ihrer Erkrankung möchten Sie verändern?" „Was ist Ihnen wichtig?"

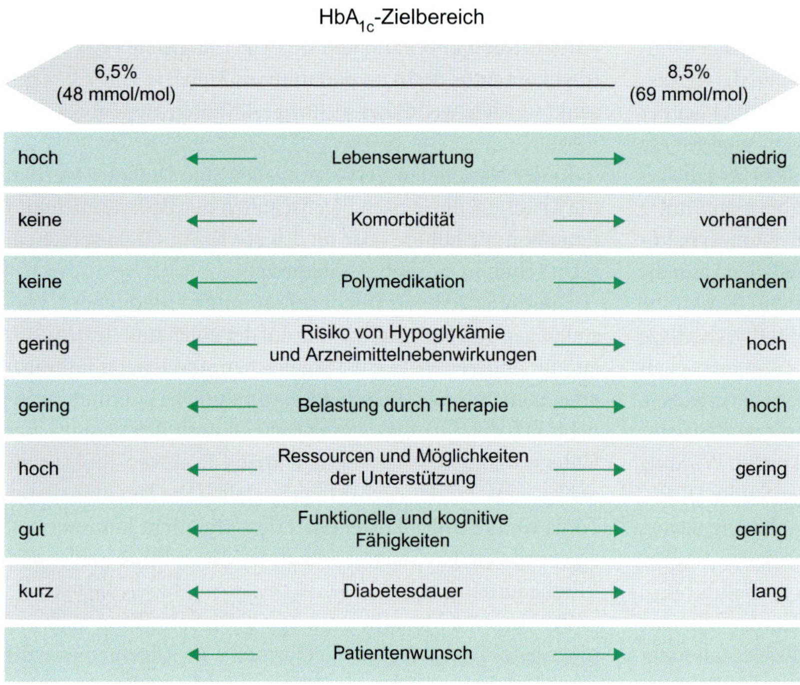

Abb. 2.1 HbA_{1c}-Zielkorridor (bezieht sich nicht auf Patientinnen und Patienten mit einer schweren Stoffwechselkompensation) (mod. nach BÄK et al. 2023) [W867-009]

ONLINE-INFOS

In der Nationalen VersorgungsLeitlinie zu Typ-2-Diabetes finden Sie wichtige Informationen zum Thema „Typ-2-Diabetes: Wie soll der Blutzucker eingestellt sein?"
Zu den entsprechenden Patientenblättern gelangen Sie hier:
https://register.awmf.org/de/leitlinien/detail/nvl-001

2.2.1 Glukose-Zielwerte

Bei Menschen mit Diabetes, die nicht Insulin spritzen, sind gesonderte Zielwerte für die Plasmaglukose meist nicht sinnvoll. Bislang konnte für diese Personengruppe ein Vorteil einer Selbstkontrolle der Blutglukose nicht belegt werden.

Für Patientinnen und Patienten, die eine individuelle Kontrolle ihrer Stoffwechselsituation wünschen – oder wenn dies ärztlicherseits als notwendig erachtet wird –, kann eine Kontrolle der Uringlukose erfolgen. Diese sollte 2 Stunden nach der Hauptmahlzeit negativ sein. In Abhängigkeit von der individuellen Harnglukose-Schranke liegt die Plasmaglukose meist unter 180–200 mg/dl (< 10–11 mmol/l).

Die Kosten für Geräte zur Selbstkontrolle der Blutglukose werden meist nicht von der gesetzlichen Krankenversicherung übernommen, wenn nicht mit Insulin behandelt wird. Wenn es den Betroffenen dennoch wichtig ist, über ihre Stoffwechselsituation durch Selbstmessungen der Blutglukose Bescheid zu wissen, können bei jüngeren Personen Werte für die Nüchternglukose von unter 145 mg/dl (< 8 mmol/l) und postprandial nicht dauerhaft über 10–11 mmol/l (180–200 mg/dl) eine Orientierung sein.

Wenn es bei älteren Personen mit Diabetes in erster Linie um Symptomfreiheit geht, können Werte für die Nüchternglukose von unter < 11 mmol/l (200 mg/dl) und postprandial unter < 14 mmol/l (250 mg/dl) zur Orientierung verwendet werden. Einzelne „Ausreißer" sind unproblematisch. Nicht selten haben die Patientinnen und Patienten Angst vor einem „Koma", wenn sie eine Blutglukose von über 16 mmol/l (300 mg/dl) messen. Es ist wichtig, ihnen diese Angst vor Einzelwerten zu nehmen, damit sich die Lebensqualität nicht verschlechtert.

Aber auch unter einer Insulintherapie ist es nahezu unmöglich, generelle Zielvorgaben zu geben. Oberstes Ziel muss die Vermeidung sowohl von Symptomen durch zu hohe Plasmaglukosewerte als auch von Hypoglykämien sein. Keinesfalls sollte das HbA_{1c} bei einer Insulinbehandlung unter 7,0 % gesenkt werden (s. o.). Hieraus ergibt sich ein durchschnittlicher Wert für die Plasmaglukose von 8,5 mmol/l (150 mg/dl). Bei Patientinnen und Patienten, deren Therapieziel aufgrund des Alters oder bestehender Komorbiditäten für das HbA_{1c} bei 8–9 % liegt, ergibt sich analog ein Zielwert für die Plasmaglukose vor den Hauptmahlzeiten von 9–11 mmol/l (160–200 mg/dl).

2.2.2 Blutdruck-Zielwerte

Siehe ➤ Kap. 13 zur Hypertonie.

2.2.3 Zielwerte für das Körpergewicht

Zum Körpergewicht lassen sich schwer verallgemeinerbare Empfehlungen geben. Immerhin stieg in einer dänischen Kohortenstudie (Afzal 2016) der mit der niedrigsten Sterblichkeit assoziierte Body Mass Index (BMI) von 23,5 auf 27 kg/m². Eine systematische Zusammenfassung von Beobachtungsstudien von Menschen mit Diabetes (Zaccardi 2017) zeigte, dass die Sterblichkeit bei Männern bei einem BMI von 31–35 und bei Frauen von 28–31 kg/m² am niedrigsten war.

Die groß angelegte US-amerikanische Interventionsstudie Look AHEAD (2013) verlief enttäuschend. Die Studie wurde nach 9,5 Jahren abgebrochen, weil ein intensives Programm mit Ernährungs- und Bewegungsempfehlungen nur HbA_{1c} und Körpergewicht, nicht aber Folgeerkrankungen des Diabetes zu senken vermochte. Insofern sollte den Patientinnen und Patienten gegenüber kommuniziert werden, dass es durch intensive Änderungen des Lebensstils offensichtlich nur möglich ist, eine Diabetesmedikation zu vermeiden (nicht wenigen Menschen reicht dies allerdings aus – insbesondere ist es für viele erstrebenswert, nicht auf Insulin angewiesen zu sein).

EVIDENZ

Empfehlung zur Senkung des Körpergewichtes bei Diabetes

Die Senkung eines erhöhten Körpergewichtes ist offensichtlich nicht geeignet, Folgeerkrankungen eines Diabetes zu vermeiden. **Dennoch kann die Senkung eines deutlich erhöhten Körpergewichtes empfohlen werden, um Diabetesmedikamente – und insbesondere eine Insulinbehandlung – zu vermeiden.** Bislang vorliegende Registerstudien zu bariatrischen Operationen zeigen bei den Operierten eine niedrigere Sterblichkeit – nicht selten verschwindet der Diabetes sogar, oder es kann auf einen Großteil der antihyperglykämischen Medikamente verzichtet werden. Randomisierte Studien liegen bislang allerdings nicht vor.

2.2.4 Zielwerte für Cholesterin und LDL

Bislang gibt es weltweit nur vier Studien, die die Strategie einer Senkung von Cholesterin und LDL unter einen bestimmten Zielwert untersucht haben. In der „Treat Stroke to Target"-Studie (Hagiwara 2017) wurde bei Patientinnen und Patienten mit Schlaganfall oder TIA das LDL auf 65 vs. 96 mg/dl (1,7 vs. 2,5 mmol/l) gesenkt. Es traten zwar 2,4 % weniger kardiovaskuläre Ereignisse auf. Die Studie zeigt aber so viele methodische Probleme (fehlende Verblindung, vorzeitige Beendigung, es wurde nicht die einfache Vorgehensweise einer fixen Statin-Dosis angeboten, sehr viele an der Studie Teilnehmende konnten nicht ausgewertet werden), dass sie nicht den Schluss einer Überlegenheit einer Titration auf ein bestimmtes LDL-Ziel erlaubt.

In den drei weiteren Studien, darunter zwei japanische, konnte bei Patienten mit diabetischer Retinopathie, KHK bzw. akutem Koronarsyndrom keine Senkung kardiovaskulärer Ereignisse durch die Senkung des LDL-Spiegels gezeigt werden (Amarenco 2020; Hagiwara 2017; Hong 2023).

EVIDENZ

Empfehlung zur Senkung von Cholesterin und LDL bei Diabetes

Die Deutsche Gesellschaft für Allgemeinmedizin und Familienmedizin (DEGAM) empfiehlt weiterhin, Statine bei Patientinnen und Patienten mit Diabetes, wenn indiziert, in fixer Dosis einzusetzen. Damit entfällt die Notwendigkeit sowohl von LDL-Kontrollen unter Therapie als auch von entsprechenden Zielwerten für Cholesterin und LDL. Generell sollte zur Abschätzung des kardiovaskulären Risikos bei Diabetes ein in Deutschland validiertes Instrument wie der arriba-Rechner (www.arriba-hausarzt.de) eingesetzt werden.

ONLINE-INFOS

Häufige Frage zur Behandlung von erhöhten Blutfettwerten werden auf den Patientenblättern der Arzneimittelkommission der deutschen Ärzteschaft beantwortet. „Ich habe Diabetes, aber keine Herz-Kreislauf-Erkrankung: Brauche ich ein Statin?" „Ich bekomme ein Statin: Wäre ein stärkeres Statin besser für mich?" Die Informationsblätter finden Sie hier: https://www.akdae.de/arzneimitteltherapie/lf/leitfaden-cholesterinsenkung

KAPITEL

3

Nadine Kuniß und Harm Hammer

Ernährung, Bewegung und Prävention

Ernährung und Bewegung zählen zu den sogenannten Lifestyle-Interventionen und sind Grundlage der Diabetestherapie. Die Ernährungstherapie ist die Basistherapie und sollte noch vor blutzuckersenkenden Medikamenten angewendet werden. In strukturierten Behandlungs- und Schulungsprogrammen werden alle notwendigen Kenntnisse und Fertigkeiten im Umgang mit Essen, Trinken und körperlicher Aktivität vermittelt und die Umsetzung im Alltag trainiert.

3.1 Ernährung

Kernaussagen

- Alle Menschen mit Diabetes sollen Nahrungsmittel erkennen können, welche die Blutglukose erhöhen.
- Menschen mit Diabetes ohne Insulintherapie sollen auf den Nutzen einer kalorienreduzierten Kost hingewiesen werden und Kohlenhydrate begrenzen.
- Menschen mit Diabetes und Insulintherapie sollen die Menge der Kohlenhydrate abschätzen können und mit ihrer Insulindosis abstimmen.
- Bei Süßungsmitteln wird in Süßstoffe und Zuckeralkohole (Zuckeraustauschstoffe) unterschieden.
- Alkohol ist in Maßen unbedenklich (ca. 15–30 g = 1–2 Getränke/Tag). Menschen mit Diabetes, die mit Sulfonylharnstoffen oder Insulin behandelt werden, müssen darüber aufgeklärt werden, dass der Verzehr von alkoholhaltigen Getränken zu einer Hypoglykämie führen kann.

Ziele der Ernährungstherapie für Menschen mit Diabetes Typ 1 sowie Typ 2 ohne/mit Insulintherapie sind:
- Gewichtsreduktion bzw. Vermeidung einer Gewichtszunahme
- Abstimmung der zugeführten Kohlenhydrate mit dem selbst gebildeten bzw. injizierten Insulin

Ernährungsempfehlungen sollten immer Bestandteil eines individuellen Selbstmanagementplans sein und sich an den

3

Bedürfnissen, Wünschen und Möglichkeiten des einzelnen Betroffenen orientieren. Die Ernährungstherapie soll die Lebensqualität der Patientinnen und Patienten nicht einschränken und realistische Ziele beinhalten. Bei übermäßigem Verzehr von ungeeigneten Nahrungsmitteln (z. B. zuckerhaltige Getränke) sollen gemeinsam Alternativen gesucht werden.

Dafür ist es notwendig, im Vorfeld eine Ernährungsanamnese durchzuführen, wobei folgende Punkte von Bedeutung sind (BÄK et al. 2024):

- Aktuelle Situation (z. B. soziales Umfeld, Arbeitsbedingungen)
- Bereits durchgeführte Maßnahmen zur Änderung der Ernährungsgewohnheiten
- Wünsche und Präferenzen der Betroffenen

Nach der Nationalen VersorgungsLeitlinie zur Therapie des Diabetes Typ 2 spielt die Ernährungstherapie bereits zum Zeitpunkt der Diagnosestellung eine entscheidende Rolle und wird noch vor Beginn der medikamentösen Therapie empfohlen. Werden im weiteren Krankheitsverlauf zusätzlich Medikamente notwendig, behält sie ihre Bedeutung und bleibt effektiv.

Eine Ernährungsberatung sollte Menschen mit Diabetes Typ 1 und Typ 2

- zur Diagnosestellung,
- bei unzureichender metabolischer Kontrolle (vor Therapieumstellung oder -intensivierung),
- bei speziellen Ernährungsproblemen (z. B. Laktoseintoleranz)

angeboten werden.

3.1.1 Ernährungsempfehlungen für Menschen mit Diabetes ohne Insulintherapie

Im Mittelpunkt der Ernährungstherapie bei Menschen mit Diabetes ohne Insulintherapie steht die Vermittlung einer kohlenhydrat- und kalorienbilanzierten Kost. Grundlage hierfür ist eine Ernährungsberatung im Rahmen von strukturierten Behandlungs- und Schulungsprogrammen (➤ Kap. 7.5), in welchen sie geschult werden, welche Nahrungsmittel die Blutglukose erhöhen (➤ Tab. 3.1) und welche Nahrungsmittel die Anzahl der täglichen Kalorien mitbestimmen – kohlenhydratreiche (4 kcal/g), eiweißreiche (4 kcal/g), alkoholhaltige (7 kcal/g) und fettreiche (9 kcal/g) Nahrungsmittel.

Kohlenhydrate Die Identifikation von blutglukoseerhöhenden Lebensmitteln ist Schwerpunkt der Diabetesberatung (➤ Tab. 3.1). Die Einschätzung der **Art der Kohlenhydrate** (schnell oder langsam blutzuckererhöhend) spielt dabei eine wichtige Rolle. Die Berechnung der Menge von Kohlenhydraten (Kohlenhydrateinheiten, KE) ist bei dieser Patientengruppe nicht von Bedeutung. Anhand von postprandialen Blut- oder Harnglukosemessungen (➤ Kap. 7) können die Betroffenen überprüfen, ob die **Menge der Kohlenhydrate** entsprechend der eigenen Insulinproduktion abgestimmt war. Ihre Mahlzeiten können sie dementsprechend anpassen.

Praxis

Sollten Menschen mit Diabetes Defizite hinsichtlich der Identifikation von blutglukoseerhöhenden Lebensmitteln haben, empfiehlt sich die Teilnahme an einem strukturierten Behandlungs- und Schulungsprogramm.

Kohlenhydrathaltige Lebensmittel werden anhand des glykämischen Index klassifiziert. Der **glykämische Index** (GI) beschreibt die Geschwindigkeit, mit der kohlenhydrathaltige Lebensmittel den Blutglukosespiegel erhöhen. Je höher der glykämische Index, desto schneller erhöht sich der Glukosewert im Blut. Sehr schnell resorbierbare Kohlenhydrate (hoher glykämischer Index), z. B. zuckerhaltige Getränke oder Fruchtsäfte, sollen bei Diabetes Typ 1 und 2 gemieden werden. Bei einer Unterzuckerung sind sie allerdings das geeignete Mittel, um den Blutzucker rasch wieder auf normale Werte anzuheben.

Nahrungsfett und Protein Im Rahmen der Ernährungsberatung sollten Menschen mit Diabetes Typ 2 ohne Insulinbehandlung darauf hingewiesen werden, dass eiweiß- und fettreiche Nahrungsmittel die Blutglukose zwar nicht bzw. wenig erhöhen, jedoch eine Bedeutung für den Gewichtsverlauf haben. Menschen mit normaler Nierenfunktion haben keine Einschränkungen bezüglich des Verzehrs von Proteinen.

Tab. 3.1 Blutglukosewirksamkeit von Nahrungsmitteln

Blutglukose steigt	Blutglukose steigt nicht
Obst und Obstsäfte	Gemüse (Ausnahme: Mais!)
Brot, Brötchen, Knäckebrot, Zwieback, Toast	Fisch, Fleisch, Wurst
Nudeln, Reis, Kartoffeln	Ei
Milch, (Natur-)Joghurt, Kefir, Buttermilch	Käse, Quark, Butter, Margarine
Kartoffelchips, Süßigkeiten, Gebäck, Kuchen	Nüsse
Getränke mit Kohlenhydratgehalt (z. B. Cola, Schorlen)	Getränke ohne Kohlenhydratgehalt (z. B. Kaffee, Tee, Wasser, Cola light)

Alkohol Der Verzehr von alkoholischen Getränken ist auch für Menschen mit Diabetes möglich. Sie sollten jedoch darüber aufgeklärt werden, dass übermäßiger Verzehr von Alkohol die Blutglukose beeinflussen kann (➤ Kap. 3.1.4) und für den Gewichtsverlauf relevant ist.

Einige Studien konnten zeigen, dass weniger Mahlzeiten (2 bzw. 3) pro Tag günstiger für die metabolische Kontrolle und den Gewichtsverlauf sind als viele kleine Mahlzeiten täglich. Kontrovers wird jedoch über die Zusammensetzung der Nahrung aus den einzelnen Makronährstoffen (Kohlenhydrate, Eiweiß und Fette) diskutiert (z. B. „Low-Carb" oder „Low-Fat"). Bezüglich einer Gewichtsreduktion geben Studien Hinweise darauf, dass nicht die Verteilung der einzelnen Makronährstoffe, sondern vielmehr die Aufnahme der täglichen Gesamtenergiemenge für den Gewichtsverlauf entscheidend ist. Einige Studien konnten jedoch zeigen, dass die Reduzierung der Kohlenhydrate (im Sinne einer „Low-Carb-Diet") zur Reduzierung von Diabetesmedikamenten führen kann. Im Hinblick auf harte Endpunkte, wie beispielsweise kardiovaskuläre Erkrankungen unterscheiden sich die Ernährungsformen „Low-Carb" (wenig Kohlenhydrate) und „Low-Fat" (wenig Fett) nicht. Ebenso führt das Intervallfasten nicht per se zu einer besseren Stoffwechseleinstellung oder Gewichtsreduzierung. Hier ist entscheidend, welche Lebensmittel während der Zeit der Nahrungsaufnahme verzehrt werden. Grundsätzlich gilt, die Vielfalt des Lebensmittelangebotes zu nutzen und zu genießen.

EVIDENZ

Die Evidenz für eine bestimmte Ernährungsform in Bezug auf den Gewichtsverlauf ist schwach (z. B. „Low-Carb" oder „Low Fat"). Vielmehr scheint die Anzahl der täglichen Gesamtkalorien für den Gewichtsverlauf entscheidend zu sein.

3.1.2 Ernährungsempfehlungen für Menschen mit Diabetes und Insulintherapie

Für Menschen mit Diabetes Typ 1 und Typ 2 mit Insulintherapie gelten dieselben Ernährungsempfehlungen wie für Diabetespatientinnen und -patienten ohne Insulintherapie. Personen mit Insulintherapie sollen jedoch nicht nur blutglukoseerhöhende Nahrungsmittel erkennen (➤ Kap. 3.1.1), sondern die Menge der enthaltenen Kohlenhydrate anhand der Kohlenhydrateinheit (➤ Abb. 3.1) abschätzen (kohlenhydratbilanzierte Kost) können. Bei einigen Therapieformen ist es ratsam, abgestimmte Mengen von Kohlenhydraten zu festen Zeiten zu essen, um Blutglukoseschwankungen entgegenzuwirken (z. B. KE-Gerüst bei konventioneller Insulintherapie).

DEFINITION

Um die Insulindosis auf die Mahlzeiten abzustimmen, ist es notwendig, die Menge der blutzuckererhöhenden Nahrungsmittel abzuschätzen. Dabei hilft die **Kohlenhydrateinheit** (KE).
1 KE entspricht 10 g Kohlenhydraten.

Das Abschätzen des Kohlenhydratgehalts anhand der Kohlenhydrateinheit spielt bei der Insulintherapie des Diabetes Typ 1 und Typ 2 eine zentrale Rolle. Im Gegensatz zu Menschen mit Diabetes Typ 2 können jedoch „kleine Schätzfehler" bei Menschen mit Diabetes Typ 1 bereits zu starken Blutglukoseschwankungen führen (aufgrund des absoluten Insulinmangels).

3.1.3 Süßungsmittel

DEFINITION

Süßungsmittel sind definiert als Stoffgruppe, die zum Süßen von Lebensmitteln und in Tafelsüßen verwendet wird (Europäische Zusatzstoffverordnung Nr. 1333/2008).

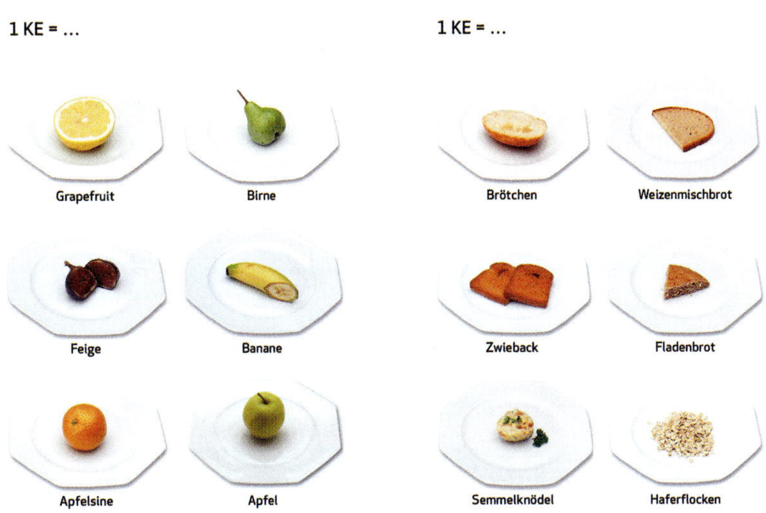

Abb. 3.1 Kohlenhydrateinheiten (Quelle: Dr. med. Monika Grüßer, Dr. med. Viktor Jörgens und Prof. Dr. med. Peter Kronsbein. „Zehn Gramm KH = ..." Verbrauchsmaterial zum Behandlungs- und Schulungsprogramm Diabetes mit konventioneller/präprandialer Insulintherapie. Lizenzausgabe für Deutscher Ärzteverlag GmbH, Köln, 2020. Copyright © by VERLAG KIRCHHEIM + CO GMBH, Mainz, 2020. www.patientenschulungsprogramme.de) [E184]

3

Süßungsmittel zählen zu den Zusatzstoffen und müssen auf Lebensmitteln gekennzeichnet werden. Sie werden unterteilt in **Süßstoffe** und **Zuckeralkohole** (➢ Tab. 3.2). Süßungsmittel sind zulassungspflichtig.

Süßstoffe

Süßstoffe werden synthetisch hergestellt (**künstliche Süßstoffe,** z. B. Cyclamat) oder aus natürlichen Rohstoffen gewonnen (**natürliche Süßstoffe,** z. B. Stevia). Sie besitzen eine hohe Süßkraft (ca. 30- bis 3.000-mal süßer als Saccharose) und haben keine bzw. kaum Kalorien (➢ Tab. 3.2).

Süßstoffe werden im Rahmen von Ernährungsberatungen häufig zur Gewichtsreduktion empfohlen. Da Süßstoffe nicht immer einen abgerundeten Süßgeschmack vermitteln (z. B. Stevia – bitterer Nachgeschmack), werden sie oftmals in Kombination mit Saccharose als „Mischprodukt" angeboten. Diese Produkte sind keineswegs kalorienfrei!

In der Vergangenheit hat sich die Theorie entwickelt, dass Süßstoffe über die Geschmacksqualität „süß" die Insulinsekretion anregen. Der daraus resultierende Blutglukoseabfall würde damit zu einem gesteigerten Appetit führen und eine hyperkalorische Ernährung begünstigen. Diese Theorie ist jedoch in Studien bisher nicht belegt worden. Nach aktueller Studienlage haben Süßstoffe keinen Einfluss auf den Blutzucker- oder Insulinspiegel. Gerüchte, dass Süßstoffe kariogen oder karzinogen wirken, sind wissenschaftlich nicht belegt. Außerdem gibt es Hinweise, dass Süßstoffe sich ungünstig auf das Darmmikrobiom auswirken können. Die Studienlage ist jedoch nicht eindeutig genug, um hier klare Empfehlungen auszusprechen. Bei Beachtung des ADI-Wertes (Acceptable Daily Intake, akzeptable täglich Aufnahmemenge) haben Süßstoffe keine Nebenwirkungen.

Zuckeralkohole

Zuckeralkohole (veraltet **Zuckeraustauschstoffe**) zählen nach der Europäischen Zusatzstoffverordnung Nr. 1333/2008 ebenfalls zu den Süßungsmitteln. Im Gegensatz zu den Süßstoffen haben **Zuckeralkohole** (z. B. Sorbit, Xylit und Isomalt) jedoch einen Energiegehalt von (durchschnittlich) 2,4 kcal pro Gramm (Ausnahme Erythrit – kalorienfrei), weshalb sie nicht uneingeschränkt verzehrt werden sollten (➢ Tab. 3.2). Zuckeralkohole werden in der Regel aus natürlichen Rohstoffen gewonnen. Fruktose (Fruchtzucker) ist nicht zulassungspflichtig und daher kein Lebensmittelzusatzstoff.

Zuckeralkohole dürfen nach Europäischer Zusatzstoffverordnung ohne Mengenbegrenzung in bestimmten Lebensmitteln eingesetzt werden, müssen jedoch den Hinweis „Kann bei übermäßigem Verzehr abführend wirken" enthalten, wenn ihr Anteil über 10 % des Gesamtproduktes beträgt (können in höheren Mengen Blähungen und Durchfall verursachen).

Zuckeralkohole werden häufig in „zuckerfreien" Bonbons und Kaugummis verwendet. Aufgrund des Energiegehalts von durchschnittlich 2,4 kcal/g sollten sie dennoch in den täglichen Kalorienbedarf eingerechnet werden.

Zuckeralkohole werden weitgehend insulinunabhängig verwertet, weshalb sie früher in „Diabetiker-Lebensmitteln" eingesetzt worden sind. Diese Lebensmittel enthielten jedoch einen höheren Fettgehalt und waren damit kalorienreicher als herkömmliche Lebensmittel. Der auf den „Diabetiker-Lebensmitteln" aufgedruckte Hinweis „für Diabetiker geeignet" suggerierte den Verbrauchern zusätzlich, dass dieses Produkt ohne Konsequenz für die Therapie verzehrt werden könne. Mit der „16. Verordnung zur Änderung der Diätverordnung" sind Ende 2012 diese Lebensmittel jedoch vom Markt verschwunden. Weiterhin finden Zuckeralkohole Einsatz in sogenannten zuckerreduzierten Lebensmitteln, die ebenfalls aufgrund des erhöhten Fett- und Kaloriengehalts zur Gewichtsreduktion nutzlos sind.

Praxis

„Zuckerreduzierte Lebensmittel" oder „Light-Produkte" sind zur Gewichtsreduktion nicht geeignet, da sie häufig einen höheren Fett- und Kaloriengehalt besitzen als herkömmliche Lebensmittel.

Tab. 3.2 Übersicht Süßungsmittel

Saccharose (Haushaltszucker)	Süßstoffe	Zuckeralkohole
Süßkraft		
= 1	30- bis 3.000-mal höher als Saccharose	Vergleichbar bzw. weniger als Saccharose
Energiegehalt		
ca. 4 kcal/g	Keine bzw. kaum Kalorien	Durchschnittlich 2,4 kcal/g
Verwendung		
z. B. Süßen von Lebensmitteln, Konservierung	Z. B. Getränke	Z. B. Kaugummis, Bonbons

3.1.4 Umgang mit Alkohol

Alkohol kann wichtige Mechanismen des Glukosestoffwechsels behindern. Hierzu zählen:

- Umwandlung von in der Leber gespeichertem Glykogen in Glukose (Glykogenolyse)
- Neusynthese von Glukose (Glukoneogenese)

Wenn der Blutzucker abfällt, sind beide Prozesse wichtig, um eine normale Glukosekonzentration im Blut aufrechtzuerhalten. Größere Mengen Alkohol können diese Mechanismen unterdrücken und **Hypoglykämien** auslösen. Menschen mit Diabetes, die insbesondere mit insulinotropen Antidiabetika oder Insulin behandelt werden, müssen darüber aufgeklärt werden, dass der übermäßige Verzehr von alkoholhaltigen Getränken zu einer Hypoglykämie führen kann.

> Alkohol kann wichtige Funktionen des Glukosestoffwechsels behindern und dadurch zu Hypoglykämien führen.

Der Genuss von Alkoholika gehört zu sozialen Ereignissen (z. B. Treffen im Freundes- und Familienkreis, Hochzeit oder Taufe) dazu. All diese Anlässe zum Konsum von Alkohol kommen selbstverständlich auch im Leben von Personen mit Diabetes vor. Niemand wird sich wegen seiner Erkrankung von sozialen Ereignissen ausschließen lassen. Es ist auch nicht die Absicht des Diabetesteams, die Betroffenen sozial zu isolieren. Es ist daher von großer Relevanz, Menschen mit Diabetes über die Wirkung und möglichen Probleme durch Alkohol zu informieren und ihnen kompetente Hilfestellungen für den Umgang damit zu vermitteln. Das Thema „Umgang mit Alkohol im Alltag" wird in jedem Schulungsprogramm für Menschen mit und ohne Insulintherapie besprochen.

Um Alkohol sicher genießen zu können und schwerwiegende Komplikationen zu vermeiden, können **bei übermäßigem Alkoholgenuss** folgende Maßnahmen empfohlen werden:

- Vor und während des Alkoholgenusses kohlenhydratreich essen und nur die halbe Dosis Insulin dazu verwenden
- Blutzucker höher ansteigen lassen als gewohnt
- Familie und Freunde über das Risiko von Hypoglykämien (Symptome und Behandlung) informieren
- Stets Traubenzuckerlösung dabeihaben
- Drohenden Unterzuckerungen frühzeitig und großzügig mit kurz- und langwirksamen Kohlehydraten entgegenwirken
- Bei Diabetes Typ 1: Glukagon (nasal oder Spritze) dabeihaben
- Am Tag nach dem Ereignis bis zum Mittag weiterhin nur die Hälfte der gewohnten Insulindosis verwenden

> Alkoholinduzierte Hypoglykämien können auch dann noch auftreten, wenn die psychotropen Wirkungen des Alkohols vermeintlich bereits abgeklungen sind. Deswegen kann eine Reduktion der Insulindosis/insulinotroper Antidiabetika auch am folgenden Tag noch sinnvoll sein.

Die Möglichkeiten zur Hilfeleistung bei einer Unterzuckerung durch Freunde und Familie sind allein dadurch limitiert, dass sie sich mit der Handhabung der technischen Hilfsmittel nicht auskennen und/oder Angst davor haben, Schaden anzurichten. Zudem haben sie selbst oft bereits Alkohol getrunken, was ihre Fähigkeiten, Situationen einzuschätzen und wirksam zu helfen, weiter reduziert. Den meisten unserer Patientinnen und Patienten wird es nicht erspart bleiben, vorsichtig und verantwortungsbewusst mit Alkohol zu experimentieren.

Ein mäßiger Alkoholkonsum ist auch bei Diabetes möglich. Dabei wird jedoch kontrovers diskutiert, welche **tägliche Menge** als „normal" angesehen wird. Grundsätzlich gelten dieselben Empfehlungen wie für die Allgemeinbevölkerung.

> Die Evidenz zum Nutzen oder Schaden von mäßigem Alkoholkonsum gegenüber abstinentem Verhalten ist schwach.

Im Rahmen einer individuellen Diabetesberatung muss geklärt werden, ob der Alkoholkonsum der Patientin bzw. des Patienten die Neuropathie, Hypertonie, Hyperlipidämie und das Hypoglykämierisiko negativ beeinflussen könnte. Zusammen mit einer ausführlichen Schulung zum Umgang mit Alkohol im Alltag sollen die Betroffenen in der Lage sein, eine informierte Entscheidung bezüglich des eigenen Trinkverhaltens zu treffen.

3.1.5 Ernährungsirrtümer

Getränke

Annahme Da „Kaffee schwarz" die Blutglukose nicht erhöht, sind Instant-Kaffeeprodukte auch nicht blutzuckererhöhend.

Richtig ist Instant-Kaffeeprodukte (z. B. Cappuccino) erhöhen durch ihren hohen Kohlenhydratanteil (z. B. Glukose und Laktose) den Blutglukosespiegel.

Annahme Obst-/Fruchtsäfte können bedenkenlos getrunken werden, wenn sie mit Mineralwasser verdünnt werden (Schorlen).

Richtig ist Je nach Verdünnungsgrad wirken Schorlen leicht bis stark blutzuckererhöhend.

Annahme „Wasser mit Geschmack" erhöht die Blutglukose nicht.

Richtig ist Wasser mit Geschmack enthält zumeist einen hohen Kohlenhydratanteil und ist dem von Fruchtsäften oder Cola vergleichbar.

Obst und Gemüse

Annahme Viel Obst und Gemüse ist gesund. Obst und Gemüse erhöhen die Blutglukose nicht.

Richtig ist Gemüse (Ausnahme: Mais) erhöht die Blutglukose nicht, Obst hingegen erhöht den Blutzuckerspiegel (auch Wassermelone!).

Annahme Obst, das nicht süß schmeckt (z. B. Pampelmusen, Stachelbeeren und Johannisbeeren), ist nicht blutzuckererhöhend.

Richtig ist Auch sauer oder bitter schmeckendes Obst erhöht den Blutzucker.

Zucker

Annahme Vollmilchschokolade erhöht die Blutglukose, Zartbitterschokolade jedoch nicht.

Richtig ist Vollmilch- und Zartbitterschokolade sind blutzuckererhöhend, da beide Schokoladensorten Kohlenhydrate enthalten. Der Kohlenhydrat- und Fettanteil unterscheidet sich jedoch. Je höher der Kakaoanteil, desto weniger Kohlenhydrate und mehr Fett sind enthalten.

Annahme Honig ist gesund und erhöht den Blutzucker nicht.

Richtig ist Honig ist eine dickflüssige bis feste Substanz, die hauptsächlich aus Fruktose (Fruchtzucker) und Glukose (Traubenzucker) sowie Wasser (ca. 20 %) besteht. Honig ist somit blutglukoseerhöhend.

Annahme Rohrzucker enthält weniger Kohlenhydrate als Haushaltszucker.

Richtig ist Rohrzucker besteht nahezu komplett aus Kohlenhydraten, ebenso wie Haushaltszucker.

Annahme Selbstgemachte Marmelade erhöht den Blutzucker nicht. Blutzuckererhöhend ist nur industriell hergestellte Marmelade.

Richtig ist Selbstgemachte und industriell hergestellte Konfitüren/Marmeladen werden im Wesentlichen aus Obst und Gelierzucker hergestellt. Beide Produkte sind blutzuckererhöhend.

Milchprodukte

Annahme Milch und Joghurt erhöhen die Blutglukose nicht.

Richtig ist Milch und Naturjoghurt enthalten Kohlenhydrate (200 ml Milch = 1 KE, 200 g Naturjoghurt = 1 KE) und sind somit blutglukoseerhöhend.

Annahme Laktosefreie Produkte (insbesondere Milch) können bedenkenlos getrunken werden, da diese Produkte „milchzuckerfrei" und damit nicht blutzuckererhöhend sind.

Richtig ist Laktose ist ein sogenannter Zweifachzucker, der aus Glukose (Traubenzucker) und Galaktose (Schleimzucker) besteht. In laktosefreien Produkten (z. B. Milch) ist der Milchzucker bereits in seine Bestandteile Glukose und Galaktose aufgespalten (wodurch die Milch auch süßer schmeckt als „normale" Milch). Sie enthalten den gleichen Kohlenhydratgehalt wie normale Produkte.

Fettreiche Nahrungsmittel

Annahme Fett ist ungesund und erhöht die Blutglukose.

Richtig ist Fett erhöht den Blutzucker nicht.

Stärkereiche Produkte

Annahme Nudel-, Reis- und Kartoffelprodukte erhöhen den Blutzucker nicht, da sie nicht süß schmecken.

Richtig ist Nudel-, Reis- und Kartoffelprodukte enthalten Stärke (Glukose) und erhöhen damit die Blutglukose.

Annahme Weißmehlprodukte (wie z. B. helle Brötchen) sind ungesund. Von Vollkornbrot oder -brötchen kann man mehr essen.

Richtig ist Weißmehl- und Vollkornprodukte enthalten den gleichen Kohlenhydratanteil (z. B. 20 g Weizenbrot = 1 KE, 25 g Roggenvollkornbrot = 1 KE). Sie unterschieden sich lediglich hinsichtlich des glykämischen Index. Achtung! Sehr dunkel aussehendes Brot wird mit Malzzucker dunkel gefärbt.

Annahme Knäckebrot ist nicht blutzuckererhöhend.

Richtig ist Knäckebrot erhöht genauso den Blutzucker wie Brot, Brötchen, Toast und Zwieback. 100 g Knäckebrot enthalten mehr als 60 g Kohlenhydrate (2 Scheiben = ca. 1–1,5 KE).

Annahme Eiweißbrot enthält keine Kohlenhydrate und hilft beim Abnehmen.

Richtig ist Eiweißbrot ist blutglukoseerhöhend, enthält aber weniger Kohlenhydrate als „herkömmliches" Brot (z. B. Mischbrot). Achtung! Eiweißbrot hat jedoch einen höheren Fettanteil und damit einen höheren Energiegehalt als „herkömmliches" Brot:

- 100 g Eiweißbrot: 250 kcal, 14 g Kohlenhydrate (ca. 1,5 KE), 9 g Fett
- 100 g Roggen-Mischbrot: 217 kcal, 43 g Kohlenhydrate (ca. 4 KE), 1 g Fett

… senkt den Blutzucker

Annahme Zimt, Knoblauch und Curcuma senken den Blutzucker.

Richtig ist Studien haben keinen bzw. einen sehr geringen Nutzen von Zimt, Knoblauch und Curcuma hinsichtlich einer blutglukosesenkenden Wirkung gezeigt.

Annahme Sauerkraut senkt den Blutzucker.

Richtig ist Sauerkraut hat keinen Einfluss auf den Blutzuckerspiegel. Achtung! Sauerkraut aus der Dose oder Sauerkrautsaft können mit Zucker versetzt und damit blutglukoseerhöhend sein.

3.1.6 Fallbeispiele

Fallbeispiel 1: Diabetes Typ 2 ohne Insulintherapie

Eine 69-jährige Patientin mit Diabetes Typ 2 und Osteoporose kommt zur Quartalskontrolle in Ihre Praxis. Unter einer oralen antidiabetischen Therapie mit Metformin und Sulfonylharnstoff liegt das aktuelle HbA_{1c} mit 9,1 % (76 mmol/mol) außerhalb des Zielbereichs. Sie misst postprandial ihre Harnglukosewerte, die stets positiv sind. Ihre letzte Diabetesschulung liegt 5 Jahre zurück. Sie gibt an, sich „gesund zu ernähren“ und weitgehend auf Süßigkeiten zu verzichten. Aufgrund der Osteoporose wurde ihr empfohlen, kalziumreiche Produkte zu verzehren.

Problem Harnzuckerwerte positiv, erhöhtes HbA_{1c}

Vorgehen Bevor die Umstellung der antidiabetischen Therapie in Erwägung gezogen wird (z. B. drittes orales Medikament oder Einstellung auf eine Insulintherapie), sollte die Patientin erneut an einer **Diabetesschulung** teilnehmen. Im Rahmen dieser Schulung erfolgt eine **Ernährungsanamnese zur Optimierung der Kohlenhydratzufuhr.** Die Annahme „Ich ernähre mich gesund“ bedeutet nicht, dass diese Ernährungsweise kohlenhydratarm ist. Vermeintlich „gesunde Lebensmittel“ wie Obst, Milch oder Vollkornprodukte werden dabei zumeist im Überfluss konsumiert.

Lösung Bei dieser Patientin zeigte sich eine erhöhte Kohlenhydrataufnahme in Form von Milchprodukten (ca. 2 l Milch täglich und 200 g Naturjoghurt = 11 KE) und Obst zwischendurch (ca. 4–6 KE täglich). Nach Teilnahme an einem strukturierten Schulungsprogramm für Menschen mit Diabetes Typ 2 ohne Insulintherapie und Reduktion dieser Lebensmittel lag das HbA_{1c} ein Quartal später bei 7,3 %.

Fallbeispiel 2: Diabetes Typ 1

Eine 19-jährige Patientin mit Diabetes Typ 1 (Diabetesdauer 12 Jahre, intensivierte Insulintherapie mit KE- und Korrekturfaktoren) stellt sich neu in Ihrer Praxis vor. Die letzte Diabetesschulung liegt 7 Jahre zurück. Das aktuelle HbA_{1c} beträgt 10,6 %. Die Glukoseselbstkontrolle wird anhand eines kontinuierlichen Glukosemesssystems durchgeführt. Nach Auslesen der Messwerte zeigt sich folgendes Bild: starke Glukoseschwankungen mit hyper- und hypoglykämischen Ereignissen zu unterschiedlichen Tageszeiten und ohne erkennbares Muster.

Auf Nachfrage gibt die Patientin an, Kohlenhydrate korrekt einschätzen zu können. Sie benötige „nur mal wieder eine Neueinstellung der Insulintherapie“. Eine erneute Diabetesschulung oder eine stationäre Intervention sei im Moment nicht möglich, da sie im Stress sei.

Vorgehen Bevor Sie die Insulintherapie der Patientin anpassen (z. B. Austesten des Basalinsulins, Überprüfen der KE- und Korrekturfaktoren, ➤ Kap. 6), sollten Sie zunächst das korrekte Identifizieren der blutglukoseerhöhenden Lebensmittel sowie das Einschätzen der Kohlenhydratmenge der Patientin überprüfen. Dabei können schon kurze Fragen wie z. B. „Wie viele KE sind in 200 ml Cola oder 10 g Butter enthalten?“ helfen, zu beurteilen, ob die KE-Menge fehlerfrei berechnet werden kann.

Ist eine korrekte Berechnung der KE-Menge und damit der präprandialen Insulindosis sichergestellt (und das Diabetesproblem weiterhin nicht gelöst), können weitere Optimierungen durchgeführt werden.

Lösung Bei dieser Patientin zeigte sich im Rahmen einer „Kurzbefragung“ einerseits eine exakte Identifikation kohlenhydratreicher Lebensmittel, andererseits jedoch eine fehlerhafte Einschätzung der KE-Menge.

3.2 Bewegung

Kernaussagen

- Körperliche Aktivität kann einzelnen Patientinnen und Patienten helfen, ihren Blutzucker besser zu kontrollieren.
- Interventionen zur Bewegungsförderung sind schwach wirksam und werden von der Mehrheit der Menschen mit Diabetes nicht langanhaltend durchgeführt.
- Die einzig publizierte randomisiert-kontrollierte Lifestyle-Interventionsstudie konnte über einen Zeitraum von 10 Jahren keinen Nutzen hinsichtlich kardiovaskulärer Morbidität und Mortalität zeigen.
- Zur Prävention von Hypoglykämien infolge von Bewegung können zusätzlich Kohlenhydrate verzehrt oder die Dosis des Insulins bzw. der Sulfonylharnstoffe reduziert werden.
- Kontraindikationen von Bewegung sind z. B. Beschwerden der Gelenke oder des Bewegungsapparates, Hypertonie (Kraftsport), Polyneuropathie, Augenerkrankungen.
- Während einer Ketoazidose soll kein Sport getrieben werden.

Zusätzlich zur Ernährung zählt die körperliche Aktivität zur Basistherapie für Menschen mit Diabetes.

Empfehlungen zur Steigerung der körperlichen Aktivität sollten sich immer an den Bedürfnissen, Präferenzen und Möglichkeiten des einzelnen Betroffenen orientieren und die Lebensqualität der Patientinnen und Patienten nicht einschränken. Realistische Ziele sind dabei von großer Bedeutung, um die Motivation zu fördern. Folgende Punkte sollten bei der Anamneseerhebung besprochen werden (BÄK et al. 2024):

- Aktuelle Situation (z. B. soziales Umfeld, Arbeitsbedingungen)
- Bereits durchgeführte Maßnahmen zur Änderung des Bewegungsverhaltens
- Ziele, Wünsche und Präferenzen der Betroffenen
- Folge- und Begleiterkrankungen bzw. medikamentöse Therapien, welche kontraindiziert sein können
- Ängste und Barrieren, die gegen eine gewünschte Änderung des Bewegungsverhaltens sprechen

3.2.1 Nutzen von Bewegung

Nutzen von Bewegung auf Surrogatparameter

Mehrere Metaanalysen (Boulé et al. 2001; Sigal et al. 2004) und systematische Reviews (Thomas et al. 2006) von kontrollierten Interventionsstudien zeigen, dass eine Senkung des HbA_{1c} durch körperliche Bewegung möglich ist. Die Verbesserung gegenüber der Kontrollgruppe oder im Vorher-Nachher-Vergleich ist in der Regel mit < 1 % in Relation zum Aufwand, den die Patientinnen und Patienten betreiben müssen, jedoch gering. Einzelne Probandinnen und Probanden konnten allerdings durchaus wesentlich größere Effekte erzielen. Auch die Masse des abdominalen Fettgewebes und die Konzentration von Triglyzeriden im Serum konnten günstig beeinflusst werden. Andere kardiovaskuläre Risikofaktoren wie systolischer Blutdruck, Gesamtcholesterin oder Nüchtern-Blutglukose wurden nicht signifikant verbessert und sind oft gar nicht untersucht worden. Die Studien sind meist auf wenige Wochen begrenzt – nur vereinzelt intervenieren sie 52 Wochen – und die Studienteilnehmenden werden nach Ende der Studie nicht weiter in Bezug auf die Nachhaltigkeit der Maßnahmen verfolgt.

Nutzen von Bewegung auf patientenrelevante Endpunkte

Die Look-AHEAD-Studie (Look AHEAD 2013) hat eine intensive Lebensstilveränderung (Interventionsgruppe: Ernährungstherapie zur Gewichtsreduktion, mind. 175 Minuten pro Woche mäßig intensiver aerober Ausdauersport) mit Gruppengesprächen zu den Themen „Diät", „Bewegung" und „Social Support" (= Kontrollgruppe) verglichen. Die Personen in der Interventionsgruppe verloren mehr Gewicht (−4 kg), wurden schlanker (−3,2 cm Bauchumfang), waren nachweislich fitter und hatten einen geringfügig besseren HbA_{1c}-Wert (−0,22 %) als die Kontrollgruppe. Diese Effekte wurden über eine Interventionsdauer von ca. 10 Jahren gehalten. Trotzdem konnte diese Studie für die patientenrelevanten Endpunkte „Tod jeglicher Ursache oder aus kardiovaskulärer Ursache, tödlicher oder nichttödlicher Myokardinfarkt, Krankenhausaufenthalt wegen Angina pectoris, Schlaganfall, Herzinsuffizienz, Koronarinterventionen und Endarteriektomie der Karotiden" keinen Vorteil für die Interventionsgruppe zeigen.

In einem systematischen Review von randomisierten, kontrollierten Interventionsstudien konnten Cai et al. (2017) zeigen, dass aerober Sport einen positiven Einfluss auf die Lebensqualität von Menschen mit Diabetes entfaltet. Krafttraining oder ein Mix aus Kraft- und Ausdauersport hatten keinen eindeutigen Effekt. Yoga mit Atemübungen (Comprehensive Yoga Breathing Programm) erbrachte die stärkste Steigerung der Lebensqualität der Studienteilnehmenden auch im Vergleich zu Yoga ohne Atemübungen (Cai et al. 2017). Soleimani Tapehsari et al. (2020) konnten ebenfalls einen positiven Effekt auf die Lebensqualität durch aerobe Ausdauerbewegung niedriger Intensität für Patientinnen und Patienten im Iran über einen Zeitraum von 3 Monaten statistisch signifikant nachweisen. Auch skandinavische Studien zum Nordic Walking zeigen – immer über wenige Monate – diese positiven Effekte. Die Frage der Nachhaltigkeit über viele Jahre kann durch diese Studien jedoch nicht beantwortet werden.

Wie lange behalten Patientinnen und Patienten nach Intervention eine höhere körperliche Aktivität bei?

Yates et al. (2017) haben die Wirksamkeit und Nachhaltigkeit ihres Programms „Walking away from Diabetes" zur Förderung der körperlichen Aktivität von Menschen mit Glukoseintoleranz in allgemeinmedizinischen Praxen überprüft. Schon im ersten Jahr der Studie waren 29 % der Personen ausgeschieden. Nach einem Jahr erreichten die mit Schrittzählern ausgerüsteten verbliebenen 71 % der Teilnehmenden der Interventionsgruppe lediglich 411 Schritte pro Tag (ca. 7 Minuten Gehen) mehr als die Kontrollgruppe. Nach 36 Monaten war kein Unterschied zwischen den Gruppen mehr feststellbar.

Dieses Ergebnis bestätigt die Erfahrung der Autoren dieses Kapitels, dass viele Diabetespatientinnen und -patienten von den positiven Wirkungen der Bewegung (insbesondere blutglukosesenkend) anfangs begeistert sind, nur wenige aber – vermutlich aufgrund genetisch bedingter Verhaltenspräferenzen – langfristig Freude an Bewegung haben. Diesen Personen sollte weiterhin durch faire Informationen zum Thema Bewegung in den Diabetesschulungen und in der Einzelberatung die Chance gegeben werden, ihre bislang verborgene Leidenschaft für den Sport zu entdecken und auszuleben. Diejenigen, die diese Leidenschaft nicht in sich tragen, sollen nach unserer Überzeugung nicht unter moralischen Druck gesetzt werden, da es dafür keine ausreichende Datengrundlage und ohnehin keine Berechtigung gibt.

3.2.2 Besonderheiten bei Menschen mit Diabetes mellitus Typ 2

Da sich die Insulinempfindlichkeit durch körperliche Aktivität erhöht, ist es wichtig, dass Menschen mit Diabetes Typ 2 darüber aufgeklärt werden, dass während bzw. auch nach Bewegung/Sport Hypoglykämien auftreten können.

Um einer Hypoglykämie vorzubeugen, stehen zwei Maßnahmen zur **Therapieanpassung** zur Verfügung:

- Reduktion des Insulins (kurz- und/oder langwirksames Insulin, Mischinsulin) bzw. insulinotroper Antidiabetika (Sulfonylharnstoffe, Glinide) vor geplanter Bewegung
- Zufuhr von zusätzlichen Kohlenhydraten (ohne Insulinabdeckung)

DEFINITION

Ungeplante Bewegung: spontane körperliche Aktivität, Medikamentendosis bereits eingenommen bzw. Insulindosis in vollem Umfang gespritzt

Geplante Bewegung: Anpassung der Medikamentendosis (Sulfonylharnstoffe, Glinide) bzw. der Insulindosis vor körperlicher Aktivität noch möglich

Bei **ungeplanter Bewegung** ist die zusätzliche Zufuhr von Kohlenhydraten vor und ggf. auch während der körperlichen Aktivität ratsam. Bei **geplanter Bewegung** können ebenso zusätzlich Kohlenhydrate verzehrt und/oder bereits vor der körperlichen Aktivität die Dosis insulinotroper Antidiabetika und des Insulins reduziert werden:

- Sulfonylharnstoffe/Glinide: Dosis halbieren oder ggf. auslassen
- Insulin (kurz- und ggf. langwirksames Insulin, Mischinsulin): ist abhängig von verschiedenen Faktoren: Art, Dauer und Intensität der Bewegung, Trainingszustand des/der Betroffenen und Blutglukoseausgangswert

Bei geplanter und ungeplanter körperlicher Aktivität sind während und nach der Bewegung zur Vermeidung von Hypoglykämien weitere Vorsichtsmaßnahmen sinnvoll, wie z. B. häufigere Glukoseselbstmessungen und Bereithalten von schnell- und langwirksamen Kohlenhydraten zur Behandlung von niedrigen Blutglukosewerten.

Anzeichen einer Hypoglykämie können bei körperlich anstrengender Bewegung schlechter wahrgenommen werden, da mögliche Symptome ebenso Auswirkungen der Bewegung sein können (z. B. Schwitzen).

Außerdem kann es sinnvoll sein, nach Bewegung/Sport die Medikamentendosis weiterhin zu reduzieren (teilweise bis zum darauffolgenden Tag). Die Energiespeicher der Muskeln müssen wieder aufgefüllt werden (Muskelauffülleffekt), wodurch der Glukosegehalt in der Blutbahn sinkt. Aufgrund eines verminderten Insulinbedarfs können weitere Hypoglykämien auftreten. Vor dem Schlafengehen sollten leicht erhöhte Glukosewerte (ca. 10–12 mmol/l [180–220 mg/dl]) nicht korrigiert, sondern angestrebt werden. Glukosemessungen in der Nacht können helfen, nächtliche Unterzuckerungen zu vermeiden.

Im Rahmen von Diabetesberatungen und strukturierten Behandlungs- und Schulungsprogrammen (➤ Kap. 7) wird die Therapieanpassung vor, während und nach körperlicher Bewegung intensiv besprochen. Dabei ist es wichtig, Menschen mit Diabetes und deren Angehörige darüber zu informieren, dass Hypoglykämien nicht nur bei Sport, sondern ebenso bei Alltagsbewegung auftreten können (z. B. im Garten oder bei der Hausarbeit).

Personen, die den Wunsch äußern, Gewicht zu verlieren, können unterstützend durch eine Steigerung der körperlichen Aktivität ihr Zielgewicht erreichen, da Bewegung/Sport den

Energieverbrauch steigert. Bewegung darf dabei aber nicht als Verpflichtung der Diabetestherapie angesehen werden. Diabetespatientinnen und -patienten sollten nicht das Gefühl vermittelt bekommen, mit Sport beginnen zu müssen. Vielmehr sollten sie aufgeklärt werden, dass jegliche Art von körperlicher Bewegung den Blutzucker senkt, auch körperliche Betätigung im Alltag (z. B. Treppensteigen, Spaziergänge etc.). Bei Wunsch zur Steigerung der körperlichen Aktivität muss individuell entschieden werden, welche Bewegungs- oder Sportart (Ausdauer- und/oder Kraftsportart) für sie geeignet ist (➤ Kap. 3.2.4).

3.2.3 Besonderheiten bei Menschen mit Diabetes mellitus Typ 1

Für Menschen mit Diabetes Typ 1 gelten dieselben Empfehlungen zur Therapieanpassung wie bei Menschen mit insulinpflichtigem Diabetes Typ 2. Es können zusätzliche Kohlenhydrate konsumiert und/oder Insulin reduziert werden (kurz- und langwirksames Insulin).

Empfehlungen zur Insulindosisanpassung bei Menschen mit Diabetes Typ 1 sind:

- Bei kurz dauernder Bewegung (< 4 Stunden): Reduktion des Mahlzeiteninsulins unmittelbar vor der geplanten Bewegung, Dosis des langwirksamen Insulins beibehalten.
- Bei lang dauernder Bewegung (≥ 4 Stunden): Dosis des kurz- und langwirksamen Insulins reduzieren.

LEITLINIE

Die S2-Praxisempfehlung der Deutschen Diabetes Gesellschaft gibt Hinweise, wie die Insulindosis vor geplanter Bewegung angepasst werden kann.

Bei erhöhten Blutglukosewerten und Vorliegen einer **Ketoazidose** ist körperliche Aktivität kontraindiziert, da sich dadurch die Stoffwechselentgleisung weiterhin verschlechtern kann. Aufgrund des absoluten Insulinmangels im Blut wird die Glukose aus dem Blut nicht in die Zellen aufgenommen. Die Blutglukose steigt weiter an (➤ Kap. 11).

3.2.4 Kontraindikation für Bewegung

Die Wahl der Art (Ausdauer-/Kraftsport), Dauer und Intensität der körperlichen Aktivität sollte sich nach der individuellen körperlichen Verfassung und den Möglichkeiten des Betroffenen richten. Bei Vorliegen bestimmter Begleit- und Folgeerkrankungen des Diabetes mellitus ist Bewegung/Sport nicht bzw. nur in Absprache mit dem behandelnden Arzt empfohlen, z. B. bei

- Polyneuropathie
- Beschwerden des Bewegungsapparates
- Gelenkbeschwerden
- Herz-Kreislauf-Erkrankungen
- Augenerkrankungen
- Dialysepflichtigkeit (z. B. Schwimmen für Peritonealdialyse-Patienten, verletzungsträchtige Kontaktsportarten für Patienten mit Hämodialyse-Fistel)

Außerdem stellt das Vorliegen einer Hypertonie eine Kontraindikation für Kraftsport dar. Alltagsbewegung und Ausdauersportarten sind hier geeigneter. Bei einer Ketoazidose ist auf jegliche Art von körperlicher Betätigung zu verzichten.

Bei Vorliegen einer Ketoazidose soll keine körperliche Aktivität ausgeübt werden, da sich die Blutzuckerentgleisung dadurch weiter verschlechtern kann.

3.3 Prävention

Kernaussagen

- „Prävention" umfasst gezielte Maßnahmen zur Vermeidung oder Verzögerung von Krankheiten.
- Man unterscheidet zwischen Primär-, Sekundär-, Tertiär- und Quartärprävention.
- Die Primärprävention von Diabetes mellitus Typ 2 bei Gesunden bzw. Hochrisikopatientinnen und -patienten ist mit einem großen Aufwand verbunden. Der Nutzen hingegen ist gering.

Prävention umfasst gezielte Maßnahmen zur Vermeidung oder Verzögerung von Krankheiten (z. B. Impfungen, Früherkennungsuntersuchungen). Dabei unterscheidet man zwischen Primär-, Sekundär-, Tertiär- und Quartärprävention.

DEFINITION

Primärprävention (Der Mensch ist gesund) = Verhinderung des Auftretens einer Erkrankung (z. B. Impfung, Zähneputzen)
Sekundärprävention (Der Mensch ist krank, fühlt sich aber noch gesund) = Früherkennung von noch symptomlosen Krankheiten zur Eindämmung des Fortschreitens bzw. der Chronifizierung (z. B. Darmspiegelung, Blutuntersuchung)
Tertiärprävention (Der Mensch ist krank und wird behandelt) = Vermeidung von Folgeschäden einer chronischen Krankheit nach Manifestation (z. B. Senkung der Blutglukose durch Medikamente)
Quartärprävention = Verhinderung von Übertherapie und Überdosierung

3.3.1 Ziele präventiver Maßnahmen

Maßnahmen und Aktivitäten zur Prävention sind immer dann erfolgreich, wenn:

- sich die Bevölkerungsgesundheit verbessert,
- die Inzidenz von Krankheiten sinkt,
- chronische Krankheiten verhindert bzw. deren Auftreten verzögert wird,
- Todesfälle verhindert werden,
- Behandlungskosten sinken.

Dabei sollte die Lebensqualität der Betroffenen jedoch nicht leiden und Priorität haben. Nutzen und Schaden müssen gemeinsam mit den Betroffenen abgewogen werden. Großen Nutzen von präventiven Maßnahmen sollen Menschen mit einem erhöhten Diabetesrisiko haben. Dabei werden häufig Versprechungen gemacht, die einen großen Aufwand voraussetzen, z. B. „Der Diabetes Typ 2 lässt sich durch eine konsequente Ernährungsumstellung und Steigerung der körperlichen Aktivität verhindern", am Ende aber nur wenigen Personen nützen.

Prävention sollte nicht zur Beeinträchtigung der Lebensqualität der Betroffenen führen. Nutzen und Schaden einer präventiven Maßnahme müssen gemeinsam mit den Patientinnen und Patienten im Sinne einer partizipativen Entscheidungsfindung abgewogen werden.

3.3.2 Primärprävention bei erhöhtem Diabetesrisiko

Die bekanntesten und umfangreichsten Untersuchungen zur Diabetesprävention sind die Finnish Diabetes Prevention Study mit 522 Studienteilnehmende (Lindström et al. 2003) bzw. das US-amerikanische Diabetes Prevention Programme (DPP) mit 3234 Personen (Knowler et al. 2002). Beide Studien haben nichtdiabetische, übergewichtige Erwachsene (BMI > 25) im Rahmen einer randomisiert kontrollierten Studie untersucht. Die Blutzuckerwerte waren nüchtern und/oder im 75 g oGTT erhöht, lagen jedoch noch nicht im diabetischen Bereich. Das entspricht laut den WHO-Kriterien einer gestörten Glukosetoleranz (IGT) und wird häufig auch Prädiabetes genannt.

Die Teilnehmenden der **Finnish Diabetes Prevention Study** waren zum großen Teil erstgradige Verwandte von Menschen mit Diabetes. Die Intervention bestand aus einer intensiven Veränderung der Lebensführung (Interventionsgruppe). Im ersten Jahr bekamen die Teilnehmenden schriftliche Informationen und 7 Einzelschulungen zum Thema Essen, Trinken und Bewegung; später eine Schulung alle 3 Monate. Dazu kamen Infobriefe, telefonische Kontakte, freiwillige Kochkurse, begleitetes Einkaufen, Anleitung zu aerobem Ausdauersport und regelmäßig moderates Krafttraining. Die Lebenspartnerinnen und -partner wurden mit einbezogen und durften mitmachen. Die Kontrollgruppe hingegen bekam nur eine kurze Schulung und eine schriftliche Information zu gesunder Lebensführung. Trotz des großen Aufwandes über 3 Jahre waren die Ergebnisse der Interventionsgruppe im Vergleich zur Kontrollgruppe sehr ernüchternd (Interventions- vs. Kontrollgruppe):

- Nüchtern-Blutglukose: 0 vs. + 0,1 mmol/l (0 vs. +1,8 mg/dl)
- Blutglukose 2h OGTT: –0,5 vs. –0,1 mmol/l (–9 vs. –1,8 mg/dl)
- HbA_{1c}: –0,2 vs. –0,0 %

Es mussten 9 Teilnehmende 3 Jahre intensiv mit einem sehr großen Aufwand betreut werden, um bei einer Person ein Ansteigen der Laborwerte (Blutglukose bzw. HbA_{1c}) zu vermeiden (NNT = 9 über 3 Jahre). Auswirkungen auf Organkomplikationen wie Visuseinschränkungen, Niereninsuffizienz, Polyneuropathie, Herzinfarkt etc. wurden nicht untersucht. Nach 13 Jahren hatten 45 % der Studienteilnehmenden der Kontrollgruppe keinen Diabetes entwickelt (Blond et al. 2023).

Das US-amerikanische **Diabetes Prevention Programme (DPP)** hat bei einer nahezu gleichen Personengruppe Metformin oder intensive Lebensstiländerungen mit Placebo verglichen. Man musste 4 Jahre lang 13 Personen mit Metformin oder 6 Personen mit einer intensiven Lebensstiländerung behandeln, damit eine Person einen Nutzen daraus hatte (Verhinderung des Anstiegs der Laborwerte). Die Nachuntersuchung nach 15 Jahren zeigte keine Unterschiede beim Auftreten von mikrovaskulären Organschäden zwischen den drei Gruppen.

Das Cochrane Review **Metformin for Prevention of Type 2 Diabetes** erfasst 20 randomisiert kontrollierte Studien mit insgesamt 6774 Teilnehmenden (Madsen et al. 2019). Die Auswertung der Daten zeigt, dass Metformin im Vergleich mit mäßiger Diät/Bewegung eine geringfügige Verzögerung der Diabetesmanifestation bewirkt, gegenüber intensiver Diät/Bewegung aber keinen Vorteil hat. Die Lebensqualität blieb unbeeinflusst. Informationen zu Organkomplikationen wurden in den untersuchten Studien nicht erhoben.

EVIDENZ

Die Primärprävention bei Menschen mit einem erhöhten Diabetesrisiko ist mit einem sehr großen Aufwand und einem geringen Nutzen verbunden. Ob man dies in Kauf nehmen möchte, bleibt jeder Person selbst überlassen.

Weder die Veränderungen der Essgewohnheiten – seien sie maßvoll oder intensiv – oder des wöchentlichen Bewegungspensums noch die Einnahme von Medikamenten verzögert bei Menschen mit erhöhtem Diabetesrisiko in relevantem Maß die Entwicklung eines Diabetes mellitus Typ 2. Daraus zieht das genannte Cochrane Review folgendes Fazit: „Wir wissen nicht, ob Prädiabetes nur ein durch Laborwerte definierter Zustand oder tatsächlich ein Risikofaktor für Diabetes ist. Es ist keineswegs sicher, dass die Behandlung dieses Zustandes mit besseren patientenrelevanten Ergebnissen verbunden ist" (Madsen et al. 2019).

KAPITEL

4

Andreas Klinge und Ulrich A. Müller

Therapie mit oralen Antidiabetika und GLP-1-Agonisten

Kernaussagen

- Die Therapie mit oralen Antidiabetika (OAD) und GLP-1-Agonisten ist eine Therapieeskalation der Basistherapie (➤ Kap. 3).
- Der Start einer pharmakologischen antidiabetischen Therapie erfolgt dann, wenn das individuell mit dem Patienten vereinbarte Therapieziel nicht (mehr) erreicht wird.
- Die Basistherapie (Steuerung von Essen und Trinken sowie ggf. der Bewegung) wird fortgeführt.
- Die Auswahl der Substanzen erfolgt individuell in Abhängigkeit von Therapieziel und Begleiterkrankungen. Substanzen mit nachgewiesenem Nutzen auf patientenrelevante Endpunkte sollen bevorzugt werden (➤ Tab. 4.1).

Tab. 4.1 Wirkung von Antidiabetika (mod. nach Information für Patientinnen und Patienten aus dem Programm für Nationale VersorgungsLeitlinien, BÄK et al. 2024)

	Vorzeitige Todesfälle	Folgeschäden	Unterzuckerungen	Gewicht	Blutglukose/ HbA_{1c}	Anmerkungen
Metformin	▼	▼	■	▼	▼	Nicht bei eGFR< 30; Dosisreduktion bei eGFR > 30 < 60 ml/min; zu Beginn oft Magen-Darm-Beschwerden
Gliflozine						
Empagliflozin	▼	▼	■	▼	▼	Genital-Infektionen möglich
Dapagliflozin	■	▼	■	▼	▼	
Dapagliflozin bei Herzschwäche	▼	▼	■	▼	▼	
Canagliflozin	■	▼	■	▼	▼	
Glutide						
Liraglutid	▼	▼	■	▼	▼	Übelkeit, Erbrechen, Durchfall, Bauchschmerzen möglich; Medikamente werden gespritzt**
Exenatid	▼	■	■	▼	▼	
Semaglutid*	▼	▼	■	▼▼	▼▼	
Lixisenatid	■	■	■	▼	▼	
Albiglutid	■	▼	■	▼	▼	
Dulaglutid	■	▼	■	▼	▼	
Tirzepatide***	■	■	■	▼▼	▼▼	
Sulfonylharnstoffe	■	▼	▲	▲	▼	Hypoglykämien meist in den ersten 3 Monaten nach Therapiebeginn
DPP-4-Hemmer	■	■	■	■	▼	Entzündung der Bauchspeicheldrüse möglich
Alpha-Glukosidasehemmer	■	■	■	■	▼	Häufig Magen-Darm-Beschwerden
Insulin	■	▼	▲▲	▲▲	▼▼	Medikament wird gespritzt

*Angaben zu Gewicht und HbA_{1c} für 2 mg pro Woche, **Semaglutid ist auch oral verfügbar, aber z. Z. nicht in Deutschland; *** Endpunktstudie wird für 2025 erwartet

4.1 Ziele der pharmakologischen antidiabetischen Therapie

Ziele einer Diabetestherapie sind Symptomfreiheit, Verhinderung von Folgeschäden und unerwünschten Arzneimittelwirkungen (NW). Bei der Wahl der Medikamente muss berücksichtigt werden, ob bei den Betroffenen eine klinisch relevante kardiovaskuläre oder renale Erkrankung vorliegt. ➤ Abb. 4.1 zeigt den Therapie-Algorithmus der Nationalen Versorgungsleitlinie zur Behandlung mit OAD und GLP-1-Agonisten. Die Therapie sollte mit Substanzen erfolgen, für die die Wirksamkeit auf klinische und patientenrelevante Endpunkte nachgewiesen wurde (➤ Tab. 4.1).

4.1.1 Übersicht Antidiabetika

➤ Tab. 4.2

Tab. 4.2 Wie wirken Antidiabetika? Die in Klammern genannten Substanzen sind Beispiele.

Setzen Insulin frei: • Sulfonylharnstoffe (Glibenclamid) • Glinide (Repaglinid) • Inkretinverstärker (Sitagliptin) • GLP-1-Agonisten (Liraglutid)	**Hemmen die Glukagonsekretion:** • Metformin • Inkretinverstärker (Sitagliptin) • GLP-1-Agonisten (Liraglutid)
Verbessern die Insulinwirkung: • Glitazone (Pioglitazon)	**Hemmen die Kohlenhydratverdauung:** • Disaccharidasehemmer (Acarbose)
Hemmen Appetit/Magenentleerung: • Inkretinverstärker (Sitagliptin) • GLP-1- und GIP-Rezeptor-Agonisten (Liraglutid) • Metformin	**Steigern die Glukoseausscheidung über die Niere:** • Gliflozine = SGLT-2-Hemmer (Empagliflozin)

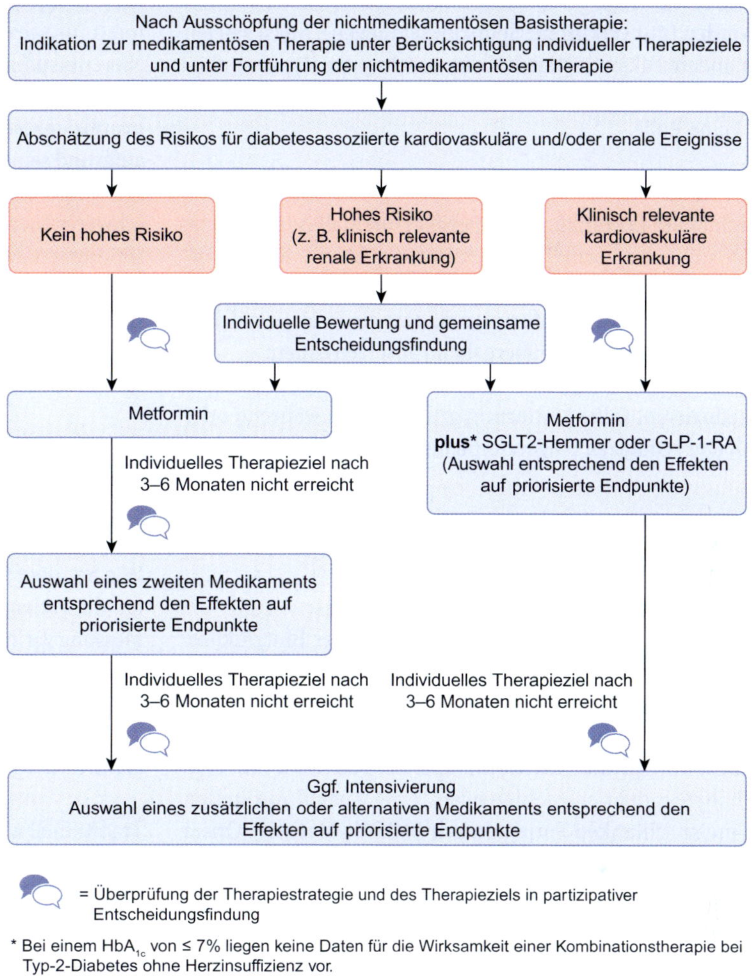

Abb. 4.1 Therapie-Algorithmus zur Behandlung mit OAD und GLP-1-Agonisten (mod. nach BÄK et al. 2023) [W867-009/L143]

4.2 Antidiabetika mit gesicherter günstiger Beeinflussung klinischer und patientenrelevanter Endpunkte

4.2.1 Metformin (Biguanide)

Metformin hemmt die Glukoseproduktion der Leber indirekt über die Stimulation der GLP-1-Ausschüttung im Dünndarm (Cheng 2024). Vorteil der Substanz sind die große Erfahrung, die Verbesserung von mikrovaskulären (ARR 2 %), makrovaskulären (ARR 10,3 %) Endpunkten und Tod (ARR 7 %) sowie die fehlende bis minimale Hypoglykämieneigung (UKPDS 33 1998). In einer Metanalyse, die auch viele kurze Studien einschließt, wurde dieser Effekt nicht gezeigt (Boussageon 2012).

Unerwünschte Wirkungen

Nachteilig bei Metformin sind gastrointestinale Nebenwirkungen (NW) wie Diarrhö, Bauchkrämpfe, Metallgeschmack, die initial bei jedem 5. Patienten auftreten. Bei Beginn mit 500 mg abends und langsamer Dosissteigerung lassen sich NW häufig vermeiden. Metformin führt in der Monotherapie zu einer mittleren HbA_{1c}-Senkung von 1,3 %.

Tagestherapiekosten etwa 0,20 €.

Dosierung

Metformin ist bis zu einer Dosierung von 3.000 mg/Tag zugelassen. Eine bewährte Höchstdosis (eGFR ≥ 60 ml/min) liegt bei jüngeren Patienten bei 2 × 1.000 mg/Tag und bei betagten Patienten bei 2 × 850 mg/Tag.

Bei einer eGFR 30–60 ml/min darf eine Dosis von 2 × 500 mg/Tag nicht überschritten werden und bei < 30 ml/min, Azidose, Hypoxie oder Dehydratation ist Metformin kontraindiziert.

Die früher sehr gefürchtete Laktatazidose ist sehr selten geworden (nur vereinzelte Spontanmeldungen). Meist spielen hier andere Faktoren (Komedikation, schwerste Hypoxie, akutem Nierenversagen [ANV], vorbestehende Niereninsuffizienz etc.) eine Rolle.

Praxis
Durch akute Erkrankungen, speziell Durchfall oder Infekte, kann sich eine vormals > 30 ml/min gelegene Kreatinin-Clearance rasch verschlechtern. Daher ist es notwendig, alle Patienten darüber zu informieren, dass sie in einer solchen Situation Metformin vorübergehend absetzen sollen.
Um die relativ häufigen gastrointestinalen Nebenwirkungen zu reduzieren, sollte Metformin grundsätzlich während oder nach einer Mahlzeit eingenommen werden.

4.2.2 Sulfonylharnstoffe (Glibenclamid, Glimepirid)

Sulfonylharnstoffe (SH) sind starke Senker der Blutglukose. Sie stimulieren die Insulinsekretion über die Schließung der KATP-Kanäle auf der β-Zell-Membran. Die 2. Generation umfasst Glibenclamid (= Glyburid), Glipizid und Gliclazid. SH sind für eine primäre Monotherapie bei Patienten mit Typ-2-Diabetes nicht empfehlenswert. Eine Ausnahme stellen die meist schlanken Patienten mit MODY (Maturity Onset Diabetes of the Young Typen 1, 3, 12 und 13) dar, die über längere Zeit erfolgreich mit SH behandelt werden können, oder Patienten, von denen Metformin auch in niedriger Dosis nicht vertragen wird.

Glibenclamid senkte in einer Langzeitstudie mikrovaskuläre Folgeschäden ARR 0,39 % (zum Vergleich: Insulin 0,34 %) (UKPDS 1998). Das gilt auch für Gliclazid, aber nicht für Glimepirid.

2019 erschien mit dem CAROLINA-Trial eine Vergleichsstudie zwischen einem DPP4-Hemmer und Glimepirid. Hier zeigte sich hinsichtlich von Qualität der Stoffwechsellage, Gewichtsverlauf und kardiovaskulärer Sicherheit kein Unterschied zwischen den Substanzen (Rosenstock 2019).

Mit SH bestehen große Erfahrungen. Sie sind kostengünstig. Die blutglukosesenkende Wirkung der SH nimmt im Verlauf ab, da die Inselzellfunktion nachlässt (außer bei MODY). Nach etwa 10 Jahren ist zumeist das sogenannte Sekundärversagen erreicht – es muss auf eine andere Substanzklasse (z. B. Insulin) gewechselt werden.

Tagestherapiekosten etwa 0,20 €.

Unerwünschte Wirkungen

Als Nachteil gelten eine Hypoglykämieneigung (Hypoglykämierate 0,5–1 Ereignis pro Patientenjahr) und eine geringe (nie > 2 kg) Gewichtszunahme (Müller et al. 2018). Risikofaktoren für schwere Unterzuckerungen sind hohes Lebensalter, Niereninsuffizienz und HbA_{1c} < 7 %. Bei eGFR ≥ 30 ml/min ist die Gesamtelimination nicht verändert; bei schwerer Niereninsuffizienz ist Kumulation möglich. Alternativ kann Gliquidon aufgrund seiner sehr geringen renalen Elimination ohne Dosisreduktion eingesetzt werden (keine Endpunktstudien). Bei schwerer Niereninsuffizienz (eGFR ≤ 30 ml/min) sind SH kontraindiziert. Die sehr seltenen schweren Hypoglykämien unter SH sollten grundsätzlich Anlass für eine stationäre Einweisung sein, da sowohl Glibenclamid als auch Glimepirid eine lange Halbwertszeit haben und somit zu einem späteren Zeitpunkt erneut zur Hypoglykämie führen können.

Praxis
Patienten, bei denen eine Therapie mit einem Sulfonylharnstoff begonnen wird, müssen über die Symptome von Hypoglykämien und die richtigen Gegenmaßnahmen informiert werden. Wie bei allen Substanzen mit einem Hypoglykämierisiko sollten die Patienten über die Möglichkeit zur Blutzucker-Selbstmessung verfügen, um Hypoglykämien von anderen Störungen sicher unterscheiden zu können.

Dosierung

Traditionell wird Glibenclamid 2×/Tag (morgens und abends) und Glimepirid 1×/Tag (morgens) gegeben. Die Einmalgabe wird als Vorteil des Glimepirid angegeben. Aus Sicht der Pharmakokinetik unterscheiden sich die Substanzen kaum. Auch Glibenclamid kann nur 1×/Tag gegeben werden.

Die Startdosis liegt für Glibenclamid bei 1,75 mg 1×/Tag, für Glimepirid bei 1 mg 1×/Tag. Sinnvolle Höchstdosierungen liegen für Glibenclamid bei 2 Tabletten zu 3,5 mg und für Glimepirid bei 1 × 3 mg/Tag.

4.2.3 GLP-1-Rezeptorangonisten

Die Analoga der Inkretinhormone GLP-1 und GIP binden an den GLP-1-bzw. GIP-Rezeptor und führen zur Freisetzung von Insulin aus den β-Zellen, zur Hemmung der Glukagonsekretion, zur zentralen Hemmung des Appetits und zu einer Verzögerung der Magenentleerung. Nahezu alle GLP-1-Rezeptoragonisten (GLP-1-RA) müssen mit einem Pen durch den Patienten selbst gespritzt werden, lediglich Semaglutid ist als Tablette verfügbar, aber nicht in Deutschland, obwohl es auch in dieser Darreichungsform über eine europäische Zulassung verfügt. In Deutschland sind im Handel: Exenatid und Liraglutid mit täglicher Injektion und Exenatid LAR (Long-acting Release), Dulaglutid, Albiglutid und Semaglutid mit wöchentlicher Injektion. Seit Ende 2023 ist in Deutschland auch Tirzepatid verfügbar, welches sowohl als GLP-1- als auch als GIP-Rezeptoragonist wirkt („Twincretin“). Die Daten der kardiovaskulären Endpunktstudie Surpass-CVOT (Tirzepatide vs. Dulaglutide, n = 13299) werden 2025 erwartet (Nicholls 2024). HbA_{1c}-Senkung (–2,2 %) und Gewichtsreduktion von Tircepatide sind ähnlich wie unter Semaglutid 2 mg in der Studie SUSTAIN Forte (Frias 2021).

Es scheint einen gruppenspezifischen Effekt zur Verminderung kardiovaskulärer und renaler Komplikationen beim Typ-2-Diabetes zu geben, der jedoch bei verschiedenen Substanzen unterschiedlich ausgeprägt ist (Bain 2017). Für den GLP-1-RA **Liraglutid** wurde in der LEADER-Studie bei kardiovaskulär vorerkrankten Patienten neben einer um 1,4 % reduzierten Gesamtmortalität eine HbA_{1c}-Senkung von 0,4 % und eine Gewichtsreduktion von 2,3 kg nachgewiesen sowie die kardiovaskuläre Mortalität um absolut 1,4 % vermindert (IQWiG 2017). Für **Semaglutid** wurde in der SURPASS2-Studie eine HbA_{1c}-Senkung von 1,9 % und eine Gewichtsreduktion um 7 % gezeigt. In der FLOW-Studie führte Semaglutid bei Patienten mit Typ-2-Diabetes und Nephropathie zur Reduktion von Tod durch kardiovaskuläre Ursache (ARR 2,6 %) und Abnahme der eGFR> 50 % (ARR 2,8 %) (Perkovic 2024).

Weitere Vorteile der GLP-1-RA sind die geringe Hypoglykämiegefahr in Abhängigkeit von der Kombination mit anderen Antidiabetika und eine Gewichtsabnahme von etwa 2,8 kg.

Tagestherapiekosten 4,00 bis 11 €.

Unerwünschte Wirkungen

Übelkeit findet sich bei etwa jedem 5. Patienten, Erbrechen bei jedem 20. sowie Durchfall bei jedem 10. Patienten. Diese unerwünschten Wirkungen treten zu Beginn der Therapie häufiger auf als im weiteren Verlauf. Über akute Pankreatitis gibt es Fallberichte, sie wurde als Warnhinweis in die Fachinformation aufgenommen. Bei einer chronischen oder akuten Pankreatitis sollte vom Einsatz von GLP-1-RA Abstand genommen werden.

Praxis

Patienten sollten über die NW der GLP-1-Analoga informiert werden und auch darüber, dass das Medikament im Zweifel wieder abgesetzt werden kann.

Dosierung

Die Therapie wird mit einer niedrigeren Dosis begonnen, um weniger gastrointestinale NW zu verursachen (Liraglutid 1×/Tag 0,6 mg, 1×/Woche Dulaglutid 0,75 mg oder Semaglutid 0,25 mg), und falls nötig schrittweise erhöht. Eine Dosissteigerung auf 1,8 mg Liraglutid täglich (bzw. 1×/Woche 4,5 mg Dulaglutid oder 2 mg Semaglutid) ist möglich. Tirzepatid wird mit 2,5 mg 1×/Woche für 4 Wochen dosiert. Danach wird die Dosis auf 5 mg/Woche gesteigert. Eine Dosissteigerung auf 15 mg ist möglich.

4.2.4 SGLT-2-Inhibitoren

Gliflozine hemmen die Natrium-Glukose-Transporter vom Typ 2 (SGLT-2) im proximalen Nephron und hemmen dadurch die Glukoserückresorption und erhöhen die Glukose- und Natriumausscheidung. Schon bei normalen Blutglukosewerten ist dann eine Glukosurie vorhanden. Die SGLT1-Transporter im distalen Tubulus werden nicht gehemmt, sodass es nicht zu Hypoglykämien kommt. In Deutschland stehen **Empagliflozin, Dapagliflozin** und **Ertugliflozin** zur Verfügung.

Empagliflozin und Dapagliflozin vermindern bei Patienten mit manifester kardiovaskulärer oder Nierenerkrankung kardiovaskuläre Ereignisse. Dies gilt nicht für Ertugliflozin. Wenn keine kardiovaskulären oder renalen Vorerkrankungen vorliegen, bestehen Zweifel am Nutzen der Substanzgruppe (Zelniker 2019). Empagliflozin senkte bei herzkranken Patienten kardiovaskuläre Komplikationen um absolut 1,6 %, die Mortalität um 2,5 % (Zinman 2015) und einen kombinierten Endpunkt zur DN (Verdopplung des Serumkreatinins bei Patienten mit eGFR ≤ 45 ml/min/1,73 m^2, Beginn einer Nierenersatztherapie oder Tod durch Nierenerkrankungen) um 5,2 % (Wanner 2016).

SGLT-2-Hemmer wirken über eine Reduktion der Hyperfiltration direkt nephroprotektiv (➤ Kap. 9.2). Sie führen aufgrund der Natriumausscheidung zu einer besseren Blutdruckkontrolle und die Patienten nehmen ab, da durch die Glukosurie letztendlich „Energie" verloren geht. Zu den potenziellen NW gehören genitale Infektionen (v. a. durch Pilze) und Harnwegsinfekte, Polyurie, Volumenmangel, Hypotension, Schwindel, Zunahme des LDL-Cholesterins, ein meist vorübergehender Kreatininanstieg (aufgrund der initialen Reduktion der Hyperfiltration) sowie eine geringe Zunahme von Minor-Amputationen an der unteren Extremität (2,7 vs. 1,1/1.000 Personenjahre) (Ueda 2018). Sehr selten (1–1.6/1.000 Patientenjahre) treten euglykämische Ketoazidosen auf (Bonora 2018).

Die Nierenfunktion sollte bei Beginn einer Therapie mit SGLT-2-Hemmern häufiger kontrolliert werden, da es v. a. bei älteren Menschen durch die diuretische Wirkung zum Volumenmangel mit ANV kommen kann. Bei einer eGFR < 30 ml/min bleibt die Blutzuckersenkende Wirkung wahrscheinlich aus. Besondere Vorsicht ist bei Zuständen mit möglichen Volumenverlusten (Durchfall, Fieber etc.) sowie Komedikation mit Thiazid- und Schleifendiuretika geboten. Die Diuretikadosen sollten jeweils angepasst werden. SGLT-2-Hemmer sollten mit Metformin kombiniert werden.

Tagestherapiekosten etwa 2,20 €.

Unerwünschte Wirkungen

Die Glukosurie führt auch zu einer osmotischen Diurese und einen leichten Anstieg des Hämatokrit. Bei älteren Patienten, die nicht ausreichend trinken, kann das zu einer Exsikkose führen.

Im September 2018 erschienen Meldungen der US-amerikanischen Arzneimittelbehörde FDA, die auf eine seltene, aber schwerwiegende nekrotisierende Fasziitis der Genitalien oder des Perineums (Fournier-Gangrän) im Zusammenhang mit der Therapie mit SGLT-2-Inhibitoren hinwiesen. Ebenfalls sicherheitsrelevant sind Daten über Ketoazidosen bei nur gering erhöhten Glukosewerten. Dies hat 2019 zu einer Drug-Safety-Mail der Arzneimittelkommission der deutschen Ärzteschaft geführt. Es wird empfohlen, SGLT-2-Inhibitoren im Fall von schweren Erkrankungen mit stationärer Behandlung sowie bei operativen Eingriffen vorübergehend abzusetzen.

Praxis

Patienten sollten über die Symptome für Harnwegsinfekte und genitale Infektionen informiert werden, damit eine Behandlung dieser Komplikationen ggf. frühzeitig erfolgen kann. Weil SGLT-2-Hemmer über eine Glukosurie wirken, entfällt unter ihrer Einnahme die Möglichkeit der Stoffwechselkontrolle durch Messung des Harnzuckers.

Patienten soll dazu geraten werden, SGLT-2-Inhibitoren bei schweren akuten Erkrankungen oder operativen Eingriffen – nach Rücksprache mit dem behandelnden Arzt – zu pausieren.

Dosierung

Die empfohlene Dosierung beträgt sowohl für Dapagliflozin als auch für Empagliflozin je 10 mg einmal täglich.

Die für Empagliflozin verfügbare Dosierung von 25 mg/Tag hat sich in den Studien in ihrem Wirkungs- oder NW-Profil von der 10-mg-Dosierung nicht unterschieden.

4.3 Antidiabetika ohne gesicherte günstige Beeinflussung klinischer und patientenrelevanter Endpunkte

4.3.1 Metiglinide (Repaglinid, Nateglinid)

Aus der Gruppe der Glinide sind in Deutschland die Substanzen **Repaglinid** und **Nateglinid** verfügbar. Wie SH stimulieren Glinide die Insulinsekretion. Die Dosierung erfolgt vor den Hauptmahlzeiten, also meist dreimal täglich. Endpunktstudien liegen zu Gliniden nicht vor. Repaglinid darf nur bei eGFR < 25 ml/min zulasten der GKV verordnet werden, Nateglinid gar nicht mehr.

4.3.2 DPP4-Hemmer

DPP4-Hemmer bremsen die Aktivität der Dipeptidylpeptidase(DPP)-4 und verzögern so den Abbau der postprandial ausgeschütteten Inkretinhormone GLP-1 und GIP. Die längere Wirkung von GLP-1 führt zur Steigerung der Insulinsekretion und Hemmung der Glukagonsekretion. Zur Verfügung stehen **Sitagliptin, Vildagliptin** und **Saxagliptin.**

In den blutzuckersenkenden Eigenschaften ähneln die DPP4-Hemmer stark den oben besprochenen GLP-1-RA. Anders als diese bewirken sie aber keine relevante Gewichtsreduktion und verbessern keine kardiovaskulären Endpunkte in der TECOS-Studie (Green 2015).

Tagestherapiekosten etwa 1,90 €.

Unerwünschte Wirkungen

DPP4-Hemmer verursachen nur sehr selten Hypoglykämien. Als NW können Angioödem, Urtikaria und andere immunvermittelte Hauteffekte auftreten. Überdies kann es zu NW am Pankreas, zu einem geringen Anstieg von Hospitalisationen wegen Herzinsuffizienz durch Saxagliptin sowie zu einer geringen, aber signifikanten Zunahme der Retinopathie durch Sitagliptin kommen. Die Kosten der DPP4-Hemmer sind hoch. DPP4-Inhibitoren können auch bei Niereninsuffizienz eingesetzt werden.

Bei den DPP4-Hemmern gibt es ebenfalls eine Diskussion um das Auftreten von akuten Pankreatitiden. Auch hier haben diese Informationen Eingang in die Fachinformationen der betroffenen Präparate gefunden. Bei der geringen Frequenz dieser Ereignisse wird wohl weiterhin unklar bleiben, ob es sich um zufällige Beobachtungen oder um einen kausalen Zusammenhang handelt.

Bei einer Vorgeschichte einer chronischen oder akuten Pankreatitis sollte vom Einsatz von DPP4-Hemmern Abstand genommen werden.

Dosierung

Sitagliptin und Saxagliptin werden in 100 mg bzw. 5 mg einmal täglich dosiert, Vildagliptin in 50 mg 2× täglich.

Eine Dosisreduktion ist notwendig bei:

- Sitagliptin:
  - eGFR ≤ 45 ml/min: 50 mg
  - eGFR ≤ 30 ml/min: 25 mg
- Vildagliptin:
  - eGFR ≤ 50 ml/min: 1 × 50 mg

Bei einer eGFR ≤ 15 ml/min können Sitagliptin und Vildagliptin in reduzierter Dosis gegeben werden.

4.3.3 Acarbose

Acarbose hemmt als Alpha-Glukosidasehemmer ein Enzym, das im Dünndarm die Umwandlung von Mehrfachzuckern in

Glukose und andere Einfachzucker katalysiert. Da die Mehrfachzucker deutlich weniger resorbiert werden, führt die Acarbose hierdurch zu einem geringeren Anstieg der Blutglukose. In unterschiedlichen Studien konnte eine Senkung des HbA_{1c} von 0,5–0,8 Prozentpunkten gezeigt werden. Eine Verbesserung von patientenrelevanten Endpunkten konnte nicht gezeigt werden. Die Dosierung ist initial 3 × 50 mg und kann, falls verträglich, auf 3 × 100 mg gesteigert werden.

Tagestherapiekosten etwa 1,10 €.

Unerwünschte Wirkungen

Acarbose führt bei einem großen Teil der Patienten zu ausgeprägten Blähungen und Durchfällen. Dies ist durch den Wirkmechanismus bedingt. Die im Dünndarm nicht resorbierten Mehrfachzucker gelangen in den Dickdarm, wo sie von den Bakterien der Darmflora fermentiert werden, wobei Butansäure entsteht.

4.4 Fallbeispiele: Wie weiter, wenn Metformin nicht mehr ausreicht?

Fallbeispiel 1: Herr M.

Herr M., ein 64-jähriger leitender Firmenmitarbeiter, hat seit 6 Jahren Typ-2-Diabetes und wird mit Metformin 2 × 1.000 mg sowie Losartan, Amlodipin und Simvastatin behandelt. Er ist beschwerdefrei und körperlich normal belastbar. Der HbA_{1c} beträgt 8,1 %, die präprandiale Blutglukose 12 mmol/l (220 mg/dl). Er hat eine Glukosurie von 2 %. Außer der Hypertonie ist eine koronare Herzkrankheit angiografisch gesichert. Der BMI beträgt 34 und der Blutdruck 138/77.

Kommentar: Bei guter Therapie kann die Lebenserwartung noch 10 oder mehr Jahre betragen. Das Therapieziel ist Nahenormoglykämie. Der Patient könnte von einer Patientenschulung profitieren. Bei manifester Gefäßerkrankung gehört er zu der Patientengruppe, die unabhängig vom HbA_{1c} von der Therapie mit einem GLP-1-RA oder Empagliflozin profitieren kann. Der Patient hat sich für die orale Therapie mit Empagliflozin entschieden. Er muss auf die Möglichkeit von Genitalinfektionen und deren Prävention hingewiesen werden.

Fallbeispiel 2: Frau A.

Frau A., 73 Jahre alt (BMI 28,4), hat seit 10 Jahren Diabetes Typ 2. Sie ist körperlich aktiv und lebt mit Ehemann im eigenen Haushalt. Aktuelle Therapie: Metformin 1.000 mg 1–0–1, Valsartan 80 mg 1–0–0, HCT 25 mg ½–0–0. Praxisblutdruck 176/92, Selbstmessungen im Mittel bei 130/82 mmHg. Keine Makroangiopathie bekannt, eGFR 80 ml/min. HbA_{1c} mehrere Jahre 7,8–8,5 %.

Bei der aktuellen Routinekontrolle in der Praxis sieht sie keine Probleme mit der Diabetestherapie. Der HbA_{1c} ist auf 9,4 % gestiegen. Frau A. hat (noch) keine Hyperglykämiesymptome. Harnzuckermessungen nach dem Essen sind häufig positiv. Einzelne Blutglukose-Selbstmessungen reichen bis 15 mmol/l (270 mg/dl). Die Patientin erhält eine Wiederholungsschulung für Diabetespatienten ohne Insulintherapie.

Der Diabetesberater berichtet, dass die Blutglukose nach Hauptmahlzeiten meist unter 10,0 mmol/l (180 mg/dl) liegt, außer nach Verzehr von Gebäck, größere Mengen Obst oder Süßigkeiten. Er empfiehlt 2× pro Woche eine Blutglukosemessung nach einer Hauptmahlzeit. Die Metformintherapie wird fortgesetzt.

Bei der nächsten Konsultation nach 4 Wochen berichtet Frau A. über bessere Blutzuckerwerte. Sie hat ihr Essen umgestellt: „Ich esse von allem, was schmeckt, nur die Hälfte!" Der HbA_{1c} beträgt 8,3 %. Das Gewicht liegt bei 64 kg. Der Blutdruck ist in der Praxis 167/94, Selbstmessungen sind im Tagebuch dokumentiert und betragen im Mittel 134/89 (➤ Abb. 4.2).

Kommentar: Das Therapieziel Symptomfreiheit ist erreicht. Nicht immer wird bei hohem HbA_{1c} ein zweites Diabetesmedikament benötigt. Da das Körpergewicht gleichgeblieben ist, wurden bei der Optimierung der Ernährung offensichtlich besonders Kohlenhydrate reduziert. Bei erfolgloser Schulung wäre eine Kombination mit Glibenclamid möglich. Bei Vorliegen von manifesten makrovaskulären Erkrankungen (koronare Herzkrankheit, periphere arterielle Verschlusskrankheit, zerebrale Durchblutungsstörungen) oder moderater Niereninsuffizienz wäre ein SGLT-2-Hemmer (z. B. Empagliflozin) oder ein GLP-1-RA angezeigt. Der Blutdruck ist unter der antihypertensiven Zweifachkombination gut eingestellt, denn die Blutdruck-Selbstmessungen liegen im Ziel. Die Patientin hat früher ein Blutdruckschulungsprogramm besucht. Die Richtig-

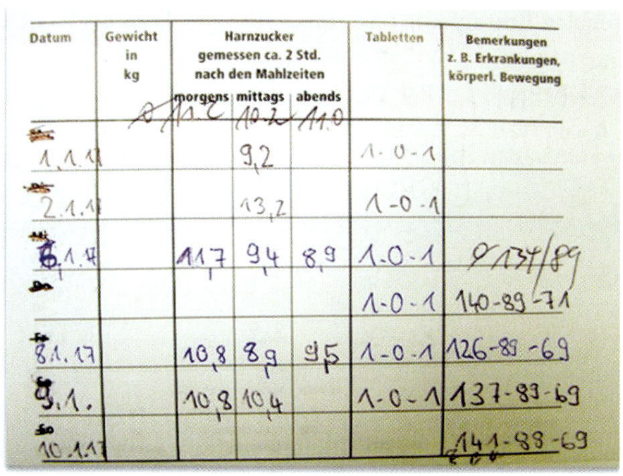

Datum	Gewicht in kg	Harnzucker gemessen ca. 2 Std. nach den Mahlzeiten			Tabletten	Bemerkungen z. B. Erkrankungen, körperl. Bewegung
		morgens	mittags	abends		
1.1.17			9,2		1-0-1	
2.1.17			13,2		1-0-1	
6.1.17		11,7	9,4	8,9	1-0-1	⌀ 134/89
					1-0-1	140-89-71
8.1.17		10,8	8,9	9,5	1-0-1	126-89-69
9.1.		10,8	10,4		1-0-1	137-89-69
10.1.17						141-88-69

Abb. 4.2 Tagebuch der Patientin nach der Wiederholungsschulung für Patienten ohne Insulintherapie [P838]

keit ihrer Selbstmessungen wurde durch Parallelmessungen bestätigt.

4.5 Therapie bei speziellen Patientengruppen

4.5.1 Therapie bei Patienten mit niedrigem kardiovaskulärem Risiko

Substanz der ersten Wahl ist Metformin. Wenn Metformin allein nicht ausreicht, um das individuell vereinbarte HbA_{1c}-Ziel zu erreichen, sollte die Therapie um Glibenclamid erweitert werden. Konkret wird dies empfohlen für unter 70-Jährige mit HbA_{1c} > 7,5 % und über 70-Jährige mit HbA_{1c} > 8,5 %.

Anders als von unterschiedlichen Seiten suggeriert, haben die SH Glibenclamid und Glimepirid kein kardiovaskuläres Schadenspotenzial, wenn sie nicht zu Hypoglykämien führen. Wenn keine zu niedrigen HbA_{1c}-Ziele (< 7,5 %) angestrebt werden und die Patienten geschult sind, ist das Hypoglykämierisiko mit 0,5–1 Ereignis pro Patientenjahr sehr gering.

Für Glibenclamid konnte in der ADOPT-Studie sogar ein kardiovaskulärer Nutzen belegt werden; Glimepirid erwies sich in der CAROLINA-Studie als kardiovaskulär unschädlich.

Wegen der insgesamt schlechten Datenlage zur Kombinationstherapie, die mit Ausnahme von Metformin nicht ausreichend untersucht erscheint, sollten Zweifachkombinationen insbesondere mit Metformin erfolgen und Dreifachkombinationen möglichst vermieden werden. Werden SH eingesetzt, soll Metformin nicht abgesetzt werden.

4.5.2 Therapie bei Patienten mit manifester kardiovaskulärer Erkrankung

Bei Patienten mit einer manifesten kardiovaskulären oder renalen Erkrankung und einem $HbA_{1c} \geq 7,0$ % ergab sich in Studien ein relevanter Vorteil für eine Kombination von SGLT-2-Hemmern oder GLP-1-RA mit Metformin. In dieser Patientengruppe konnte eine verringerte Mortalität gezeigt werden (Details ➤ Kap. 4.2 und ➤ Tab. 4.2).

4.5.3 Therapie bei Patienten mit fortgeschrittener Niereninsuffizienz

Orale Antidiabetika können jedoch bei nachlassender Nierenfunktion ab einer GFR < 60 ml/min nur noch bedingt eingesetzt werden, ab einer GFR < 30 ml/min sind fast alle Substanzen kontraindiziert. Für den sachgerechten Einsatz von oralen Antidiabetika bei Menschen mit Typ-2-Diabetes und Niereninsuffizienz ist die Kenntnis der aktuellen Nierenfunktion (eGFR) erforderlich (BÄK et al. 2023). Bei unzureichender Stoffwechselführung unter oralen Antidiabetika oder GLP-1-Analoga sollte der Patient unabhängig von der eGFR auf eine Form der Insulintherapie eingestellt werden. ➤ Tab. 4.3 zeigt Hilfen für die Auswahl der medikamentösen Diabetestherapie und deren Intensivierung.

4.5.4 Therapie bei zwingend notwendiger Hypoglykämievermeidung

Gelegentlich ist es erforderlich, dass ein Patient eine pharmakologische Diabetestherapie erhält, die kein oder ein sehr niedriges intrinsisches Hypoglykämierisiko hat. Dies kann bei Triebwagenführern, Kraftfahrern oder Personen mit Dienst an der Waffe der Fall sein. In dieser Situation tritt das Ziel einer Therapie mit vorrangiger Verwendung von Substanzen mit gesicherter günstiger Beeinflussung klinischer Endpunkte hinter dem Ziel des Erhalts des Arbeitsplatzes zurück. Es sollte dann ebenfalls mit einer Metformintherapie begonnen werden. Wird hierunter das mit dem Patienten individuell vereinbarte Therapieziel nicht erreicht, kann die Therapie um einen DPP4-Hemmer erweitert werden.

Tab. 4.3 Antidiabetika bei Niereninsuffizienz

Substanz	Dosis	CKD 3 (GFR 60–30 ml/min)	CKD 4 (GFR 29–15 ml/min)	CKD 5 (GFR < 15 ml/min)
Acarbose	3 × 50 mg bis 3 × 200 mg	Möglich	Kontraindiziert bei GFR < 25 ml/min	Kontraindiziert
Dapagliflozin	5–10 mg	Vermeiden	Vermeiden	Vermeiden
Dulaglutid	0,75–1,5 mg/Woche	Möglich	Vermeiden	Vermeiden
Empagliflozin	10–25 mg	10 mg (beenden, falls GFR < 45 ml/min)	Vermeiden	Vermeiden
Exenatid	2 × 5 bis 2 × 10 µg	2 × 5 µg	Vermeiden	Vermeiden
Glibenclamid	1,75–10 mg	Mit Vorsicht einsetzen	Kontraindiziert	Kontraindiziert
Glimepirid	1–6 mg	Mit Vorsicht einsetzen	Kontraindiziert	Kontraindiziert
Gliquidon	30–90 mg	Mit Vorsicht einsetzen	Kontraindiziert	Kontraindiziert
Insulin	Variabel	Möglich	Möglich	Möglich
Liraglutid	0,6–1,8 mg	Möglich	Möglich	Nicht empfohlen
Metformin	500–2000 mg	2 × 500 mg	Kontraindiziert	Kontraindiziert
Repaglinid	0,2–12 mg	Möglich	Möglich	Möglich
Pioglitazon	15–45 mg	15–45 mg	15–45 mg	GFR < 4 ml/min und Dialyse kontraindiziert
Saxagliptin	2,5–5 mg	2,5 mg < 45 ml/min	2,5 mg	Nicht empfohlen
Sitagliptin	50–100 mg	50 mg < 45 ml/min	25 mg	25 mg
Semaglutid	0,25–0,5 mg	Möglich	Möglich	Nicht empfohlen
Vildaglitpin	2 × 50 mg	1 × 50 mg < 50 ml/min	1 × 50 mg	1 × 50 mg

CKD= Chronic Kidney Disease

KAPITEL

5 Insulintherapie des Diabetes mellitus Typ 2

Guido Kramer und Ulf Zitterbart

Kernaussagen

- Insulin ist das am stärksten die Blutglukose senkende Medikament.
- Insulin verursacht mehr Hypoglykämien als andere Diabetesmedikamente.
- Die Indikation für eine Insulintherapie muss sorgfältig geprüft werden.
- Für die Insulinbehandlung von Patienten mit Diabetes stehen kurz- und langwirksame Insuline sowie Mischungen aus beiden zur Verfügung.
- Arten der Insulintherapie können sein: Basalinsulin zur Nacht, konventionelle Insulintherapie, supplementäre Insulintherapie, intensivierte Insulintherapie und sehr selten auch die Insulinpumpentherapie.
- Die Art der Insulintherapie sollte immer gemeinsam mit dem Patienten und dessen Präferenzen gewählt werden und muss Alter und Lebenssituation berücksichtigen.

5.1 Indikation für eine Insulintherapie

Führt die bestehende Diabetestherapie nicht zum gewünschten Therapieerfolg, kann eine Insulintherapie in Betracht gezogen werden.

Mögliche **Indikationen** können sein:

- Das individuelles Therapieziel im Sinne der partizipativen Entscheidungsfindung wurde mit alleiniger Lebensstilintervention (Ernährung und Bewegung), Schulung sowie Behandlung mit oralen Antidiabetika und/oder GLP-1-Agonisten nicht erreicht.
- Kontraindikationen gegen orale Antidiabetika (z. B. Dialysepflichtigkeit)
- Schwangerschaft
- Initiale Stoffwechseldekompensation, interkurrente Erkrankungen oder Kortikoidtherapie können eine temporäre Insulintherapie notwendig machen.

Nach Entscheidung zur Einleitung einer Insulintherapie steht dem Betroffenen und dem Behandlungsteam eine Vielzahl an Möglichkeiten zur Verfügung. In jedem Fall sollte aber die Befähigung des Patienten und seines Umfelds (z. B. Angehörige, medizinisches Fachpersonal), die Insulintherapie im Alltag selbstständig durchführen zu können, im Vordergrund stehen. Strukturierte Behandlungs- und Schulungsprogramme (➤ Kap. 7.4) bieten dafür eine gute Möglichkeit.

Bereits **vor** Einleitung einer Insulintherapie sollen die Betroffenen und ggf. deren Angehörige in jedem Fall geschult werden. Hierbei spielen die zuverlässige Durchführung der Glukose-Selbstkontrolle (im Blut oder Gewebe), die korrekte Insulininjektion, die Erkennung und Behandlung von Hypoglykämien, die Abschätzung blutglukose-erhöhender Nahrungsmittel und Getränke sowie die Dokumentation der Werte eine wichtige Rolle.

5.2 Insulinpräparationen

Für die Behandlung von Menschen mit Diabetes mellitus werden zwei unterschiedliche Gruppen von Insulinen zur Insulinersatztherapie verwendet: **Humaninsuline** und **Analoginsuline.**

Als Humaninsuline werden die sogenannten **Normalinsuline** (kurzwirksames Insulin) und Humaninsuline mit Verzögerungsprinzip (**NPH-Insulin** oder **intermediäres Insulin**) bezeichnet. Diese Insuline werden mittels gentechnisch veränderter Mikroorganismen hergestellt und sind mit dem menschlichen Insulin chemisch identisch.

Zu den Insulinanaloga zählen **kurzwirksame sowie langwirksame Insulinanaloga.** Bei diesen dem menschlichen Insulin ähnlichen (aber nicht identischen) Substanzen wurden einzelne Aminosäuresequenzen modifiziert, um Wirkungseintritt und -verlauf im menschlichen Körper zu verändern.

Mischungen aus kurz- und langwirksamen Insulinen werden als **Kombinations- oder Mischinsulin** bezeichnet. Hierbei wird ein kurzwirksames Insulin mit einem langwirkenden Insulin in unterschiedlichem Mischungsverhältnis kombiniert (z. B. 30/70, d. h. 30 % kurzwirksames und 70 % langwirksames Insulin).

Alle Insulinarten (Normalinsuline, NPH-Insuline, kurzwirksame/langwirksame Analoga) sowie Mischungen verschiedener Insulinarten unterscheiden sich hinsichtlich ihrer Pharmakokinetik (➤ Tab. 5.1).

Im 2. Halbjahr 2024 erfolgte zudem die Zulassung von Insulin Icodec, einem sehr langwirksamen Insulinanalogon, welches nur noch einmal pro Woche injiziert wird.

Vollständigkeitshalber ist zu erwähnen, dass bei neurologischen Erkrankungen mittels Spray intranasal appliziertes Insulin in das zentrale Nervensystem gelangt. Es senkt allerdings nicht den Glukosespiegel und kommt somit nicht bei der Behandlung des Diabetes mellitus zum Einsatz.

Ein **Spritz-Ess-Abstand** muss bei keinem Insulin eingehalten werden (bei Glukosewerten im individuellen Zielbereich). Patientinnen und Patienten, welche kurzwirksames Insulin bzw. Kombinationsinsulin vor den Mahlzeiten spritzen, wird empfohlen, sofort zu essen.

Insulin ist in Deutschland in Insulinpen-Patronen, Fertigpens und Durchstechflaschen erhältlich. Insulinpen-Patronen liegen ausschließlich in der Konzentration U100 vor. Insuline in Fertigpens gibt es in den Konzentrationen U100, U200 sowie U300. Für Insuline in den Konzentrationen U200 und U300 gibt es keine passenden kalibrierten Spritzen. Diese dürfen daher nicht mit Insulinspritzen aus dem Fertigpen entnommen werden.

Tab. 5.1 Insuline (mod. nach BÄK et al. 2023) [W867-009]

Insulin	Anmerkungen
Kurzwirksame Insuline	
Normalinsulin	• Lange Erfahrungen • Depotwirkung in höherer Dosierung
Insulinanaloga: • Aspart • Glulisin • Lispro	• Schnelleres Anfluten • Besseres, weil stabileres Pumpeninsulin
Langwirksame Insuline	
NPH	• Lange Erfahrungen • Schwenken von Injektion notwendig (Mischfehler möglich) • Variabilität des Wirkungsverlaufs
Insulinanaloga: • Degludec • Detemir • Glargin	• Flaches und dadurch gleichmäßiges Wirkprofil • Flexible Wahl der Tageszeit für die Gabe möglich

Zu einigen Wirkstoffen sind verschiedene Formulierungen mit unterschiedlichem Wirkprofil verfügbar.

Trübe Insuline (NPH-Verzögerungsinsuline, Mischinsuline) müssen vor jeder Injektion durch mindestens 20-maliges Kippen ausreichend durchmischt werden. Bei ungenügender Mischung kann eine Über- oder Unterdosierung hervorgerufen werden, was zu Blutzuckerentgleisungen führen kann.

5.3 Arten der Insulintherapie

Werden die individuell vereinbarten Therapieziele nicht erreicht, können verschiedene Insulintherapien zum Einsatz kommen:

Bei der **Gabe von Basalinsulin zur Nacht** wird ein langwirkendes Insulin in der Regel abends zu einer Kombination mit oralen Antidiabetika (bei herzkranken Menschen auch GLP-1-Agonisten) zugefügt. Dies stellt die einfachste Form der Insulintherapie dar (➤ Abb. 5.1). Anfangs oder bei Unsicherheiten messen die Patienten vor der Insulininjektion die Blutglukose und spritzen eine feste Insulindosis. Eine Form der Insulindosisanpassung ist bei dieser Insulintherapie nicht vorgesehen.

Eine **konventionelle Insulintherapie** (CT) ist charakterisiert durch die Gabe einer fixen Insulinmischung (Misch-/Kombinationsinsulin), bestehend aus einem Verzögerungs- und einem kurzwirksamen Insulin. In der Regel wird 2× täg-

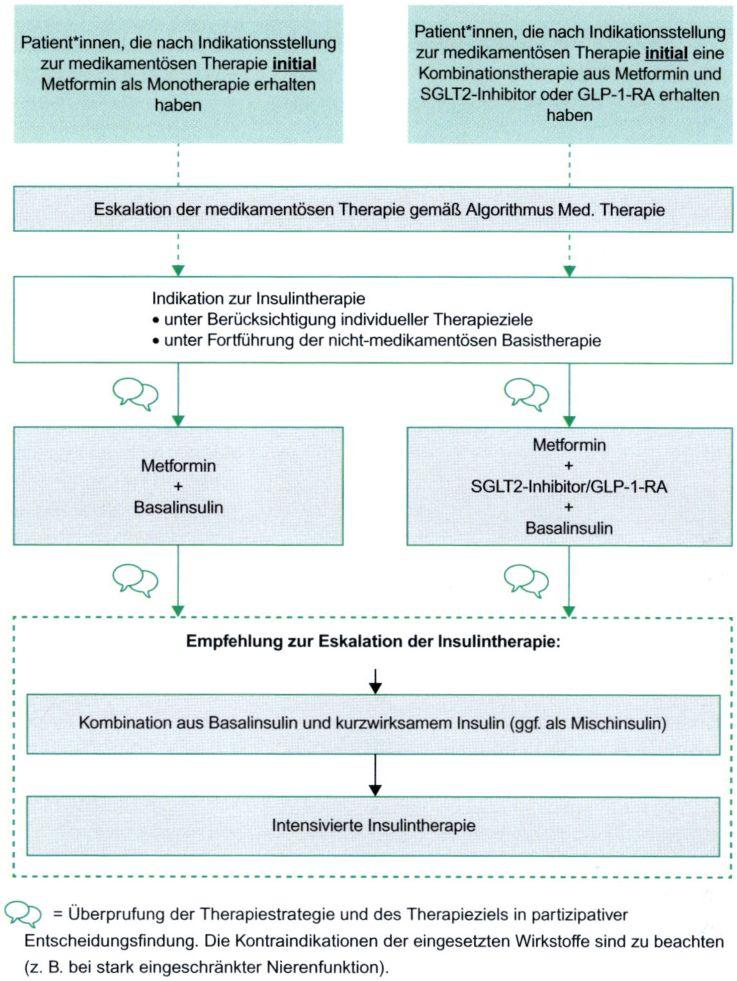

Abb. 5.1 Algorithmus zur Insulintherapie (mod. nach BÄK et al. 2023) [W867-009/L143]

lich (vor dem Frühstück und vor dem Abendessen) eine feste Insulindosis verabreicht. Die Dosis wird dabei an das feststehende Kohlenhydratgerüst der Betroffenen angepasst. Bei niedrigen oder erhöhten Blutglukosewerten sowie in Sondersituationen (z. B. Sport) sollen die Patienten ihre Insulindosis anpassen. Die Regeln zur Anpassung werden im Rahmen von Schulungsprogrammen vermittelt (➤ Kap. 7.4). Blutglukoseselbstmessungen werden meist 2× täglich empfohlen.

Diese Form der Insulintherapie kommt bei Patientinnen und Patienten zum Einsatz, welche folgende Voraussetzungen erfüllen:

- Einnahme von 3 Hauptmahlzeiten
- Regelmäßiges Leben (keine Schichtarbeit, keine stark wechselnde körperliche Belastung)
- Etwa gleichmäßige Kohlenhydratzufuhr (Menge und Zeitpunkt) sowie Bewegung

Sollten Personen mit Diabetes Typ 2 die Voraussetzungen für eine konventionelle Insulintherapie nicht erfüllen (z. B. unregelmäßige Lebensführung, Auslassen von Hauptmahlzeiten oder stark wechselnde Bewegung), kann eine **supplementäre oder präprandiale Insulintherapie** (SIT) infrage kommen. Bei dieser Form der Insulintherapie wird kurzwirksames Insulin vor den (Haupt-)Mahlzeiten injiziert. Die Betroffenen führen eine Glukose-Selbstkontrolle direkt vor den Mahlzeiten durch. Die Dosierung des Insulins wird anhand des gemessenen Glukosewertes und der gewünschten Kohlenhydratmenge bestimmt.

Die **intensivierte konventionelle Insulintherapie** (ICT) ist durch eine getrennte Substitution des basalen Insulinbedarfs mit langwirkendem Basalinsulin (1–2× täglich) und des prandialen Insulinbedarfs mit kurzwirksamem Bolusinsulin zu den Mahlzeiten (Basal-Bolus-Prinzip) definiert. Die prandiale Insulindosierung orientiert sich dabei an dem Zeitpunkt der Mahlzeiteneinnahme und der Menge der jeweiligen Kohlenhydrate. Glukose-Selbstmessungen werden mindestens 3× täglich empfohlen. Insulindosierungen und Blutglukosekorrekturen erfolgen eigenverantwortlich durch die Betroffenen.

Eine Sonderform der ICT ist die **Insulinpumpentherapie**. Die überwiegend beim Diabetes Typ 1 eingesetzte Insulinpumpentherapie kann im Rahmen einer Einzelfallentscheidung ebenfalls zum Einsatz kommen (➤ Kap. 6.2).

Die Charakteristika der verschiedenen Formen der Insulintherapie sind in ➤ Tab. 5.2 zusammengefasst.

Tab. 5.2 Formen der Insulintherapie (mod. nach BÄK et al. 2023) [W867-009]

Therapie	Charakteristika/Anmerkungen
Basalinsulin zur Nacht Kombination eines Basalinsulins mit oralen Antidiabetika (in der Regel Metformin)	• Geeignet zum Einstieg in eine Insulintherapie, gute Akzeptanz • Senkung der Nüchtern-Glukose • Mahlzeitenunabhängig • Geringer Schulungsaufwand • Niedriges Hypoglykämierisiko • Einfaches Monitoring (in der Titrationsphase und bei Notwendigkeit zur Eskalation oder Deeskalation Nüchtern-Glukosemessung)
Kombination von Basalinsulin mit GLP-1-RA mit/ohne orale Antidiabetika	• Einfacher Beginn, einfache Dauertherapie • Weniger Insulinbedarf • Weniger starke Gewichtszunahme oder gewichtsneutral • Mäßige gastrointestinale Verträglichkeit (v. a. initial)
Konventionelle Insulintherapie (CT) 1–2 Injektionen eines Kombinationsinsulins in fester Mischung	• Einfache Handhabung für Patient und Diabetesteam • Schulung notwendig • Anpassung der Insulindosis durch den Patienten bei Bewegung und Krankheit möglich, insgesamt aber wenig flexible Therapie • Mehr Hypoglykämien als mit Basisinsulin allein, aber weniger als mit präprandialer oder intensiver Therapie
Supplementäre Insulintherapie (SIT) Meist zu jeder Hauptmahlzeit (1–3) Glukose- und an KH-Mengen adaptiert s. c. Injektionen (Normalinsulin oder kurzwirksame Insulinanaloga)	• Flexible und spontane Essensgewohnheiten möglich • Anpassung an Schichtarbeit und stark wechselnde körperliche Belastung möglich • Erhöhter Schulungsaufwand • Relativ hohes Hypoglykämierisiko
Intensivierte Insulintherapie (Synonyme: intensivierte konventionelle Insulintherapie [ICT], flexible Insulintherapie) Insulinbedarf wird nach Basal- und Bolusinsulin aufgeteilt; Faktoren zur KE/BE-Abdeckung werden berechnet und Korrekturen ermittelt	• Hohe Flexibilität hinsichtlich der Essensgewohnheiten möglich • Großer Schulungsaufwand • Schwierigere Handhabung • Häufiges Glukose-Monitoring • Gewichtszunahme • Höchste Hypoglykämieneigung von allen Insulintherapien
CSII (Pumpe)	Bei Typ-2-Diabetes selten indiziert

Die Tabelle gibt einen Überblick auf Basis eines Expertenkonsenses und folgt einem hierarchischen Aufbau mit zunehmender Komplexität und Intensität der Therapie.
KH = Kohlenhydrat; KE = Kohlenhydrateinheit; BE = Broteinheit

Einfache oder komplexe Insulintherapie?

Von vielen ambulanten und stationären Diabetologen wird die präprandiale oder intensive Insulintherapie (SIT/ICT) primär eingesetzt. In der 4T-Studie wurde in Großbritannien die Frage nach der besten Strategie der Insulintherapie untersucht (Holman et al. 2007). In der dreiarmigen randomisierten Studie wurden 708 Personen mit Diabetes Typ 2 (im Mittel 62 Jahre alt) in 3 Gruppen über 1 Jahr untersucht: Basalinsulin (BOT), 2× täglich Kombinationsinsulin (CT) oder eine intensive Insulintherapie mit präprandialem Insulin und Basalinsulin (ICT). Alle Teilnehmenden hatten zusätzlich zwei orale Antidiabetika. Nach 1 Jahr war bei der intensiven Insulintherapie (ICT) im Vergleich zur konventionellen Therapie (CT):

- die Insulindosis höher (0,61 vs. 0,53 IE/kg, p = 0,006)
- die Gewichtszunahme größer (+5,7 vs. +4,7 kg, p = 0,005)
- die Blutglukose-Selbstkontrollen häufiger (7 vs. 2 Messungen/Tag)
- die HbA_{1c}-Verbesserung gleich (–1,4 vs. –1,3 %, n. s.)
- Hypoglykämien häufiger (12 vs. 5,7 Ereignisse/Patient/Jahr, p = 0,002)
- die Veränderung der Lebensqualität gleich

Die Patientengruppe mit Basalinsulin (BOT) hatte die geringste Gewichtszunahme, die geringsten Hypoglykämien, aber auch die geringste HbA_{1c}-Verbesserung. Nach unserer Erfahrung können folgende Personen von einer präprandialen Insulintherapie (SIT oder ICT) profitieren:

- Unregelmäßiger (Schichtarbeit) oder nicht planbar Tagesablauf
- Stark wechselnde körperlicher Belastung
- Personen, die Hauptmahlzeiten weglassen oder die Mahlzeitengröße stark variieren

EVIDENZ

Nach Indikationsstellung für eine Insulintherapie wird kontrovers diskutiert, welche Form der Insulintherapie die geeignetste ist. Im Hinblick auf die metabolische Kontrolle ist nach aktueller Studienlage keine Insulintherapieart der anderen vorzuziehen. Es sollte immer individuell gemeinsam mit den Patientinnen und Patienten entschieden werden.

5.4 Allgemeine Hinweise

Aufbewahrung von Insulin Insulinpens oder Insulinpatronen, welche im Gebrauch sind, sollten bei Zimmertemperatur aufbewahrt werden. Die restlichen Insulinvorräte sollen hingegen im Kühlschrank, entweder in der Innenseite der Tür oder im Gemüsefach, gelagert werden. Das Aufbewahren von Insulin bei Temperaturen < 2° und > 40 ° Celsius ist unbedingt zu vermeiden. Insbesondere Frost kann zur sofortigen Unwirksamkeit des Insulins führen.

Nadellänge Insulin wird ins subkutane Fettgewebe injiziert. Für die unterschiedlichen Insulinpens stehen verschiedene Nadellängen zur Verfügung: 4, 5, 6, 8 und 12 mm. Für Kinder sollten maximal 5 mm und für Erwachsene maximal 6 mm verwendet werden. Längere Nadeln verursachen mehr Verletzungen und Veränderungen der Injektionsstellen.

Injektionsstellen Aufgrund der unterschiedlichen Durchblutung wird Insulin von verschiedenen Körperstellen unterschiedlich schnell resorbiert. Deshalb sollten Verzögerungsinsuline in die Außenseite beider Oberschenkel oder in die oberen Gesäßhälften injiziert werden, Kombinationsinsulin und kurzwirksame Insuline hingegen abdominal und in die seitlichen Flanken. Die Oberarme sollten nicht für die Injektion verwendet werden, weil bei schlanken Personen hier die Gefahr versehentlicher i. m. Injektionen höher ist.

Veränderung der Injektionsstellen Injektionsstellen sollten insbesondere zur Vermeidung von Lipohypertrophien regelmäßig gewechselt werden. Sie können Ursachen für instabile Glukoseprofile und inadäquat hohe Insulindosen sein. Die Injektionsstelle und die Pennadel sollten bei jeder Injektion gewechselt werden. Ärztinnen und Ärzte sollen die Injektionsstellen regelmäßig auf Veränderungen untersuchen. Injektion in verhärtete Stellen führt zu mangelnder Insulinwirkung trotz hoher Dosen.

5.5 Beginn einer Insulintherapie – Fallbeispiele

Fallbeispiel 1: Konventionelle Insulintherapie

Eine 64-jährige, fitte Patientin kommt in Ihre Praxis. Sie leidet seit etwa 14 Jahren an Diabetes Typ 2, sowie an einer medikamentös behandelten arteriellen Hypertonie. Blutdruckselbstmessungen liegen im Mittel bei 132/76 mm Hg. Vor 2 Jahren erlitt sie einen Herzinfarkt. Der BMI ist 30 kg/m². Der Diabetes wird mit 2000 mg Metformin, 7 mg Glibenclamid und einem GLP-1-Rezeptor-Agonist behandelt. Nach den Mahlzeiten misst die Patientin unregelmäßig Glukose im Urin. Vereinzelte parallele Blutzuckermessungen zeigen Werte zwischen 15 und 18 mmol/l (270–324 mg/dl). Sie nimmt jeden Tag 3 Hauptmahlzeiten zu sich und selten eine Nachmittagsmahlzeit. Außerdem geht sie montagvormittags zur Gymnastik und pflegt gemeinsam mit ihrem Mann den Garten. Ihr HbA_{1c} ist im letzten Jahr kontinuierlich angestiegen und beträgt aktuell 9,2 % (77 mmol/mol). Ihre letzte Diabetesschulung liegt erst 1,5 Jahre zurück. Damals hat sie ihr Gewicht um 3 kg reduzieren können, hat dies jedoch inzwischen wieder zugenommen. Kohlenhydrate im Essen erkennt sie problemlos. Sie meidet Obst, würde aber gern wieder mehr Obst essen. Eine weitere Einsparung von Kohlenhydraten ist aus ihrer Sicht nicht möglich. Getränke nimmt sie zum größten Teil in Form von Sprudelwasser oder Tee ohne Zucker zu sich. Die aktuelle Nüchtern-Blutglukose beträgt 16 mmol/l (288 mg/dl). Die Patientin muss nachts 3× größere Mengen Wasser lassen und auch trinken.

Problem

- Patientin hat Hyperglykämie-Symptome
- Harnglukose postprandial positiv, Blutglukose deutlich zu hoch
- HbA_{1c} außerhalb des Zielbereichs
- Optimierung mit den bestehenden Antidiabetika und der Kohlenhydratzufuhr nicht möglich
- Schulung zur Optimierung der oralen Diabetestherapie und Gewichtsreduktion bereits erfolgt

Therapieziel Symptomfreiheit und Vermeidung von Folgekrankheiten (Nahenormoglykämie)

Vorüberlegungen

- Geregelter Tagesablauf und konstanter Mahlzeitenrhythmus
- Bewegung kann geplant werden.

Lösung Beginn einer konventionellen Insulintherapie (CT) mit 2 Injektionen (Mischinsulin) und 2 Blutglukosemessungen früh und abends sowie Absetzen von Glibenclamid, da dieses Medikament keine Wirkung auf die derzeitige Insulinausschüttung mehr hat!

Erklärung

- Teilnahme an einem strukturierten Behandlungs- und Schulungsprogramm für Menschen mit einer konventionellen Insulintherapie, insbesondere Erlernen der Blutglukoseselbstmessung und Insulininjektion
- Vor der ersten Insulingabe beachten:
  - Ernährungsanamnese und Erstellen eines KE-/BE-Schemas („KE-/BE-Gerüst") unter Berücksichtigung individueller Präferenzen
  - Symptome, Behandlung und Ursachen einer Hypoglykämie intensiv besprechen, Traubenzucker(-lösung) bzw. Fruchtsaftgetränk aushändigen

5

- Während der Dosistitration
  - Beginn mit 4–8 IE Mischinsulin vor dem Frühstück und vor dem Abendessen
  - Blutglukose initial 4× täglich messen (vor den 3 Hauptmahlzeiten, vor dem Schlafengehen), in Sonderfällen auch zwischen 2 und 3 Uhr nachts
  - Verzehr der Kohlenhydrate nach KE-/BE-Gerüst, keine Hauptmahlzeiten auslassen
  - Außergewöhnliche Bewegung (schwere Gartenarbeit, anstrengender Sport) in der Dosisfindungsphase möglichst meiden
  - Insulindosis am nächsten Tag um jeweils 2 IE erhöhen, wenn Glukosewert zur nächsten Injektion 2–3 mmol/l (36–54 mg/dl) höher ist als der Ausgangswert
  - Spätabendliche Blutglukose und ggf. Nachtwerte beachten! Falls niedrige Glukosewerte nachts gemessen werden und andere Ursachen auszuschließen sind (z. B. zu wenig Kohlenhydrate zum Abendbrot, vermehrte körperliche Aktivität), dann Abendinsulindosis reduzieren
- Insulindosisanpassung im Alltag besprechen
  - Bei geplanter Bewegung (Gymnastik, Gartenarbeit, großer Einkauf): Insulindosis um 25 % reduzieren
  - Bei Ganztagesbelastung (Tageswanderung, Radtour, schwere Gartenarbeit) Insulindosis um 50 % reduzieren
  - Bei ungeplanter Bewegung (längere Fußwege, spontane Einladungen, Betreuung von Enkeln) vorher 2 KE zusätzliche Kohlenhydrate essen

Fallbeispiel 2: Basalinsulin zur Nacht

Ein 76-jähriger übergewichtiger Patient hat seit 8 Jahren Diabetes Typ 2. Er hat eine schlecht behandelte Hypertonie und eine Herzinsuffizienz mit Luftnot nach einer Etage Treppensteigen. Nachts muss er mehrmals größere Mengen Wasser lassen. Die Nierenfunktion ist mit einer GFR von 40 ml/min moderat eingeschränkt. Der Patient ist verwitwet und versorgt sich selbst. Der Diabetes wird aktuell mit der reduzierten Dosis Metformin (2 × 500 mg täglich) und Sitagliptin (50 mg täglich) behandelt. Empagliflozin wurde wegen rezidivierender Genitalinfektionen vor längerer Zeit abgesetzt. Doch auch aktuell liegt eine genitale Pilzinfektion vor. Der HbA_{1c} ist auf 10,3 % (89 mmol/mol) angestiegen. Der Pflegedienst wurde zur Blutglukosemessung beauftragt. Die Blutglukose liegt zwischen 14 und 20 mmol/l (252–360 mg/dl). Die Blutglukose steigt insbesondere über Nacht deutlich an. Sie entscheiden sich gemeinsam mit dem Patienten für eine Insulintherapie mit Gabe eines Basalinsulins zum Schlafengehen.

Problem

- Nächtlicher Anstieg der Glukose
- Erhöhter HbA_{1c}-Wert
- Hyperglykämie-Symptome (genitale Pilzinfektion)

Mögliche Ursachen

- Eigene Insulinproduktion, insbesondere in der Nacht, reicht nicht für die Menge der Glukose aus, welche aus der Leber kontinuierlich abgegeben wird (unzureichende Suppression der Glukoneogenese)

Therapieziel Symptomfreiheit

Lösung Beginn mit Basalinsulin vor dem Schlafengehen

Erklärung

- Beginn Basalinsulin mit 3 bis 5 IE
- Anfangs zusätzliche Blutglukoseselbstkontrolle zwischen 2:00 und 3:00 Uhr sowie morgens beim Aufstehen durchführen
- Titration: Steigerung der Insulindosis um 2 IE, wenn der Blutzuckerwert morgens mehr als 2–3 mmol/l (36–54 mg/dl) höher ist als der Wert vor dem Schlafengehen

Achtung: Der nächtliche Glukosewert sollte nicht unter 6,6 mmol/l (120 mg/dl) liegen!

Fallbeispiel 3: Supplementäre Insulintherapie

Ein 59-jähriger Patient (Diabetes Typ 2 seit 11 Jahren bekannt) kommt zur vierteljährlichen Diabeteskontrolle zu Ihnen. Er arbeitet im Schichtbetrieb und hatte vor 3 Jahren einen Herzinfarkt, der zu keiner weiteren Einschränkung führte. Seitdem raucht er nicht mehr. Er ist körperlich normal belastbar. Vor 3 Monaten nahm der Patient an einer Wiederholungsschulung für Menschen ohne Insulintherapie bei Ihnen teil. Der HbA_{1c} hat sich seitdem nicht verändert (aktuell 9,2 % bzw. 77 mmol/mol unter Metformin 2500 mg, GLP-1-Agonistenund Empagliflozin 25 mg täglich). Der Patient gibt an, die Kohlenhydratzufuhr nicht weiter reduzieren zu können. Die gemessenen Selbstkontrollwerte liegen morgens bei 12 mmol/l (216 mg/dl), mittags bei 10 mmol/l (180 mg/dl), abends bei 14 mmol/l (252 mg/dl) und vor dem Schlafengehen bei 13 mmol/l (234 mg/dl).

Problem

- Erhöhte Blutglukosewerte tagsüber und vor dem Schlafengehen, aber kein Anstieg über Nacht
- HbA_{1c} oberhalb des Zielbereichs unter oraler Zweifachkombination und GLP-1-Agonist
- Optimierung der oralen Antidiabetika und der Kohlenhydrate nicht mehr möglich

Therapieziel Symptomfreiheit und Vermeidung von Folgekrankheiten (Nahenormoglykämie)

Vorüberlegungen

- Unregelmäßiger Tagesablauf: Schichtarbeit, Auslassen von Hauptmahlzeiten, Bewegung kann nicht immer geplant werden

Lösung Beginn einer supplementären Insulintherapie (SIT)

Erklärung
- Basalinsulin über Nacht vorerst nicht notwendig, da kein Blutzuckeranstieg über Nacht erkennbar ist
- Teilnahme an einem strukturierten Behandlungs- und Schulungsprogramm für Menschen mit supplementärer Insulintherapie: insbesondere Erlernen der Insulininjektion, KE-/BE-Berechnung, Hypoglykämien
- Aushändigung von Traubenzucker(-lösung) oder Fruchtsaftgetränk
- Ernährungsanamnese
- Beginn der Insulintherapie nach zwei Methoden möglich:
  1. Variable Insulindosis nach KE-/BE-Faktor und Korrekturfaktor:
     - Beginn mit KE-/BE-Faktor 1 IE:1 KE/BE und Korrekturfaktor „1 IE senkt um 1–2 mmol/l (20–30 mg/dl)"
     - Austesten des KE-/BE-Faktors: ➢ Kap. 6.4
     - Austesten des Korrekturfaktors: ➢ Kap. 6.4
     - Mahlzeitenauslassversuch, ob Basalinsulin benötigt wird: ➢ Kap. 6.2 und ➢ Kap. 6.4
  2. Feste Insulindosis mit KE-/BE-Gerüst und Korrekturschema je nach Blutglukosewert:
     - KE-/BE-Gerüst festlegen
     - Festlegung der Insulindosis (z. B. Beginn mit 1:1 zu den jeweiligen Mahlzeiten) → austesten
     - Bei Auslassen einer Mahlzeit kein Insulin spritzen
     - Korrektur anhand eines Schemas, z. B. Blutglukose ≥ 10 mmol/l (180 mg/dl) +1 IE spritzen, Blutglukose ≥ 14 mmol/l (252 mg/dl) +2 IE spritzen etc. → austesten
- Bei geplanter Bewegung: Insulindosis vor Bewegung reduzieren
- Bei ungeplanter Bewegung zusätzlich Kohlenhydrate verzehren

Welche Insuline?

Prinzipiell sollte eine Insulintherapie mit einem Humaninsulin begonnen werden. Es gibt keine Belege dafür, dass Analoga einen Vorteil haben.

Die schnell wirkenden Insulinanaloga Insulin aspart, Insulin glulisin und Insulin lispro sowie die lang wirkenden Insulinanaloga Insulin glargin, Insulin degludec und Insulin detemir sind zur Behandlung des Diabetes Typ 2 nicht verordnungsfähig, solange sie mit Mehrkosten im Vergleich zu Humaninsulin verbunden sind bzw. das angestrebte Behandlungsziel mit Humaninsulin ebenso zweckmäßig, aber kostengünstiger zu erreichen ist.

Prinzipiell erlaubt die kürzere Wirkzeit von NPH-Insulin und den schnellwirksamen Insulinanaloga eine auf kürzere Zeitabstände geplante Therapiesteuerung. Die langwirksamen Insulinanaloga sowie die humanen, schnellwirksamen Insuline hingegen verhindern möglicherweise Hypoglykämien. Relevante Endpunktverbesserungen konnten mit keiner Insulinart im Vergleich zu einer anderen nachgewiesen werden. Der vermeintliche Vorteil eines „nicht notwendigen Spritz-Ess-Abstandes" ist hinfällig, da dieser grundsätzlich nicht mehr empfohlen wird.

Langwirksame Analoga können dann einen Vorteil haben, wenn die Patientinnen und Patienten motorisch nicht in der Lage sind, das erforderliche Schwenken des Insulinpens vor der Injektion durchzuführen – oder wenn ein ambulanter Pflegedienst ein Basalinsulin spritzt. NPH-Insulin müsste spät abends injiziert werden – Analoga wirken so lange, dass ihre Gabe von der Tageszeit unabhängig erfolgen kann.

5.6 Optimierung einer Insulintherapie

Bei hohem HbA_{1c} wird oft die Insulindosis erhöht, die Insulinsorte gewechselt oder die Insulintherapie intensiviert. Stark schwankende Blutglukosewerte oder Hypoglykämien sind weitere Gründe für eine Optimierung der Insulintherapie.

Ursache hoher Blutzuckerwerte ist oft nicht die Insulindosis, sondern mangelnde Kenntnis der Kohlenhydrate in Nahrungsmitteln und Getränken (➢ Kap. 3.1.5 und ➢ Kap. 3.1.6). Fehler bei der Injektion können eine weitere Ursache sein.

Bei größeren Problemen mit der Insulintherapie wie z. B. schweren Unterzuckerungen, schweren Begleiterkrankungen oder Demenz kann eine stationäre Optimierung der Insulintherapie helfen. Bei 70 stationär behandelten und geschulten Patienten mit einem mittleren Alter von 68 Jahren und einer Diabetesdauer von 17 Jahren wurde der HbA_{1c} von 9,7 % auf 8,6 % nach einem Jahr gesenkt, ohne dass die Insulindosis oder die Zahl der Blutglukoseselbstkontrollen erhöht wurde. Schwere Unterzuckerungen konnten vollständig vermieden werden (Kloos et al. 2019).

KAPITEL

6

Guido Kramer und Til Uebel

Insulintherapie des Diabetes mellitus Typ 1

Kernaussagen

- Menschen mit Diabetes Typ 1 haben einen absoluten Insulinmangel, d. h., es ist lebenslang eine Insulintherapie erforderlich.
- Mögliche Insulintherapieformen sind: intensivierte (oder konventionelle) Insulintherapie, Insulinpumpentherapie ohne oder mit Kopplung eines CGM-Sensors.
- Intensivierte Insulintherapie: Verwendung eines kurzwirksamen Insulins für den prandialen Insulinbedarf und eines NPH- oder noch länger wirksamen Insulinanalogons für den basalen Bedarf.
- Insulinpumpentherapie: Verwendung eines kurzwirksamen Insulins für den prandialen und den basalen Bedarf.

Da Menschen mit Diabetes Typ 1 einen absoluten Insulinmangel haben, müssen sie sich lebenslang Insulin applizieren, selbst wenn zu Beginn der Erkrankung noch ein Rest Eigensekretion vorliegen kann. Das Insulin soll zum einen den fehlenden basalen Insulinbedarf ersetzen, zum anderen wird zu Mahlzeiten Insulin benötigt, um Kohlenhydrate zu verstoffwechseln (Basis-Bolus-Prinzip). Außerdem wird Insulin zur Korrektur erhöhter Blutglukosewerte genutzt.

Zur Verfügung stehen folgende Insulintherapien:

- Intensivierte Insulintherapie (ICT) als Standard (➢ Kap. 5.3)
- „Traditionelle" manuelle Insulinpumpentherapie (➢ Kap. 6.3)
- Kombination aus einer Insulinpumpentherapie und einem CGM-Sensor als AID (Automated Insulin Delivery)-System (➢ Kap. 6.3)
- Sehr selten die konventionelle Insulintherapie (CT)

6.1 Orale und andere additive Therapien

Anmerkung: Derzeit ist bei Typ-1-Diabetes außer Insulin in Deutschland kein den Blutzucker senkendes Medikament zugelassen.

Wie bei Typ-2-Diabetes kann es auch bei Typ-1-Diabetes zu einer Insulinresistenz kommen, was einen erhöhten oder im Laufe der Zeit steigenden Insulinbedarf verursachen kann. Die zusätzliche Therapie mit Metformin bei Menschen mit sehr hohem Insulinbedarf führt zu einer Verbesserung der Insulinsensitivität mit rückläufigem Insulinbedarf sowie zu einer Verbesserung hinsichtlich des HbA_{1c}, der Nüchternglukose sowie der postprandialen Blutglukosewerte. Gleichzeitig steigen aber auch die Rate gastrointestinaler Nebenwirkungen sowie das Risiko für Hypoglykämien und für das Auftreten diabetischer Ketoazidosen. SGLT-2-Inhibitoren sind mittlerweile bei Typ-1-Diabetes wegen gehäufter Ketoazidosen und eingetretener Todesfälle kontraindiziert. Für Liraglutid kann auch bei Typ-1-Diabetes eine moderate Senkung des HbA_{1c} bei rückläufigem Insulinbedarf (insbesondere des Bolusinsulins) und deutlicher Reduktion des Körpergewichts gezeigt werden. Neben einem geringfügig erhöhten Hypoglykämierisiko fanden sich vermehrt gastrointestinale Nebenwirkungen und eine erhöhte Herzfrequenz, jedoch keine gesteigerte Inzidenz diabetischer Ketoazidosen.

Die Zulassung variiert, und die Substanzen können nicht zulasten der gesetzlichen Krankenversicherung verordnet werden.

6.2 Basaler und prandialer Insulinbedarf

Die **basale Insulinsubstitution** hemmt die Glykogenolyse und Lipolyse und ermöglicht den Transport der lebensnotwendigen Glukose aus dem Leberglykogen in das insulinsensitive Gewebe. Bei Stoffwechselgesunden beträgt die basale Insulinsekretion etwa 1 IE je Stunde und macht ca. 50–60 % des Tagesbedarfs an Insulin aus. Der individuelle Bedarf kann aber sehr unterschiedlich sein und weist tageszeitliche Schwankungen auf. Ob das Basalinsulin 1 richtig dosiert ist, kann durch die Nüchternglukose oder durch das Auslassen von Mahlzeiten (Mahlzeitenauslassversuch, Basalratentest) überprüft werden. Ziel ist eine Konstanz der Glukose im Fastenzustand.

Da auch die Nieren zur Glukoneogenese beitragen, kann es bei Niereninsuffizienz und nicht angepasster Insulintherapie zu Hypoglykämien kommen.

6

> Der Insulinbedarf hängt von der Tageszeit und von der individuellen Insulinempfindlichkeit ab. Der therapeutische Insulinbedarf kann daher nur unter Vorbehalt von der Insulinsekretion des Gesunden abgeleitet werden.

Praxis

Mahlzeitenauslassversuch/Basalratentest

Voraussetzungen:
- Körperliches Wohlbefinden
- 1 Tag vorher:
  - „Normal" essen
  - Keinen Alkohol trinken
  - Keine übermäßige Bewegung/Sport
  - Keine Hypoglykämie innerhalb der letzten 6–8 h

Durchführung:
- Start bei einem Ausgangsglukose zwischen 5–10 mmol/l (90–180 mg/dl)
- Keine Bolusgabe
  - innerhalb der letzten **3–4 h** bei Insulinanaloga bzw.
  - innerhalb der letzten **4–6 h** bei Normalinsulin

Die Überprüfung der Basalrate erfolgt durch das Weglassen der Haupt- und Zwischenmahlzeiten (sog. „Mahlzeiten-Auslassphasen") an jeweils **verschiedenen Tagen:**
- **Tag 1:** kein 1. Frühstück, kein 2. Frühstück
- **Tag 2:** kein Mittagessen, keine Zwischenmahlzeit
- **Tag 3:** kein Abendessen, keine Spätmahlzeit
- **Tag 4:** Nacht-Messungen um 3:00 Uhr und um 5:00 Uhr

Für aussagekräftige Ergebnisse sollte die Glukose alle **60–90 Minuten** kontrolliert und dokumentiert werden. Patienten mit einem CGM-System brauchen nur zu Beginn und am Ende des Tests auf ihr Display zu schauen. Um die Messgenauigkeit der Sensordaten zu gewährleiten, sollte zu Beginn parallel eine blutige Messung erfolgen. **Test bei Glukosewerten über 14 mmol/l (250 mg/dl) bzw. unter 4 mmol/l (70 mg/dl) abbrechen!**

Für die Substitution des Insulinbasalbedarfs stehen NPH-Insuline sowie noch länger wirkende Insulinanaloga zur Verfügung. Für NPH-Insulin sind 2 Injektionen/Tag und bei den Analoga Detemir, Glargin und Degludec 1–2 Injektionen/Tag erforderlich, bei Icodec 1×/Woche.

Die **prandiale Insulinsubstitution** erfolgt mit kurzwirksamem Insulin, dem sogenannten Bolus.

Zur Berechnung der Insulinmenge für die Mahlzeit wird ein individueller Kohlenhydratfaktor verwendet. Der **KE-Faktor bezeichnet die Menge der benötigten Insulineinheiten (IE), das 10 g Kohlenhydrate (= 1 KE) abdeckt,** z. B. 2,0 bedeutet, dass 2 IE für 1 KE benötigt werden. Die Höhe des KE-Faktors ist abhängig von der individuellen und zirkadianen Insulinempfindlichkeit. Meist ist der Insulinbedarf morgens am höchsten, mittags und abends geringer.

Eiweiß und Fett werden für die prandiale Insulingabe in der Regel nicht berücksichtigt. Die Insulindosierung muss individuell im Rahmen von Überprüfungen der KE-Faktoren ausgetestet werden (➤ Kap. 6.4). Sie kann sich bei akuter Erkrankung, Bewegung, psychischem Stress und zahlreichen weiteren Lebensereignissen ändern. Der Richtwert des KE-Faktors ist: morgens 1–2; mittags 0,5–1; abends 1–1,5. Bei Typ-2-Diabetes werden wegen der Insulinresistenz meist höhere Insulindosen bzw. Faktoren benötigt.

Zur Korrektur der erhöhten Glukose wird ebenfalls kurzwirksames Insulin verwendet. Die Insulindosierung erfolgt anhand von **Korrekturfaktoren/-regeln.** 1 IE senkt die Glukose meist um 1–2 mmol/l (20–30 mg/dl). Eine Korrektur ist auch bei zu niedrigen Glukosewerten notwendig. Eine zusätzliche KE erhöht die Glukose um 1–2 mmol/l (20–30 mg/dl).

Der zum Essen gespritzte Bolus ist somit immer eine Kombination aus der Insulinmenge für die Kohlenhydrate im Essen (KE-Faktor) und der Korrektur (errechnet aus der Differenz der aktuellen Blutglukose und dem Glukosezielwert).

Um zu verhindern, dass eine geringe Sensorglukoseerhöhung während oder nach der Mahlzeit zur automatischen Korrekturabgabe führt und somit eine postprandiale Hypoglykämie auslöst, sollte bei der Verwendung eines AID-Systems der Mahlzeitenbolus 10–15 Minuten vor der Nahrungsaufnahme erfolgen.

Ein Spritz-Ess-Abstand wird bei einer ICT bzw. einer herkömmlichen Insulinpumpentherapie ohne Kopplung mit einem CGM-System nicht empfohlen. Gerade bei sehr schnell wirkenden Kurzzeitanaloga und/oder dem Verzehr von fettreichen Kohlenhydraten könnte dieser Abstand zu einer postprandialen Hypoglykämie führen. Bei präprandialer Glukose > 12,0 mmol/l (215 mg/dl) bewirkt ein Spritz-Ess-Abstand von etwa 10 Minuten zwar eine Reduktion des anschließenden postprandialen Wertes, allerdings nicht die Reduktion des HbA_{1c}-Wertes. Gerade bei Kindern und Senioren, wenn nicht genau vorhersehbar ist, ob die geplanten Kohlenhydrate verzehrt werden, ist auch eine Insulininjektion nach dem Essen möglich und sehr nützlich, wenn postprandial Hypoglykämien zu befürchten sind. Im Restaurant sollte erst unmittelbar nach Erhalt der Speise die Injektion erfolgen.

Beispiel

Berechnung der Insulindosis: Wie viele Insulineinheiten müssen gespritzt werden?

8:00 Uhr, unmittelbar vor dem Frühstück
Aktueller Glukosewert: 14 mmol/l (252 mg/dl), Zielwert: 6 mmol/l (108 mg/dl)
KE-Faktor: 2,0
Korrekturfaktor: 1 IE senkt um 2 mmol/l (30 mg/dl)
Gewünschte Kohlenhydratmenge: 3 KE
Benötigte Insulinmenge: 10 IE

- für Kohlenhydrate: (2,0 × 3) 6 IE
- zur Korrektur: 4 IE

6.3 Insulinpumpentherapie und AID-Therapie

DEFINITION

Bei der Insulinpumpentherapie erfolgt die Applikation des Insulins kontinuierlich durch ein Dosiergerät, die „Insulinpumpe" (CSII = Continuous Subcutaneous Insulin Infusion).
Ein AID-System (automatisierte Insulindosierung) ist ein Zusammenspiel zwischen einer Insulinpumpe, einem Glukosesensor und einem Algorithmus zur Steuerung der Insulingabe.

In der kleinen batteriebetriebenen Pumpe wird über einen Motor und eine Gewindestange Insulin aus dem Reservoir in den Katheter (Infusionsset) gedrückt und gelangt in das subkutane Fettgewebe. Am Ende des Infusionssets befindet sich eine Kanüle aus Stahl oder Teflon, welche mit einem Pflaster für ca. 3 Tage im Unterhautfettgewebe fixiert wird. Bei sogenannten Patch Pumps ist der Katheter direkt in der Pumpe eingebaut, sodass kein Schlauch/Infusionsset erforderlich ist.

Im Gegensatz zur klassischen ICT kommt bei der Insulinpumpe nur ein kurzwirksames Insulin zum Einsatz. Dieses deckt zum einen den Basalbedarf (kontinuierliche Infusion, Basalrate) und zum anderen den prandialen Bedarf (Bolusapplikation) ab.

Die **Basalrate** bezeichnet die Insulinmenge, die stündlich an die Tageszeit angepasst werden muss. Insulin wird entweder kontinuierlich oder pulsatil abgegeben. Die stündlich benötigte Menge an kurzwirksamem Insulin für den basalen Insulinbedarf wird durch Mahlzeitenauslassversuche (➤ Kap. 6.2) ausgetestet, im AID-System programmiert und kann von Stunde zu Stunde variieren.

Zusätzliche Dosen können als Bolus nach Bedarf, z. B. bei Verzehr von Kohlenhydraten, durch Bedienung der Pumpe vom Patienten abgerufen werden (wie in ➤ Kap. 6.2 erläutert). Die **Bolusapplikation** erfolgt für die verzehrte Kohlenhydratmenge (anhand eines KE-Faktors) und wird durch den Nutzer selbst gesteuert. Die KE- und Korrekturfaktoren müssen in der Insulinpumpe programmiert werden und können jederzeit angepasst werden. Es gelten dieselben Kriterien wie bei einer klassischen intensivierten Insulintherapie. Oft ist die Insulingesamtdosis niedriger als die zuvor nötige Dosis bei ICT.

Für Sondersituationen (z. B. Sport, Krankheit) stehen Zusatzfunktion zur Verfügung. Beispielsweise kann die Basalrate bereits vor einer sportlichen Aktivität reduziert werden, um Hypoglykämien vorzubeugen. Das prandiale Insulin kann je nach Art der Kohlenhydrate (schnell oder langsam resorbierbar) durch Bolusvarianten appliziert werden. Grundsätzlich darf eine Pumpe nur bei denjenigen eingesetzt werden, die eine ICT über einen Zeitraum von 6 Monaten ausreichend beherrschen und in dieser geschult sind (gilt primär für Erwachsene). Bei Kleinkindern kommt zumeist bereits bei Manifestation eine Insulinpumpentherapie zum Einsatz.

Da kein Verzögerungsinsulin appliziert wird, steigt bei Versagen der Pumpe (z. B. Herausrutschen der Nadel, Schlauchdefekt oder vorübergehender Entkopplung des Gerätes vom Schlauchsystem durch den Behandler) die Ketoazidosegefahr (➤ Kap. 11.2) den rasch eintretenden absoluten Insulinmangel. Der Wechsel auf eine CT/ICT bei Ausfall der Pumpe muss jederzeit gewährleistet bleiben.

Weiterentwicklung der Pumpensysteme – sensorunterstützte Pumpentherapie und Hybrid-Closed-Loop-Systeme

Die Bestimmung der Glukosekonzentration im Gewebe kann durch subkutane Sensoren kontinuierlich bestimmt werden (➤ Kap. 7.10.3). Die Weiterentwicklung einer herkömmlichen Insulinpumpe begann mit der sensorunterstützten Insulinpumpentherapie (SuP). Die Pumpen, welche mit einem Sensor gekoppelt sind, schalten bei drohender Hypoglykämie die Basalrate automatisch ab. Steigt die Glukosekonzentration im subkutanen Gewebe wieder an, wird die Basalrate automatische wieder aktiviert.

Noch einen Schritt weiter gehen sogenannte **Hybrid-Closed-Loop-Systeme oder auch AID-Systeme.** Hierbei handelt es sich um ein Zusammenspiel zwischen einem CGM-Sensor, der Insulinpumpe und einem interaktiven bzw. selbst lernenden Algorithmus. Das Ziel dieser Systeme ist es, die individuelle Basalversorgung an die ständig wechselnden Bedürfnisse anzupassen und vorausschauend die Insulinabgabe zu steuern. Dazu wird in das System ein Glukosezielwert einprogrammiert. Errechnet der vorausschauende Algorithmus einen Glukosewert unterhalb des Zielbereiches, unterbricht das System eigenständig die Insulinzufuhr. Kommt es zu einer Glukoseerhöhung, wird entweder die Basalrate schrittweise adaptiert oder das System gibt einen Korrekturbolus ab. Die mahlzeitenbezogene Insulingabe erfolgt weiterhin durch den Nutzer. Mindestens 2 Stunden vor körperlicher Betätigung sollten die Dauer und Intensität dem Algorithmus mitgeteilt werden.

Allerdings stößt der Algorithmus momentan noch an Grenzen. Werden die KE-Mengen falsch eingeschätzt, Kohlenhydrate nicht berechnet oder wird körperliche Betätigung nicht absolviert, ohne dies dem System mitzuteilen, kommt es weiterhin zu Glukoseschwankungen und zum Nichterreichen des Therapiezieles.

EVIDENZ

Ob Personen mit Typ-1-Diabetes mit einer Pen-Therapie (klassische intensivierte Insulintherapie) oder einer Insulinpumpentherapie behandelt werden sollten, muss individuell entschieden werden. Werden die individuellen Therapieziele mit einer Pen-Therapie nicht erreicht, sollte eine CSII mit einem AID-Algorithmus empfohlen werden. Diese kann zur Reduktion des HbA_{1c}-Wertes, der Zeit über und unter dem Zielbereich und damit zur Erhöhung der Time-in-Range führen.
Bei Kindern mit Diabetes mellitus Typ 1 unter 14 Jahren gilt die Insulinpumpentherapie als Standardtherapie.

Indikationen für eine Insulinpumpentherapie aus Sicht des Diabetesteams sind:
- Erhöhter Insulinbedarf bei ausgeprägtem Dawn- bzw. Dusk-Phänomen (erhöhte Insulinantagonisten in den morgendlichen bzw. abendlichen Stunden)
- Häufige Hypoglykämien, welche sich durch Reduktion des Basalinsulins nicht verringern lassen
- Sehr hohe Insulinempfindlichkeit mit sehr geringem Insulinbedarf
- Wechselnder Basalinsulinbedarf bei Sportlern oder Schichtarbeitern
- Frauen mit Diabetes Typ 1 und (geplanter) Schwangerschaft

Indikationen für eine Insulinpumpentherapie aus Sicht der Patientinnen und Patienten sind:
- Möglichkeit, den Diabetes in der Öffentlichkeit besser zu verstecken (man muss keinen Insulinpen verwenden, ein Bolus kann unbemerkt abgegeben werden)
- Wunsch nach weniger Injektionen
- Wechselnder Basalinsulinbedarf bei Sport oder Schichtarbeit
- Hoffnung auf eine automatisierte Diabetestherapie („Closed-Loop")

Eine Insulinpumpentherapie kann jedoch auch **Nachteile** haben. Sie stellt erhöhte Anforderungen an die Betroffenen. Die Anwendenden müssen ein informationstechnologisches Grundverständnis für Aufbau und Nutzung der einzelnen Bedienelemente besitzen. Weitere Limitationen und Komplikationen einer Insulinpumpentherapie können z. B. sein:
- Ständiges Tragen eines „Hilfsmittels" am Körper
- Infektionen oder allergische Reaktionen an der Einstichstelle
- Stoffwechselentgleisungen (z. B. Ketoazidose) durch Katheterverschlüsse oder Herausrutschen der Nadel (das Risiko für eine Ketoazidose bei einer CSII ist doppelt so hoch wie bei einer ICT; Pala et al. 2019)
- Ständiges „Optimieren" der eigenen Therapieeinstellung (z. B. permanente Veränderung der Basalrate) insbesondere bei technisch versierten Personen

In strukturierten Behandlungs- und Schulungsprogrammen (➤ Kap. 7.5) werden die Nutzer mit einer Insulinpumpe intensiv geschult und der Umgang dieser Therapie im Alltag wird trainiert. Die technische Einweisung in CGM-System und Insulinpumpe muss durch produktspezifisch geschultes zertifiziertes Personal erfolgen.

Eine Pumpentherapie verteuert die Therapiekosten um etwa das Vierfache (ICT: 2,50 €/Tag, CSII: 10,0 €/Tag) und sollte auch deswegen mit Bedacht eingesetzt werden. Insulinpumpen und CGM-System sind grundsätzlich zulasten der gesetzlichen Krankenversicherung verordnungsfähig. Das Hilfsmittelverzeichnis sieht eine Prüfung der Voraussetzungen für eine Kostenübernahme durch die Krankenkasse unter Einbeziehung des MDK vor.

6.4 Insulindosisanpassung – Fallbeispiele

Fallbeispiel 1: Intensivierte Insulintherapie

Eine 30-jährige Patientin stellt sich bei Ihnen in der Praxis mit einem HbA_{1c} von 8,5 % (69 mmol/mol) vor. Das Tagebuch zeigt stark schwankende Glukosewerte im Tagesverlauf:
- Erhöhte Nüchternwerte
- Hyperglykämien vor dem Abendessen
- Hypoglykämien vor allem mittags und nach ihrer sportlichen Betätigung

Die letzte Diabetesschulung liegt 5 Jahre zurück.

Mögliche Ursachen

- **Veränderte Injektionsstellen** (➤ Kap. 5.4)
- Fehlerhaftes Schätzen der Kohlenhydratmenge
- Fehlerhaftes Errechnen der jeweiligen Insulindosis
- Dosis des Basalinsulins stimmt nicht
- KE- und/oder Korrekturfaktoren stimmen nicht
- Keine Insulinreduktion vor und nach dem Sport

6

Lösung

- **Unbedingt Injektionsstellen überprüfen** (Lipohypertrophien)
- Ggf. Teilnahme an einem strukturierten Behandlungs- und Schulungsprogramm: Schätzen von Kohlenhydratmengen, Berechnung der mahlzeitenbezogenen Insulindosis
- Ggf. Überprüfung des Basalinsulins durch Mahlzeitenauslassversuche
- Ggf. Überprüfung der KE- und Korrekturfaktoren
- Ggf. Bolusrechner einsetzen (z. B. Apps)

Erklärung Das Überprüfen der bisher verwendeten Injektionsstellen sollte unbedingt vor Anpassung einer Diabetestherapie erfolgen. Verhärtete und/oder verdickte Injektionsstellen führen dazu, dass das injizierte Insulin nicht richtig wirkt. Eine Erhöhung der KE-Faktoren wäre hier die falsche Entscheidung! Die veränderten Spritzstellen sollten über mehrere Monate nicht mehr verwendet werden. Hier sollten geeignete Stellen mit der Patientin besprochen werden.

Bei der Verwendung neuer, nicht veränderter Spritzstellen sollte die Insulindosis um 10–20 % reduziert werden, weil das Insulin an diesen Stellen wieder besser wirkt.

DEFINITION

Lipohypertrophien: Durch häufiges Spritzen von Insulin in dieselbe Hautstelle kann es zu Verdickungen und Verhärtungen im Unterhautfettgewebe kommen. Diese Lipohypertrophien können die kontinuierliche Insulinresorption behindern.

Zudem ist die Teilnahme an einem strukturierten Behandlungs- und Schulungsprogramm dringend notwendig. Hierbei sollten insbesondere das Thema Ernährung (Identifikation der Kohlenhydrate, KE-Schätzen) und die Anpassung der Insulindosis in Sondersituationen (z. B. Sport) eine Rolle spielen.

Die Grundlage einer intensivierten Insulintherapie ist die richtige Dosis des Basalinsulins. Ohne diese Kenntnis ist eine Veränderung der KE- und Korrekturfaktoren nicht sinnvoll. Das Basalinsulin wird mithilfe von Mahlzeitauslassversuchen überprüft. Erst im zweiten Schritt erfolgt die Überprüfung der KE- und Korrekturfaktoren. Die Anpassung der prandialen Insulindosis erfolgt in der Rückschau über die gesamte Wirkdauer des zuletzt injizierten Kurzzeitinsulins, d. h. bei Normalinsulin bis zu 6 Stunden und bei schnell wirkenden Insulinanaloga ca. bis zu 4 Stunden nach der Injektion. Das bedeutet, dass der Glukosewert nach 4–6 Stunden wieder dem Ausgangswert entsprechen soll. Ist dies nicht der Fall, muss der KE-Faktor angepasst werden. Zum Austesten des Korrekturfaktors wird bei einem erhöhten Glukosewert nur das Korrekturinsulin (kurzwirksames Insulin) ohne Verzehr von Kohlenhydraten gespritzt.

Eine zu frühe Glukosekorrektur ohne Beachtung der Wirkdauer des zuletzt gespritzten Insulins birgt ein sehr hohes Risiko für (schwere) Hypoglykämien. Auch muss bedacht werden, dass die Blutglukose vor der gemessenen Gewebeglukose sinken kann.

Fallbeispiel 2: Insulinpumpentherapie

Ein 40-jähriger Patient mit einer intensivierten Insulintherapie wird im Rahmen einer Diabetesschulung auf eine Insulinpumpentherapie neu eingestellt. Grund der Umstellung sind rezidivierende Hypoglykämien auf Arbeit im Drei-Schicht-System. An arbeitsfreien Tagen fährt er gern Fahrrad. Dabei kommt es auch immer wieder zu Hypoglykämien.

Aktuelle Therapie Kurzwirksames Insulin nach KE- und Korrekturfaktor, Basalinsulin 12 IE 6:00 Uhr und 8 IE 21:00 Uhr

Vorgehen für das Festlegen der Basalrate

1. Teilnahme an einer Insulinpumpenschulung
2. Festlegung der initialen Basalrate
   - 1. Variante:
     Da häufig Hypoglykämien aufgetreten sind, werden vom jeweiligen Basalinsulin 20 % abgezogen (statt 12 IE nur 9,5 IE morgens und statt 8 IE nur 6,5 IE abends).
     Die 9,5 IE morgens werden als Basalrate von 6:00 Uhr bis 20:00 Uhr gleichmäßig verteilt (9,5 IE/14 h = 0,65 IE/h).
     Die 8 IE abends werden als Basalrate von 21:00 Uhr bis 5:00 Uhr gleichmäßig verteilt (8 IE/10 h = 0,8 IE/h).
   - 2. Variante:
     Die Dosis des bisherigen Basalinsulins von 20 IE/Tag wird um 20 % reduziert (16 IE) und auf einem Basalratenschieber eingestellt.
3. Überprüfung und Anpassung der stündlichen Basalrate durch Mahlzeitenauslassversuche
4. KE- und Korrekturfaktoren werden von der ICT übernommen.

Praxis

Die Festlegung der initialen Basalrate richtet sich nach der Qualität der Stoffwechseleinstellung vor Umstellung von intensivierter Insulintherapie auf eine Insulinpumpentherapie:

- Erhöhte Glukosewerte vor Umstellung → tägliche Insulindosis des Basalinsulins entspricht täglicher Basalrate
- Glukosewerte im Zielbereich vor Umstellung → Basalrate: Reduktion der täglichen Insulindosis des Basalinsulins um 10 %
- Häufig auftretende Hypoglykämien vor Umstellung → Basalrate: Reduktion der täglichen Insulindosis des Basalinsulins um 20 %

KAPITEL

7

Nicolle Müller und Lars Hecht

Schulung und Selbstkontrolle

Kernaussagen

- Die Teilnahme an einem Behandlungs- und Schulungsprogramm ist integraler Bestandteil der Diabetestherapie und sollte im Rahmen der ärztlichen Behandlung erfolgen.
- Die Teilnahme an einem solchen Programm kann zu einer Verbesserung der metabolischen Kontrolle mit einer Verringerung von Komplikationen und einer Verbesserung der Lebensqualität beitragen.
- Es stehen für die Praxis verschiedene zielgruppenspezifische und sowohl durch das Bundesversicherungsamt als auch durch die Deutsche Diabetes Gesellschaft anerkannte Schulungsprogramme zur Verfügung.
- Therapiekonzepte, die auf der Anpassung der Insulindosis durch die Patientinnen und Patienten aufbauen, sind nur möglich, wenn diese in der Lage sind, ihre Glukosekonzentration selbstständig zu kontrollieren.
- Die Bereitstellung der technischen Möglichkeiten zur Glukoseselbstkontrolle ist nicht per se ausreichend. Die Menschen mit Diabetes müssen darin geschult werden.
- Die Regeln zur Selbstanpassung der Insulindosis werden im strukturierten Schulungsprogramm vermittelt.
- Die Therapieform ist entscheidend für die Form und die Häufigkeit der Stoffwechselselbstkontrolle.

7.1 Warum brauchen Menschen mit Diabetes eine Schulung?

Nach der Diagnose Diabetes mellitus ergeben sich viele Fragen, die im ärztlichen Gespräch kaum adressiert werden können:

- Wie hoch ist der Blutzucker normal?
- Wie kann ich meinen Blutzucker oder Harnzucker messen?
- Welche Blutzuckerwerte sind für mich gefährlich?
- Welche Nahrungsmittel und Getränke erhöhen meinen Blutzucker?
- Welche Folgen kann Diabetes für mich haben?
- Wie viele gut behandelte Menschen mit Diabetes bekommen Folgeerkrankungen?
- Was bedeutet HbA_{1c}?
- Welche Medikamente senken den Blutzucker?
- Kann ich Unterzuckerungen bekommen und wie erkenne ich diese?
- Wie kann ich Unterzuckerungen vermeiden?
- Wie wird Insulin gespritzt?
- Wie verhalte ich mich bei körperlicher Aktivität?
- Wie erkenne ich eine Stoffwechselentgleisung und was kann ich selbst dagegen tun?

Beispiel

Eine 60-jährige Patientin hat seit einem Jahr Diabetes. Der HbA_{1c}-Wert bei Diagnose war 7,1 %. Sie wird mit Metformin behandelt. Aktuell beträgt das HbA_{1c} 6,7 %. Die Patientin hatte noch keine Zeit für die Patientenschulung. Sie hat sich aber ein Blutzuckermessgerät gekauft. Über die Normbereiche der Blutzuckerwerte hat sie sich im Internet informiert. Bei der ärztlichen Vorstellung äußert sie Sorgen wegen „schlechter" Blutzuckerwerte. Sie hat Angst vor Augenschäden und Erblindung. Die höchste Blutglukose war 10 mmol/l (180 mg/dl) nach einer Mahlzeit. Sie ist sehr erleichtert, als sie erfährt, dass ihre Messwerte in einem sehr günstigen Bereich liegen.
Kommentar: Die Hälfte der Menschen mit Diabetes hat große Angst vor Folgeerkrankungen wie Erblindung, Amputation oder Dialyse. Die wirkliche Häufigkeit von Folgeerkrankungen wird massiv überschätzt (Arend 2019). Im Qualitätsbericht 2022 der Disease-Management-Programme Nordrhein (Nordrheinische Gemeinsame Einrichtung 2022) wurden bei Menschen mit Diabetes Typ 2 bei 0,3 % Erblindung, bei 0,6 % Dialyse und bei 0,6 % eine Amputation dokumentiert. Die Patientin würde von einer Diabetesschulung profitieren, nicht zuletzt, um ihr ein wenig von ihrer Angst zu nehmen.

7.2 Stellenwert von Schulung in der Diabetestherapie

7.2.1 Definition und Hintergrund

Menschen mit Diabetes müssen einen Großteil der Diabetestherapie im Alltag selbst übernehmen; sie müssen mehrmals täglich Entscheidungen treffen hinsichtlich Essen, Aktivitäten und Medikation. Damit hat ihre Selbstbehandlungskompetenz einen großen Einfluss auf den Erfolg der Therapie und die Prognose der Erkrankung. Ein eigenständiger Umgang mit der Erkrankung ist ohne die Teilnahme an einem Behandlungs- und Schulungsprogramm nur bedingt möglich. Entsprechend wird die Teilnahme an strukturierten Behandlungs- und Schulungsprogrammen in nationalen und internationalen Leitlinien als integraler Bestandteil der Diabetestherapie gesehen. Jeder Mensch mit Diabetes sollte die Möglichkeit haben, an einer Schulung teilzunehmen. Eine Patientenschulung sollte immer im Zusammenhang mit einer medizinischen Behandlung erfolgen; deshalb sprechen wir auch von einem Behandlungs- und Schulungsprogramm.

LEITLINIEN

Allen Diabetespatienten sowie ggf. ihren Angehörigen soll die Teilnahme an einem strukturierten, evaluierten und zielgruppen- und themenspezifischen Schulungs- und Behandlungsprogramm angeboten werden (BÄK et al. 2024).

Bei einem Großteil der Menschen mit Diabetes Typ 2 gelingt es in den ersten Jahren nach Diagnosestellung, durch gezieltes Management im Bereich Essen, Bewegung und Selbstkontrolle den HbA_{1c}-Wert im Zielbereich zu halten. Die Fähigkeiten zu diesem Selbstmanagement erlangen die Betroffenen im Rahmen eines strukturierten Behandlungs- und Schulungsprogramms. Die Behandlungs- und Schulungsprogramme haben stets einen edukativen und motivierenden Anteil. Von welchen die Betroffenen im Besonderen profitieren, muss stets individuell mit den Betroffenen gemeinsam besprochen werden und sollte bei der Auswahl des entsprechenden Schulungs- und Behandlungsprogramms berücksichtigt werden.

EVIDENZ

Die Effektivität von Behandlungs- und Schulungsprogrammen konnte in zahlreichen Studien und Metaanalysen nachgewiesen werden. Dabei zeigte sich eine Verbesserung der Stoffwechselkontrolle mit einer Reduktion des HbA_{1c}-Wertes um bis zu 0,8 % – was dem Effekt antihyperglykämischer Medikamente entspricht –, einer Reduktion von Stoffwechselentgleisungen, verbunden mit weniger Hospitalisierungen und einer Verbesserung der Lebensqualität. Bezüglich der Langzeiteffekte auf Folgeerkrankungen und Mortalität liegen jedoch keine Daten vor (Deakin et al. 2005; Funnell 2008).

7.2.2 Diabetesschulung in Deutschland

Die Diabetesschulung hat in Deutschland Tradition. Bereits 1978 startete unter der Leitung von Prof. Michael Berger in Düsseldorf die erste Schulung für Menschen mit Typ-1-Diabetes. In den 1980er-Jahren folgten dann Schulungen für Typ-2-Diabetes. Seitdem sind Schulungen in der Behandlung von Menschen mit Diabetes fest integriert und werden in Deutschland von allen Kostenträgern bezahlt. Der Zugang zu einer strukturierten Schulung ist formal durch die Disease-Management-Programme (DMP) verankert. Schulungen von Menschen mit Diabetes finden auf drei Versorgungsebenen statt: in der Hausarztpraxis, in Diabetes-Schwerpunktpraxen und in Diabeteskliniken. In den Einrichtungen steht hierfür besonders aus- und fortgebildetes Schulungspersonal zur Verfügung; qualifizierte Medizinische Fachangestellte und Diabetesassistenten bzw. Diabetesassistentinnen dürfen die Schulung und Beratung von Menschen mit Diabetes Typ 2 durchführen, Diabetesberaterinnen und -berater die Schulung und Beratung aller Menschen mit Diabetes. Für die verschiedenen Zielgruppen gibt es zahlreiche evaluierte Schulungsprogramme. Nur vom Bundesversicherungsamt akkreditierte Schulungsprogramme können abgerechnet werden. Voraussetzung dafür ist die Teilnahme des Schulungsteams an den entsprechenden Trainerseminaren.

7.3 Ziele der Diabetesschulung

Übergeordnetes Ziel der Diabetesschulung ist es, Menschen mit Diabetes in die Lage zu versetzen, den Diabetes in ihrem Alltag selbstständig managen zu können. Selbstmanagement heißt in diesem Falle die Fähigkeit, mit den Symptomen, der Behandlung, den physischen und psychischen Folgen und den Veränderungen des Lebensstils, die mit dieser chronischen Erkrankung einhergehen, umzugehen. Ein weiteres Ziel der Diabetesschulung besteht darin, evidenzbasierte Informationen zum möglichen Schaden durch Diabetes sowie zum Nutzen und Schaden von Therapien zu vermitteln. Damit sollen die Betroffenen in die Lage versetzt werden, eine informierte Entscheidung hinsichtlich ihrer eigenen Therapieziele und ihrer Therapie zu treffen.

LEITLINIEN

Allgemeine Ziele der Diabetesschulung

- Informationen über Diabetes und dessen mögliche Folgen in absoluten Zahlen (➤ Tab. 7.1)
- Vorstellung der Behandlungsmöglichkeiten und von deren Nutzen und Schaden in absoluten Zahlen
- Hilfestellung zur Krankheitsakzeptanz und zur Unterstützung beim Umgang mit der Erkrankung im Alltag
- Gemeinsame Erarbeitung von Therapiezielen und Therapiestrategien
- Vermittlung von Wissen, Fähigkeiten und Fertigkeiten, um die Therapie umsetzen zu können (essenziell: Erkennen blutglukoseerhöhender Nahrungsmittel und Getränke, korrekte Einnahme der Diabetesmedikation und korrekte Durchführung der Stoffwechselselbstkontrolle)
- Vermittlung von Wissen und Fertigkeiten zum Umgang mit Akutkomplikationen (Hypo- und Hyperglykämien)
- Erarbeitung von Problemlösungsstrategien für bestimmte Situationen (Sport, Reisen, Feste etc.)
- Besprechung sozialrechtlicher Aspekte (Führerschein, Beruf etc.)
- Informationen über die Notwendigkeit von Kontroll- und Vorsorgeuntersuchungen und zur Vermeidung von Folgeerkrankungen

Tab. 7.1 Folgekomplikationen bei Diabetes mellitus Typ 1 und 2 in absoluten Zahlen (nach Nordrheinische Gemeinsame Einrichtung 2022)

Folgekomplikationen	Häufigkeit Typ-1-Diabetes	Häufigkeit Typ-2-Diabetes
Diabetische Neuropathie	28,8 %	24,8 %
Diabetische Nephropathie	17,9 %	13,5 %
Diabetische Retinopathie	22,3 %	6,3 %
Diabetisches Fußsyndrom*	11,8 %	9,2 %
Amputation	0,79 %	0,6 %
Dialysepflichtigkeit	1,12 %	0,6 %
Erblindung	0,63 %	0,3 %

* DFS = Ulkus, weiteres Risiko für Ulkus oder Wundinfektion

Damit diese Ziele erreicht werden können, müssen bei der Auswahl der Schulung für die jeweiligen Betroffenen verschiedene Aspekte berücksichtigt werden: Diabetestyp, Diabetestherapie, bisheriger Kenntnisstand, kognitive und psychische Voraussetzungen etc.

Die Diabetesschulung kann als **Einzelberatung oder Gruppenschulung** durchgeführt werden. Welche die richtige Schulungsform für die jeweiligen Betroffenen ist, hängt von verschiedenen Faktoren wie Alter, Gesundheitsstatus, Sprachverständnis, kognitivem Leistungsvermögen etc. ab. Gruppenschulungen erfolgen in Kleingruppen von 4 bis 6 Teilnehmern. Eine Gruppenschulung weist im Gegensatz zu einer Beratung eine zielorientierte Struktur auf, welche Inhalte wie vermittelt werden sollen. Den Behandlungs- und Schulungsprogrammen liegt ein Curriculum zugrunde, in dem Inhalte, Ziele, Methode der Umsetzung und Didaktik festgehalten sind. Oft stehen sowohl für die Schulenden als auch für die Teilnehmer Arbeitsmaterialen zur Verfügung.

7.4 Indikation für eine Diabetesschulung

Die Indikation zur Diabetesschulung besteht häufig schon bei Diagnose der Erkrankung Diabetes. Bei einer chronischen Erkrankung kann jedoch nicht davon ausgegangen werden, dass der Effekt, den eine einmalige Schulung auf die Fähigkeit zum Selbstmanagement und die metabolische Kontrolle hat, ein Leben lang anhält. Dies zeigt sich auch in klinischen Studien – mit zunehmender Zeit lassen die Effekte nach. So ist es wahrscheinlich, dass im weiteren Verlauf der Erkrankung die erneute Teilnahme an einer Diabetesschulung notwendig sein kann. Dies wäre beispielsweise der Fall, wenn das Therapieziel nicht (mehr) erreicht wird, die Therapiestrategie geändert wird (z. B. Beginn einer Insulintherapie), die Betroffenen Probleme haben, die notwendigen Ernährungsanpassungen und die medikamentöse Therapie im Alltag umzusetzen, oder wenn sich die Lebensumstände der Betroffenen ändern. Vor Beginn einer medikamentösen antidiabetischen Therapie sollte die Teilnahme an einer Diabetesschulung geprüft werden. Spezielle Schulungsprogramme für eine Wiederholung von Schulungen gibt es aktuell nicht. Oft werden hierfür einzelne Module aus den akkreditierten Schulungsprogrammen verwendet.

Menschen mit Diabetes und Hypertonie haben die Möglichkeit, im Rahmen der Disease-Management-Programme an einer **Hypertonieschulung** teilzunehmen. In Anbetracht der großen Bedeutung des Bluthochdrucks für die Prognose der Menschen mit Diabetes sollte die Hypertonieschulung den Betroffenen angeboten werden.

7.5 Schulung für Menschen mit Typ-2-Diabetes

Für Menschen mit Typ-2-Diabetes stehen in Abhängigkeit ihrer Therapie und der Ziele verschiedene Schulungsprogramme zur Verfügung (➤ Abb. 7.1).

In den Basisschulungs- und Behandlungsprogrammen werden grundlegende Kenntnisse und Fertigkeiten zu Erkrankung und Therapie vermittelt. Die spezifischen Schulungsprogramme sind für bestimmte Zielgruppen gedacht, mit speziellen Problemen im Zusammenhang mit der Diabetestherapie oder für bestimmte Begleiterkrankungen. Eine Übersicht über durch die Deutsche Diabetes Gesellschaft (DDG) zertifizierte und durch das Bundesversicherungsamt akkreditierte Schulungsprogramme für Menschen mit Typ-2-Diabetes gibt ➤ Tab. 7.2.

Mögliche Hindernisse bezüglich der Teilnahme an einer Schulung für Menschen mit Typ-2-Diabetes sind in ➤ Tab. 7.3 aufgeführt. Um diese Hindernisse zu überwinden bzw. ihnen vorzubeugen, ist es wichtig, bereits im Arzt-Patienten-Gespräch auf den **Nutzen und die Erfolge der Schulung** einzugehen. In Studien nachgewiesene Erfolge sind:

- Halten eines guten HbA_{1c}-Wertes
- Verbesserung eines hohen HbA_{1c}-Wertes
- Optimierung der medikamentösen Therapie
- Reduktion von Hypoglykämien bei Patienten mit Insulintherapie
- Verbesserung der Lebensqualität

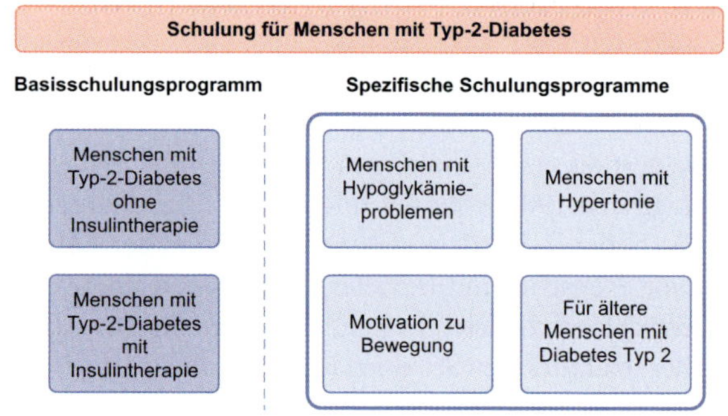

Abb. 7.1 Schulungsprogramme für Menschen mit Typ-2-Diabetes [M1455/L143]

7.6 Schulung für Menschen mit Typ-1-Diabetes

Auch beim Diabetes Typ 1 werden Basisschulungsprogramme zur Vermittlung von Kenntnissen und Fertigkeiten zur Erkrankung angeboten. In Abhängigkeit vom Alter gibt es unterschiedliche Angebote für Vorschulkinder, Grundschulkinder, Jugendliche und Erwachsene, zudem für Eltern bzw. andere Betreuungspersonen. Spezifische Programme stehen für bestimmte Therapieoptionen wie Insulinpumpentherapie oder auch für bestimmte Probleme im Zusammenhang mit der Diabetestherapie zur Verfügung. Schulungen von Menschen mit Typ-1-Diabetes sollten durch Diabetesberater bzw. Diabetesberaterinnen in Zusammenarbeit mit einem Diabetologen bzw. einer Diabetologin durchgeführt werden. Einen Überblick über durch die DDG zertifizierte und das Bundesversicherungsamt akkreditierte Schulungsprogramme gibt ➤ Tab. 7.4.

7.6.1 Schulung von Erwachsenen

Für Erwachsene mit Typ-1-Diabetes stehen als Basisschulung einer intensivierten Insulintherapie im Wesentlichen zwei zertifizierte Schulungsprogramme zur Verfügung. Für eine strukturierte Schulung zur Insulinpumpentherapie gibt es aktuell ein Schulungsprogramm.

Inhalte der Schulungsprogramme für Erwachsene mit Typ-1-Diabetes

- Hilfestellung bei der emotionalen Bewältigung der Diagnose und Krankheitsakzeptanz
- Grundlagen der Erkrankung wie Ursachen, klinische Merkmale, Verlauf und Prognose
- Kenntnisse und Bewertung über Therapiemöglichkeiten und Therapieziele
- Kenntnisse und Fertigkeiten bei der Durchführung der Diabetestherapie
- Kenntnisse und Fertigkeiten zur Stoffwechselselbstkontrolle, Dokumentation und Interpretation

Tab. 7.2 Schulungsprogramme für Menschen mit Typ-2-Diabetes (nach DDG 2019)

Schulungsprogramm	Zielgruppe	Umfang	Schulungsunterlagen
Behandlungs- und Schulungsprogramm ohne Insulingabe Deutscher Ärzteverlag	Ambulant betreute Menschen mit Diabetes Typ 2 ohne Insulintherapie	4 UE à 90 Minuten im wöchentlichen Abstand	www.Patientenschulungsprogramme.de
Mehr Diabetes Selbstmanagement Typ-2 (MEDIAS 2 Basis) MedTrix GmbH	Ambulant betreute Menschen mit Diabetes Typ 2 im mittleren Lebensalter ohne Insulintherapie	12 UE à 90 Minuten (Kurzform 8 UE à 90 Minuten) in wöchentlichem Abstand	www.diabetes-schulungsprogramme.de
Behandlungs- und Schulungsprogramm für konventionelle Insulintherapie Deutscher Ärzteverlag	Ambulant betreute Menschen mit Diabetes Typ 2 mit konventioneller Insulintherapie	5 UE à 90 Minuten im wöchentlichen Abstand	www.Patientenschulungsprogramme.de
Behandlungs- und Schulungsprogramm für präprandiale Insulintherapie Deutscher Ärzteverlag	Ambulant betreute Menschen mit Diabetes Typ 2 mit präprandialer Insulintherapie	5 UE à 90 Minuten im wöchentlichen Abstand (6. UE, falls Verzögerungsinsulin notwendig)	www.Patientenschulungsprogramme.de
Mehr Diabetes Selbstmanagement Typ-2 (MEDIAS 2 ICT) MedTrix GmbH	Ambulant betreute Menschen mit intensiver Insulintherapie	12 UE à 90 Minuten in wöchentlichem Abstand	www.diabetes-schulungsprogramme.de
Mehr Diabetes Selbstmanagement Typ-2 (MEDIAS 2 BOT+ SIT+CT) Verlag Kirchheim	Ambulant betreute Menschen mit Diabetes mit nicht intensivierter Insulintherapie	6 UE à 90 Minuten in wöchentlichem Abstand	www.diabetes-schulungsprogramme.de
Fit bleiben und älter werden mit Diabetes (SGS) MedTrix GmbH	Menschen mit Typ-2-Diabetes und Insulintherapie im höheren Lebensalter	6–7 UE à 45 Minuten	www.diabetes-schulungsprogramme.de
DiSko: Wie Diabetiker zum Sport kommen	Bewegungsschulung für Menschen mit Typ-2-Diabetes	Einmalig 90 Minuten, inklusive 60 Minuten Spaziergang	www.diabetes-bewegung.de

Die Inhalte der Schulungsprogramme sind den allgemeinen Zielen einer Diabetesschulung angepasst.
UE = Unterrichtseinheit

Tab. 7.3 Mögliche Hindernisse bezüglich der Teilnahme an einer Schulung für Menschen mit Typ-2-Diabetes

Hindernis	Lösung
Patient sieht kein Problem mit Diabetes	Info, dass Schulung hilft, auch später keine Probleme zu bekommen
Die Teilnehmenden sind der Meinung, es handele sich um einen Diätkochkurs	Information über die Inhalte der Schulung
Angst, dass in der Schulung alles verboten wird	Besprechung vorab, dass es keine Verbote gibt und dass es das Ziel der Schulung ist, die Patienten mehr in die Entscheidungen zur Therapie zu integrieren
Angst, in der Gruppe vorgeführt zu werden	Aufzeigen, dass die Schulung eher einer Gesprächsrunde ähnelt und dass der Erfahrungsaustausch in der Gruppe sehr wichtig ist
Keine Zeit	Flexibel auf die zeitlichen Wünsche eingehen

- Erkennen, Behandeln und Prävention von Akutkomplikationen
- Kenntnisse über das Risiko von Folgeerkrankungen und deren Prävention und Kontrolluntersuchungen
- Ernährung im Kontext der Diabetesbehandlung
- Problemlösung in bestimmten Situationen (Sport, Reisen, Krankheit etc.)
- Diabetes im sozialen Kontext (Familie, Arbeit, Freunde) und sozialrechtliche Aspekte (Führerschein, Schwerbehinderung, Beruf, Versicherung, Rente)

7.6.2 Besonderheiten der Schulung von Kindern und Jugendlichen

Der Typ-1-Diabetes tritt meist als akute Erkrankung mit Manifestation im Kindes- und Jugendalter auf. Aus diesem Grund erfolgt die erste Schulung oft als Einzelschulung, der eine Gruppenschulung folgt.

Bei Kindern im Kleinkind- oder Grundschulalter wird die Therapie hauptverantwortlich von den Eltern durchgeführt, entsprechend ist eine Schulung der Eltern notwendig. Den Kindern werden zudem spielerisch verschiedene Schulungsinhalte altersgerecht vermittelt.

Besondere Inhalte dieser Schulungsprogramme (neben den bereits oben genannten)

- Typ-1-Diabetes im sozialen Kontext (Familie, Betreuungseinrichtung, Freunde) und gesetzliche bzw. soziale Hilfen
- Selbstbild und Essstörungen

Tab. 7.4 Schulungsprogramme für Menschen mit Typ-1-Diabetes (nach DDG 2019)

Schulungsprogramm	Zielgruppe	Umfang	Schulungsunterlagen
Behandlungs- und Schulungsprogramm für intensivierte Insulintherapie Deutscher Ärzteverlag	Erwachsene Menschen mit Typ-1-Diabetes	12 UE à 90 Minuten	www.Patientenschulungsprogramme.de
Diabetes bei Kindern: ein Behandlungs- und Schulungsprogramm MedTrix GmbH	Kinder mit Typ-1-Diabetes zwischen 6 und 12 Jahren	6 Kapitel	www.diabetes-schulungsprogramme.de
Diabetes bei Jugendlichen: ein Behandlungs- und Schulungsprogramm MedTrix GmbH	Jugendliche mit Typ-1-Diabetes zwischen 12 und 18 Jahren	4 Kapitel	www.diabetes-schulungsprogramme.de
PRIMAS MedTrix GmbH	Erwachsene mit Typ-1-Diabetes	12 UE à 90 Minuten	www.diabetes-schulungsprogramme.de
Blutglukosewahrnehmungstraining für Typ-1-Diabetiker (BGAT) Bildungsangebot Blood Glucose Awareness Training (BGAT)	Menschen mit Typ-1-Diabetes mit Hypoglykämiewahrnehmungsstörung oder Hypoglykämieangst	8 UE à 90 Minuten	www.mathias-bildung.de
Hypoglykämie – Positives Selbstmanagement (HyPOS) MedTrix GmbH	Insulinpflichtige Menschen mit Diabetes mit Hypoglykämieproblemen	5 UE à 90–120 Minuten in wöchentlichem Abstand	www.hypos.de
INPUT Schulungs- und Behandlungsprogramm für Insulinpumpentherapie MedTrix GmbH	Menschen ab 16 Jahren mit Diabetes und Insulinpumpentherapie	12 UE à 90 Minuten	www.diabetes-schulungsprogramme.de

- Sexualität, Kontrazeption, Familienplanung und Schwangerschaft
- Umgang mit Alkohol, Drogen, Tabak
- Familiäre Konflikte
- Soziale Aspekte: Schule, Beruf, Führerschein

Erfolge der Schulung bei Menschen mit Diabetes Typ 1, die in Studien nachgewiesen werden konnten

- Verbesserung des HbA_{1c}-Wertes
- Reduktion leichter und schwerer Hypoglykämien
- Verbesserung der Lebensqualität
- Verbesserung des Diabetesselbstmanagements

7.7 Digitale Beratung und Schulung

Die digitalen Beratungs- und Schulungsangebote können eine Alternative zur Präsenzschulung darstellen.

ONLINE-INFOS

Zur Einhaltung der Datenschutzgrundverordnung dürfen nur durch die Kassenärztliche Bundesvereinigung (KBV) zertifizierte Videodienstanbieter zur Durchführung synchroner Online-Schulungen genutzt werden.
Eine Übersicht findet sich hier:
https://www.kbv.de/media/sp/liste_zertifizierte-Videodienstanbieter.pdf

Neben dem Behandlungsteam müssen auch die Teilenehmenden für ausreichenden Datenschutz sorgen, so ist beispielsweise eine Teilnahme in einem öffentlichen Raum nicht gestattet. Die Datenschutzerklärung sollte schriftlich erfolgen.
Weitere Voraussetzungen für alle Teilnehmenden:

- Stabiles Internet
- Ausstattung der PCs oder Laptops mit Kamera und Mikrofon
- Ruhiger Raum/Arbeitsplatz

Neben den oben genannten Voraussetzungen versteht es sich, dass eine Freiwilligkeit und Einwilligung zur Teilnahme bestehen. Die technischen Details sowie das Verhalten im virtuellen Raum sollten vor Start der Schulung abgestimmt werden.

Praxis

Tipps für die Online-Schulung

- Blickkontakt! Achten Sie auf den zentralen Blick in die Kamera und lächeln Sie!
- Wichtig ist der Beziehungsaufbau im digitalen Raum! Die Patientinnen und Patienten sollten mit einbezogen und zum Austausch animiert werden!
- Nutzen Sie die Kamera, um sich z. B. die Funktionsweise eines Pens zeigen zu lassen.
- Vermeiden Sie eine reine PowerPoint-Präsentation.
- Alle Formate können über den Bildschirm freigegeben werden, auch Videos und Bilder.
- Achten Sie auf eine deutliche und laute Sprechweise.
- Prüfen Sie Ihre Kameraeinstellung, Sie sollten im Porträt komplett zu sehen sein.

7.8 Ziele der Stoffwechselselbstkontrolle

Übergeordnetes Ziel der Diabetestherapie ist es, eine für die Betroffenen bestmögliche Lebensqualität zu erreichen bzw. zu ermöglichen und mikro- sowie makrovaskuläre Folgeerkrankungen zu vermeiden. Extreme Blutzuckerschwankungen, hervorgerufen durch die Erkrankung selbst, durch Essen und Trinken, durch Insulin oder andere Antidiabetika, sollen möglichst vermieden oder zumindest reduziert werden. Es gilt somit, Hypoglykämien und symptomatische Hyperglykämien zu vermeiden. Eine Stoffwechselselbstkontrolle nimmt hierbei eine zentrale Rolle ein. Therapiekonzepte, in denen die Betroffenen die Insulindosis anpassen sollen, sind nur möglich, wenn die Möglichkeit besteht, die Blutglukose selbstständig zu kontrollieren. Für eine intensivierte Insulinbehandlung ist der Nutzen einer Stoffwechselselbstkontrolle im Hinblick auf die Reduktion zumindest mikrovaskulärer Schäden belegt. Entsprechend besteht Konsens über den grundsätzlichen Sinn der Stoffwechselselbstkontrolle für diese Patientengruppe.

Diskutiert wird hingegen, ob eine Blutzuckerselbstkontrolle bei Therapie mit oralen Antidiabetika bzw. alleiniger Ernährungstherapie sinnvoll ist. Die Selbstkontrolle kann die gewünschte Umstellung des Ernährungs- und Bewegungsverhaltens sicherlich unterstützen. Die Betroffenen erhalten durch die Glukoseselbstmessung ein unmittelbares Feedback über die Auswirkung ihres Verhaltens, wenn sie sich beispielsweise mehr bewegen oder anders ernähren, und können somit entsprechend bessere Therapieergebnisse erzielen und halten.

EVIDENZ

Ein Nachweis des langfristigen Nutzens der Stoffwechselselbstkontrolle für Patientinnen und Patienten, die nur mit oralen Antidiabetika bzw. diätetischen Maßnahmen therapiert werden, fehlt. In vorliegenden systematischen Übersichtsarbeiten wurde lediglich in den ersten 6 Monaten nach Initiierung der Glukoseselbstkontrolle ein moderater Effekt auf den HbA_{1c} gesehen, der nach 12 Monaten nicht mehr nachweisbar war. Wie viele Jahre ein guter HbA_{1c} durch Schulung gehalten wird, wurde in Studien nicht untersucht (Malanda et al. 2012).

7.9 Entwicklung der Stoffwechselselbstkontrolle

Die Grundlagen zur Stoffwechselselbstkontrolle legte der englische Arzt Francis Home. 1780 entwickelte er eine Methode zum Nachweis von Zucker im Urin. Die Harnzuckerkontrolle war lange Zeit die einzige Möglichkeit, die Glukosekonzentration zu messen, und wurde erst ab 1970 nach und nach von der Messung der Blutglukosekonzentration abgelöst. Bis in die 1970er-Jahre wurde der Blutzucker ausschließlich im Krankenhaus bzw. in der Arztpraxis gemessen. Ihren Blutzuckerwert erfuhren die Menschen mit Diabetes dabei nicht sofort, sondern mussten ihn nach Stunden oder sogar Tagen erfragen. 1969 wurde das weltweit erste tragbare Blutzuckermessgerät „Ames Reflectance Meter“ eingeführt. Aus dem damals noch 1,2 kg schweren Gerät haben sich bis heute 30–40 g leichte Systeme mit sehr hoher Messgenauigkeit, Funktionalität und Schnelligkeit entwickelt.

Allerdings zeigen sowohl die Harnzuckerbestimmungen als auch Blutzuckermessungen immer nur einen aktuellen Einzelwert an. Ein Verlauf über den Zeitraum zwischen den Einzelmessungen oder ein Trend, wohin sich die Glukosekonzentration entwickelt, ist nicht ablesbar. Eine Weiterentwicklung der herkömmlichen Messmethoden sind die seit ca. 15 Jahren zur Verfügung stehenden Systeme zum kontinuierlichen Glukosemonitoring. Diese Systeme bestimmen in der Regel alle 5 Minuten die Glukosekonzentration in der interstitiellen Gewebsflüssigkeit und liefern so ein vollständiges Glukoseprofil. Zusätzlich bieten die Geräte eine Visualisierung des Glukoseverlaufs. Diese Methode spielt aber nur bei Typ-1-Diabetes oder Menschen mit Typ-2-Diabetes und einer intensivierten Insulintherapie eine Rolle.

Die Selbstmessung von Ketonkörpern ist für Menschen mit Typ-1-Diabetes relevant. Diese kann entweder im Urin oder im Blut erfolgen.

7.10 Möglichkeiten der Glukosestoffwechsel-Selbstkontrolle

Zur Überwachung des Glukosestoffwechsels stehen den Betroffenen folgende Messmethoden zur Verfügung:

- Selbstmessung der Harnglukose
- Selbstmessung der Blutglukose (SMBG)
- Kontinuierliche Glukosemessung (CGM)

7.10.1 Selbstmessung der Harnglukose

Der Harn von Menschen ohne Diabetes ist in der Regel frei von Glukose. Durch den Nachweis von Harnglukose wird angezeigt, dass in den zurückliegenden Stunden der Blutzucker die sogenannte Nierenschwelle überschritten hat. Dies geschieht ab einer Blutglukosekonzentration von ca. 9–10 mmol/l (160–180 mg/dl). Ca. 2 Minuten nach Eintauchen des Testreifens in die Harnprobe wird anhand der Verfärbung des Streifens und des Vergleichs mit einer auf der Verpackung abgebildeten Farbskala die Glukosekonzentration bestimmt. Wenn der postprandiale Harnzucker überwiegend negativ ist, liegt der HbA_{1c} immer im Bereich der Nahenormoglykämie. Die Harnzuckermessung ist einfach, schmerzlos und preiswert, wurde aber

aufgrund einiger Limitationen durch die Selbstmessung der Blutglukose weitgehend verdrängt:
- Erst ab einem Blutzuckerwert von 9–10 mmol/l (160–180 mg/dl) kann Glukose im Harn nachgewiesen werden.
- Der Verdacht auf eine Hypoglykämie kann durch die Harnzuckermessung nicht verifiziert bzw. falsifiziert werden.
- Selten kann die Nierenschwelle erhöht sein. Dann findet sich trotz Hyperglykämie keine Glukosurie.
- In seltenen Fällen (z. B. bei einem renalen Diabetes infolge tubulärer Partialfunktionsstörung) besteht eine Glukosurie bei Normoglykämie.
- Unter einer Behandlung mit SGLT-2-Hemmern ist die Harnglukose immer positiv und kann nicht als Selbstkontrolle verwendet werden.

7.10.2 Selbstmessung der Blutglukose

In der Regel werden handliche Geräte verwendet, die überwiegend auf der Basis elektrochemischer Messprinzipien funktionieren. Die Messsysteme bestimmen mithilfe der Enzyme Glukoseoxidase (GOD) und Glukosedehydrogenase (GHD) Blutglukosekonzentrationen im Kapillarblut. Trotz einer meist hohen Messgenauigkeit gibt es Störfaktoren, die die Bestimmung der Blutglukose beeinflussen und somit zu falsch hohen oder niedrigen Werten führen können:
- Medikamente wie z. B. Ascorbinsäure, Ibuprofen, Tetracyclin oder Paracetamol können zu Interferenzen führen. Auch der Blutsauerstoffgehalt kann einen Einfluss haben.
- Bei veränderten Hämatokritwerten wird die Glukose in weniger Plasmavolumen gelöst, wodurch falsch niedrige oder falsch hohe Blutzuckerwerte angezeigt werden können. Bei hohen oder niedrigen Hämatokritwerten sollte somit überprüft werden, ob das jeweils verwendete Messsystem für sie geeignet ist.
- Stark erhöhte Cholesterin-, Triglyzerid- oder Harnsäurewerte oder eine Galaktosämie können zu fehlerhaften Messwerten führen.

Anforderungen an die Systemgenauigkeit von Blutzuckermesssystemen sind in der am 30.6.2017 in Kraft getretenen ISO-Norm 15197:2015 definiert. Die Systemgenauigkeit wird anhand der Präzision, also der Streuung der Messwerte, und der Richtigkeit beurteilt. Zur Beurteilung der Präzision werden die Messwerte des Systems mit einer Laborreferenzmethode verglichen. Die Werte dürfen im Vergleich zu den im Labor bestimmten um maximal ± 15 % abweichen. Für die im Labor bestimmten Glukosewerte sind ebenfalls 15-prozentige Abweichungen erlaubt. Die Patienten haben ebenfalls die Möglichkeit, Qualitätskontrollen mit systemspezifischen Kontrolllösungen durchzuführen (DIN 2015).

Auch eine fehlerhafte Durchführung der Blutglukoseselbstmessung kann zu Abweichungen zwischen der tatsächlichen und der angezeigten Blutglukosekonzentration führen. ➤ Tab. 7.5 gibt einen Überblick zu häufig auftretenden Fehlern und zu Möglichkeiten, diese zu vermeiden (Schlüter et al. 2022).

Tab. 7.5 Fehlerquellen bei der Durchführung von Blutglukoseselbstmessungen, die zu Abweichungen vom tatsächlichen Blutzuckerwert führen können (nach Schlüter et al. 2022)

Fehlerursache	Möglichkeit zur Vermeidung
Verunreinigung der Blutentnahmestelle durch z. B. Lebensmittelreste, Schweiß, Kosmetika	Händewaschen vor der Messung Hände vor der Messung gut trocknen
Falsche Interpretation des Blutzuckerwertes durch unbekannte Maßeinheit (mmol/l versus mg/dl)	Blutzuckermessgerät vor Ausgabe an die Patientinnen und Patienten auf die korrekte Maßeinheit hin überprüfen
Messung mit zu wenig Blut durchgeführt	Auf ausreichende Blutmenge achten
Luftfeuchtigkeit, Hitze und Kälte beeinflussen enzymatische Reaktion der Teststreifen	Auf korrekte Lagerung der Teststreifen achten
Durch starkes Pressen der Fingerbeere Blutprobe mit Gewebewasser verdünnt	Nach dem Einstich nur leicht die entsprechende Stelle drücken Zur besseren Blutgewinnung die Hände vor dem Messen mit warmem Wasser waschen
Überschreitung des Haltbarkeitsdatums der Teststreifen	Haltbarkeitsdatum beachten

7.10.3 Kontinuierliche Glukosemessung (CGM)

Seit mehr als 10 Jahren sind kontinuierliche Glukosemesssysteme (CGM) verfügbar. Bei CGM-Geräten wird die Glukosekonzentration in der Interstitialflüssigkeit des Subkutangewebes bestimmt. Die Messungen erfolgen automatisch in Zeitabständen von wenigen Minuten mit Sensoren. Die Ergebnisse der Glukosekonzentrationsmessungen werden auf ein Lesegerät oder das Smartphone übertragen. Einige CGM-Geräte übertragen die gemessenen Werte direkt an die Insulinpumpe. Im Gegensatz zu punktuellen Messungen können Trends zum zu erwartenden Glukoseverlauf durch Trendpfeile visualisiert werden. Zusätzlich gibt es individuell programmierbare Alarmfunktionen, die vor hypo- bzw. hyperglykämischen Episoden warnen. Zur Auswertung und Analyse der CGM-Daten stellt jeder Hersteller eine eigene Software zur Verfügung.

Sogenannte ambulante Glukoseprofile (AGPs) werden aktuell zur strukturierten Auswertung der CGM-Daten und zur Beurteilung der Qualität der Stoffwechseleinstellung empfohlen. Folgende Parameter werden innerhalb der AGPs beurteilt:
- **Time in Range (TIR) bzw. Time below Range (TBR):** TIR ist die Zeit, die ein Patient innerhalb eines individuell festgelegten Zielbereichs verbringt. TBR ist die Zeit, in

der die Patienten potenziell hypoglykämisch sind. Als allgemeiner Zielbereich wird in der Regel 3,9–10,0 mmol/l (70–180 mg/dl) angegeben. Auch wenn häufig postuliert wird, dass die TIR dem HbA_{1c} als Marker zur Beurteilung der Stoffwechselqualität überlegen ist, fehlt diesbezüglich noch die Evidenz. Blutzuckerzielwerte und somit auch die TIR bzw. die TBR sind individuell zu betrachten. Ein hohes Risiko für Hypoglykämien, Pflegebedürftigkeit, Multimorbidität, fortgeschrittene Demenz sowie eine begrenzte Lebenserwartung aufgrund einer konsumierenden oder progredienten Grundkrankheit sind Gründe für eine Anhebung der individuell festgelegten Stoffwechselziele (vgl. ➤ Kap. 15 und ➤ Kap. 2).
- **Glukosevariabilität:** wie viele der gemessenen Werte sich im Interquartil-Bereich (IQR, 25.–75. Perzentile; 50 % der gemessenen Werte) und im Interdezil-Bereich (IDR 10.–90. Perzentile; 80 % der gemessenen Werte) befinden (➤ Abb. 7.2).
- **Hypoglykämien:** Es werden Frequenz, Tiefe, Dauer und Periodizität von Hypoglykämien analysiert.

Potenzielle Einflussfaktoren auf die CGM-Messqualität und damit auf die Ergebnisse

- Fehlerhafte oder fehlende Kalibration
- Ausübung von Druck auf den Sensor durch z. B. Hosenbund, Gürtel etc.
- Insertion des Sensors in eine infizierte Stelle
- Einige Sensoren reagieren mit falsch hohen Werten auf Paracetamol
- Unterschiedliche Durchblutungssituationen (z. B. Bauch versus Oberarm) an den Sensorinsertionsstellen

Real-Time-CGM (rtCGM)

Messmethodik und -systeme Die Bestimmung der Glukosekonzentration erfolgt mittels Glukooxidase-Methode in der interstitiellen Flüssigkeit des Unterhautfettgewebes. Verwendet werden können die rtCGM-Geräte für sich allein oder in Kombination mit einer Insulinpumpe im Rahmen einer sensorunterstützten Pumpentherapie (SUP). Viele Insulinpumpen verfügen über eine Abschaltung der basalen Insulinzufuhr, wenn ein zuvor festgelegter Sensor-Grenzwert unterschritten wurde. Ferner sind AID-Systeme verfügbar, die auf der Basis der Daten des verbundenen Glukosesensors die Basalrate selbstständig anpassen.

Qualitätsanforderungen und Kalibration Während es zur Beurteilung der Messgenauigkeit bei Geräten zur Blutglukosemessung festgelegte Standards gibt, fehlen diese bei rtCGM-Geräten. Kalibrationen muss der Patient je nach rtCGM-Gerät zwei- oder mehrmals täglich vornehmen. Hierbei wird durch die manuelle Eingabe eines herkömmlich gemessenen Blutzuckerwertes in das rtCGM-Gerät die im Unterhautfettgewebe gemessene interstitielle Glukosekonzentration an die Blutglukosekonzentration angepasst. Von Bedeutung ist, dass die Kalibration vorgenommen wird, wenn die Glukosekonzentration im Körper relativ stabil ist. Bei einigen neueren rtCGM-Systemen ist eine Kalibration nicht mehr vorgesehen.

Therapierelevante Aspekte Die im Unterhautfettgewebe bestimmten Glukosekonzentrationen sind in besonderen Situationen nicht zuverlässig genug, um Therapieentscheidungen auf ihnen beruhen zu lassen. Ändert sich die Glukosekonzentration sehr schnell, z. B. durch entsprechende Nahrungsauf-

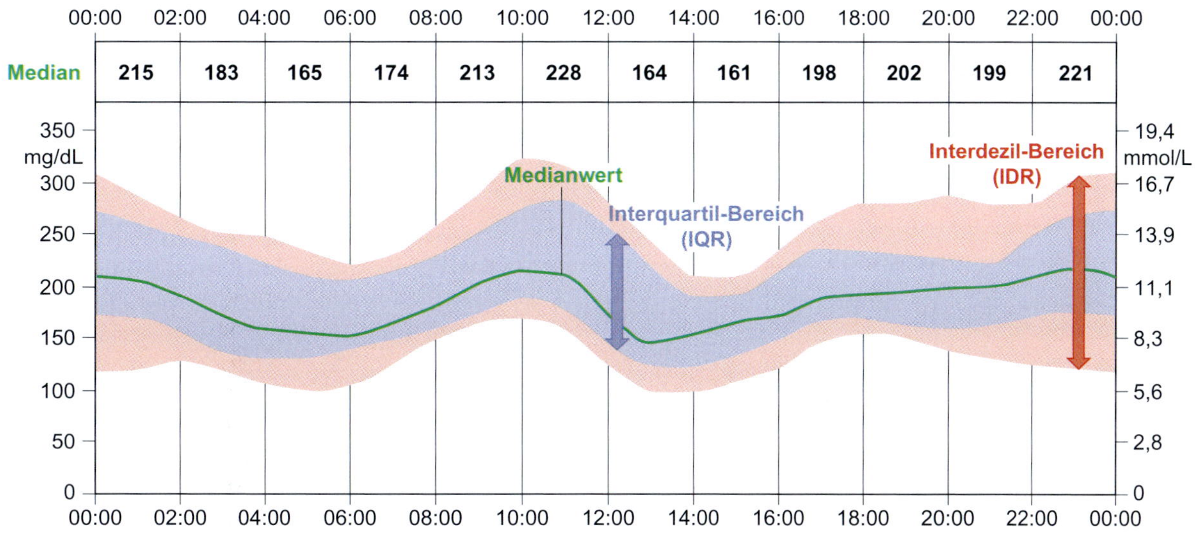

Abb. 7.2 24-Stunden-Glukoseprofil: Dargestellt sind der Medianwert sowie der Interdezil- bzw. Interquartil-Bereich der gemessenen Glukosewerte. [M1455/L143]

nahme oder körperliche Betätigung, kann es zu deutlichen Unterschieden zwischen den Werten im Blut und der interstitiellen Gewebsflüssigkeit kommen. Auch im hypoglykämischen Bereich ist die Messqualität der rtCGM-Geräte nicht immer zufriedenstellend. Die praktische Konsequenz aus der Messung in zwei Kompartimenten ist somit eine zeitliche Lücke zwischen Gewebs- und Blutzucker. Während die Glukosekonzentration im Gewebe noch ausreichend ist, kann die Blutglukose bereits deutlich niedriger sein und der Mensch mit Diabetes somit schon entsprechende Hypoglykämiesymptome haben, obwohl das rtCGM-Gerät noch eine Glukosekonzentration im Normbereich anzeigt. Von Bedeutung ist, dass der Mensch mit Diabetes entsprechend informiert und geschult ist, um in den dargestellten Situationen richtig zu handeln. Verspürt der Betroffene beispielsweise Symptome einer Hypoglykämie, muss er den Blutzucker „herkömmlich" kontrollieren.

Sollten die Betroffenen ihre Insulintherapie basierend auf den Messergebnissen eines rtCGM-Systems anpassen, sind in Deutschland nicht alle rtCGM-Systeme dafür zugelassen. Natürlich ist es fraglich, inwiefern diese „offizielle" Zulassungsbeschränkung in der Praxis umgesetzt wird.

Kostenübernahme durch die GKV Es muss ein Antrag auf Kostenübernahme an die Krankenkasse gestellt werden, damit sie die Versorgung mit einem rtCGM-Gerät übernimmt. Basierend auf einem G-BA-Beschluss aus dem Jahr 2016 müssen die Kosten jedoch übernommen werden, wenn der antragstellende Mensch mit Diabetes definierte Kriterien erfüllt. Vorgabe des G-BA ist, dass ein insulinpflichtiger Diabetes vorliegt und eine Therapie mit ICT oder CSII vorgesehen ist. Auch ist eine Verordnung im Rahmen der häuslichen Krankenpflege möglich.

7.10.4 Häufigkeit der Glukoseselbstkontrollen

Wie häufig eine Selbstkontrolle der Glukosekonzentration empfohlen wird, hängt maßgeblich von der Therapie des Diabetes ab. Unstrittig ist, dass Menschen insbesondere mit einer intensiven Form der Insulintherapie von einer Selbstkontrolle profitieren. Bei oraler Diabetesmedikation ist die Evidenz nicht eindeutig. Entsprechend kontrovers wird diskutiert, ob und ggf. wie häufig hier Stoffwechselselbstkontrollen durchgeführt werden sollen. Die Kosten werden für Menschen mit Typ-2-Diabetes, die mit oralen Antidiabetika behandelt werden oder eine rein diätetische Therapie durchführen, von der gesetzlichen Krankenversicherungen nur in besonderen Situationen (z. B. Therapieumstellung, erhöhtes Hypoglykämierisiko bei Therapie mit insulinotropen Antidiabetika) übernommen. Bei Menschen mit Typ-1-Diabetes und insulinpflichtigem Typ-2-Diabetes hingegen werden die Kosten durch die GKV übernommen. Wie viele Teststreifen bei der Blutzuckerselbstkontrolle pro Quartal übernommen werden, regeln Empfehlungen der Kassenärztlichen Vereinigungen. Die Empfehlungen sind jedoch nicht verpflichtend. Falls die Verordnungsmenge von den Orientierungswerten abweicht, empfiehlt sich eine sorgfältige Dokumentation der medizinischen Notwendigkeit für den Fall eines Einzelfallprüfantrags. Für Blutzuckerteststreifen existieren kostensenkende Staffelpreise. Durch die Verordnung des gesamten Quartalsbedarfs an Teststreifen auf einem Rezept können Sie die Verordnungskosten reduzieren.

Die in ➤ Tab. 7.6 dargestellten Empfehlungen zur Messhäufigkeit basieren auf der S2-Leitlinie „Glukosemessung und -kontrolle bei Patienten mit Typ-1- oder Typ-2-Diabetes" der Deutschen Diabetes Gesellschaft (Schlüter et al. 2023).

Tab. 7.6 Empfehlungen zur Häufigkeit der Glukoseselbstkontrolle nach Diabetestyp und Therapieform (nach Schlüter et al. 2023)

Diabetestyp und Therapieform	Messfrequenz	Orientierung für eine wirtschaftliche Menge von Teststreifen	Indikation zum CGM
Diabetes Typ 1 mit ICT	Mind. 4× täglich und in besonderen Situationen (z. B. Sport, Krankheit, Hypoglykämie etc.)	400–550/Quartal	Ja
Diabetes Typ 1 mit Insulinpumpe	Mind. 5× täglich und in besonderen Situationen (z. B. Sport, Krankheit, Hypoglykämie etc.)	400–550/Quartal	Ja
Diabetes Typ 2 mit ICT	Mind. 4× täglich und in besonderen Situationen (z. B. Sport, Krankheit, Hypoglykämie etc.)	400–550/Quartal	Ja
Schwangere mit vorbestehendem Diabetes Typ 1 oder Typ 2 mit ICT oder Pumpe	Mind. 7× täglich prä- und postprandial	700/Quartal	Ja
Diabetes Typ 2 mit konventioneller Insulintherapie	1–2× täglich und bei V. a. Hypoglykämie	100–200/Quartal	Nein
Diabetes Typ 2 mit Basalinsulin zur Nacht	1(–2)× täglich und bei V. a. Hypoglykämie	50–100/Quartal	Nein
Diabetes Typ 2 mit insulinotropen OAD	Ggf. in Sondersituationen*	bis 50/Quartal*	Nein
Diabetes Typ 2 mit nicht insulinotropen OAD	Ggf. in Sondersituationen*	bis 50/Quartal*	Nein
Gestationsdiabetes Ernährungstherapie	2× wöchentlich ein 4-Punkte-Messprofil	50–250/Quartal	Nein
Gestationsdiabetes Insulintherapie	7× täglich	700/Quartal	Nein

* Sondersituationen: bei interkurrenten Erkrankungen, Ersteinstellung, Therapieumstellung, erhöhtem Hypoglykämierisiko, instabiler Stoffwechsellage oder zu Schulungszwecken

KAPITEL

8

Gudrun Eidner und Maximilian Spraul

Das diabetische Fußsyndrom

Kernaussagen

- Hauptursache des diabetischen Fußsyndroms ist die diabetische sensomotorische Polyneuropathie.
- Infektionen und/oder Ischämie erhöhen das Risiko für eine Amputation.
- Therapien sollten multimodal und interdisziplinär erfolgen.
- Akuttherapie: Druckentlastung, Wunddébridement, ggf. Therapie von Infektionen und eingeschränkter Durchblutung, Stoffwechseloptimierung
- Prophylaktisch: Identifizierung von Risikopersonen, regelmäßige Kontrollen, Patientenschulung, adaptierte Schuhversorgung, Behandlung von Risikofaktoren

8.1 Einleitung

DEFINITION

Das diabetische Fußsyndrom (DFS) ist kein einheitliches Krankheitsbild und reicht von kleinen Fußwunden bis hin zu komplexen Krankheitsbildern wie der Neuro-Osteo-Arthropathie (Charcot-Fuß). Hauptursache ist ein vermindertes Schmerzempfinden an den Füßen durch eine periphere Polyneuropathie (PNP). Hinzu kommen die bei Diabetes vermehrt bestehende periphere arterielle Verschlusskrankheit (pAVK) sowie Infektionen.

Die in Deutschland in den Disease-Management-Programmen (DMP) verwendete Wagner-Armstrong-Klassifikation für Fußläsionen berücksichtigt obige Faktoren (➤ Tab. 8.1).

8.1.1 Epidemiologie/Bedeutung

Die Bedeutung des DFS ergibt sich durch seine erhebliche Morbidität und Mortalität. Im DMP Nordrhein 2022 haben 9,2 % der Menschen mit Typ-2-Diabetes ein DFS und 0,6 %

Tab. 8.1 Wagner-Armstrong-Klassifikation (nach Morbach 2023) [F847-011]

Armstrong-Stadium	Wagner-Grad					
	0	1	2	3	4	5
A	Prä- oder post-ulzeröser Fuß	Oberflächliche Wunde	Wunde bis zur Ebene von Sehnen oder Kapsel	Wunde bis zur Ebene von Knochen und Gelenken	Nekrose von Fußteilen	Nekrose des gesamten Fußes
B	Mit Infektion					
C	Mit Ischämie					
D	Mit Infektion und Ischämie					

Tab. 8.2 Risikofaktoren DFS (nach Morbach 2023) [F847-011]

- Neuropathie (sensorisch, motorisch, autonom)
- Periphere arterielle Verschlusskrankheit
- Druckfehlbelastung durch z. B. Fußdeformitäten, ungeeignetes Schuhwerk
- Eingeschränkte Gelenkbeweglichkeit (Limited Joint Mobility, LJM)
- Hyperkeratosen/Hornhautschwielen
- Biopsychosoziale Faktoren (z. B. Depression, Vernachlässigung, fehlende soziale Unterstützung)

eine Amputation an der unteren Extremität (Nordrheinische Gemeinsame Einrichtung 2022), 1,8 % haben ein Fußulkus (ZI 2021). Die Rezidivrate nach Abheilung eines Ulkus beträgt ca. 30 %/Jahr bei guter Nachsorge; somit sind diese Personen aufwendig zu betreuende chronisch Kranke. Infizierte Ulzera sind die Hauptursache für Amputationen. Ca. 65 % der Amputationen in Deutschland erfolgen bei Menschen mit Diabetes.

8.1.2 Pathogenese und Risikofaktoren

Das DFS entsteht **multifaktoriell.** In ca. 85 % liegt als Hauptursache eine diabetische sensomotorische Neuropathie vor. Eine pAVK besteht bei etwa 50 % (in ca. 35 % mit, in 15 % ohne vorhandene Neuropathie). Weitere Risikofaktoren sind vor allem bestehende Fußdeformitäten und ein vorausgegangenes Ulkus (führt in ca. 70 % nach 5 Jahren zu einem Rezidiv; ➢ Tab. 8.2).

Eine diabetische Nephropathie erhöht das Risiko für schwerere Krankheitsverläufe. Retino- und Nephropathie zählen bereits zu den Risikofaktoren für eine diabetische Neuropathie (Wolf et al. 2009; Ziegler et al. 2023).

Diabetische Polyneuropathie (PNP)

Im DMP Nordrhein hatten 2022 24,8 % der Patientinnen und Patienten mit Diabetes Typ 2 eine Polyneuropathie (PNP). **Risikofaktoren** für die PNP sind unter anderem chronische Hyperglykämie, lange Diabetesdauer, Hypertonie und/oder pAVK sowie Noxen (Nikotin, Alkohol). Die Pathogenese ist komplex und bisher nicht eindeutig aufgeklärt. Betroffen sind sensomotorische und autonome Nervenfasern.

Bei der für das diabetische Fußsyndrom **charakteristischen sensomotorischen Neuropathie** können (vereinfacht dargestellt) folgende Störungen auftreten:

- Sensibel: Verlust der taktilen Oberflächensensibilität, fehlende Wahrnehmung für Schmerz, Druck, Temperatur, Berührung (Loss of Protective Sensation, LOPS)
- Motorisch: verminderte Innervation und folgende Atrophie der Fußmuskeln, Zehenfehlstellungen, Verlust der Muskeleigenreflexe
- Autonom: Vasomotorenlähmung mit Eröffnung subkutaner arteriolovenöser Shunts, verminderte Schweißsekretion

Periphere arterielle Verschlusskrankheit (pAVK)

Im DMP Nordrhein hatten 2022 7,3 % der Pat. mit Diabetes Typ 2 eine pAVK. Diese kann direkt (Ulkus durch kritische Ischämie) und indirekt (eingeschränkte Wundheilung durch mangelnde Durchblutung) zu einem diabetischen Fußsyndrom führen bzw. den Verlauf prognostisch beeinflussen. Erläuterungen ➢ Kap. 10.4.

Pathogenese des DFS

Die PNP führt durch Fehlbelastung beim Gehen zu einer veränderten plantaren Druckverteilung mit überschießender Hornhautbildung. Eine verminderte Gelenkbeweglichkeit (LJM) und bestehende Fußdeformitäten verstärken den gestörten Abrollvorgang.

Bagatelltraumen wie z. B.

- falsche Schuhe,
- Stürze, Unfälle,
- thermische (Heizkissen) oder chemische (keratolytische Pflaster) Noxen,
- Gegenstände im Schuh,
- keine/falsche Fußpflege,
- Barfußlaufen

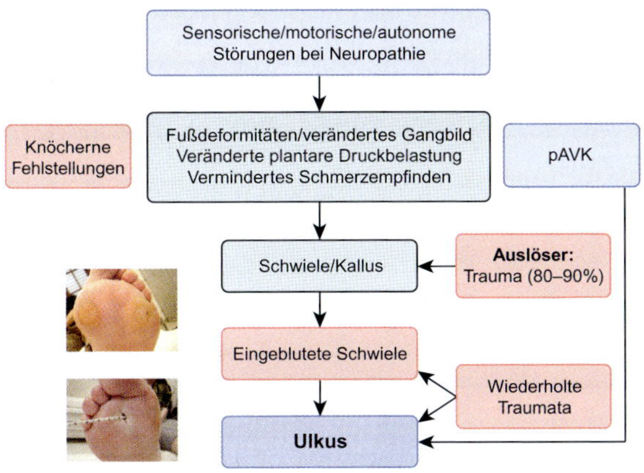

Abb. 8.1 Pathogenese des diabetischen Fußsyndroms [M1455/L143]

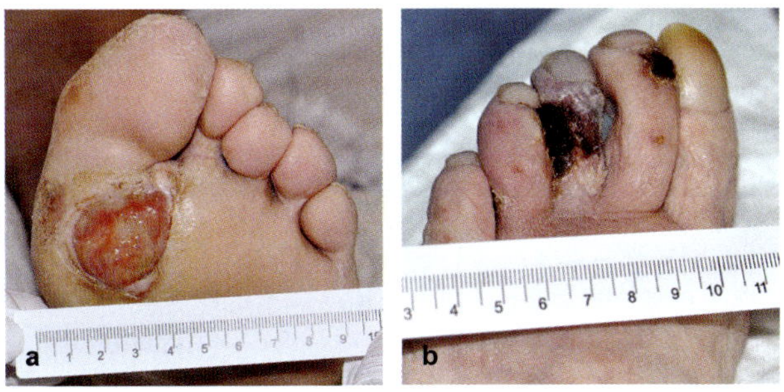

Abb. 8.2 Fußulkus [O237]
a) Typisches Fußulkus bei PNP
b) Typische Läsionen bei pAVK

führen zu einer Hornhautschwiele oder direkt zur Wunde. Infolge der Verminderung des Schmerzempfindens kommt es durch fortbestehende Traumatisierung in diesem Bereich zu Einblutungen mit folgender Einschmelzung von Gewebe.

Vereinfacht stellt ➤ Abb. 8.1 die Pathogenese des DFS dar. ➤ Abb. 8.2 zeigt ein typisches Ulkus bei DNP und bei pAVK.

8.2 Basisdiagnostik und Differenzialdiagnose

Eine Wunde am Fuß wird vor allem beurteilt nach:

- **Lokalisation, Größe und Tiefe,** Wundgrund, Wundumgebung, Exsudation
- Vorliegen von **Infektionszeichen**
- Vorhandensein einer **PNP** und/oder **pAVK** sowie weiterer Risikofaktoren

8.2.1 Diagnostik der sensomotorischen Neuropathie

Der Test auf Neuropathie soll je nach Vorbefund und individueller Risikoeinschätzung (HbA_{1c}, Diabetesdauer, Retinopathie, Nephropathie sowie Druckstellen und Kallusbildung an den Füßen) mindestens alle 1 bis 2 Jahre erfolgen (BÄK et al. 2023). Die leitliniengerechte Diagnostik wird im Folgenden erläutert.

Anamnese Erfragt werden **Risikofaktoren** (➤ Kap. 8.1.2) und **typische Symptome.**

- Plussymptome: Burning Feet (Kribbeln, Brennen, Missempfindungen), Restless Legs, Muskelkrämpfe
- Minussymptome: Taubheitsgefühl, trockene Haut

Die Beschwerden können in Art und Ausprägung (vollständiges Fehlen, gering bis stark schmerzhaft) sehr unterschiedlich sein. Sie treten vorwiegend in Ruhe auf und bessern sich durch Bewegung. Die PNP **beginnt distal** am Fuß und tritt typischerweise **symmetrisch** auf.

Inspektion Dabei werden beurteilt:

- Fuß-/Zehendeformitäten, eingeschränkte Beweglichkeit
- Gangbild – gestörter Abrollvorgang
- Hautbeschaffenheit (warm, trocken, rosig)
- Rhagaden/Einblutungen/Hyperkeratosen
- Bereits bestehende Fußkomplikationen (z. B. Ulzera, Z. n. Amputation) mit Beurteilung von Strümpfen und Schuhen

Klinische Untersuchung Zur Anwendung kommen **einfache neurologische Untersuchungstechniken.** Das **Screening** erfolgt nach Leitlinie immer an beiden Füßen mit:

1. **Test der dicken/großen Nervenfasern**
   - Stimmgabel (C64 Hz Stimmgabel nach Rydel-Seiffer zur Beurteilung des Vibrationsempfindens/der altersabhängigen Tiefensensibilität – Aufsetzen am Mittelfußköpfchen 1: untere Normgrenze Alter ≤ 39 Jahre 5/8; 40–59 Jahre 4,5/8; 60–74 Jahre 4/8; ≥ 75 Jahre 3,5/8) (➤ Abb. 8.3)
     oder
   - Semmes-Weinstein-Monofilament (Druck-/Berührungsempfinden, biegt sich bei Auflagedruck von 10 g, Testung an 5 Stellen der Fußsohle ohne Hyperkeratose: pathologisch bei fehlender Wahrnehmung ≥ 1 von 5)
     und
2. **Test der dünnen/kleinen Nervenfasern**
   - Test der Schmerzempfindung (z. B. 512 mN Pinprick-Stimulatoren o. ä. – Test am distalen Fußrücken bzgl. Differenzierung spitz/stumpf: pathologisch ab 3 von 10 falsch erkannten Berührungen)
     oder
   - Test des Temperaturempfindens (z. B. mit stiftförmigem Instrument mit flachem Kunststoff- und Metallende

8

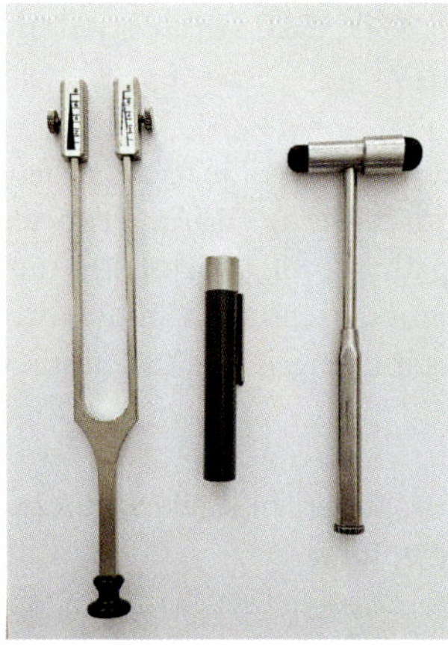

Abb. 8.3 Bsp. Testinstrumente Screening auf diabetische sensomotorische Neuropathie (Stimmgabel, Instrument zum Test des Temperaturempfindens, Reflexhammer) [P840]

o. ä. – Test am distalen Fußrücken: vermindert ab 2 von 3 falsch erkannten Warm-kalt-Unterschieden)

– Ggf. zusätzlich Testung des Achillessehnenreflexes

Bei beidseitigen Auffälligkeiten in einer der zwei Untersuchungen wird eine **Basisdiagnostik** z. B. mit dem Neuropathie-Symptom-Score (NSS; ➤ Tab. 8.3) und dem Neuropathie-Defizit-Score (NDS) nach Young und Boulton (Young et al. 1993) (➤ Tab. 8.4) empfohlen. **Minimalkriterien** einer PNP liegt vor bei: leichten neuropathischen Defiziten (NDS 35) mit mäßigen Symptomen (NSS 5–6) oder mäßigen neuropathische Defiziten (NDS 6–8) mit oder ohne Symptome.

Die **Motorik** kann durch einfache Tests überprüft werden (z. B. Zehenspreizen/beugen, Fersen- oder Zehengang).

Tab. 8.3 Neuropathie-Symptom-Score (NSS) (nach Young et al. 1993)

Symptomatik Fuß/Unterschenkel			
	Ja	**Nein**	
Brennen Taubheitsgefühl Parästhesien	2 2 2	0 0 0	Punkte: 0–2
Schwächegefühl Krämpfe Schmerzen	1 1 1	0 0 0	Punkte: 0–1
Lokalisation			
Füße Unterschenkel Woanders	2 1 0	0 0 0	Punkte: 0–2
Exazerbation			
Nachts Am Tag und nachts Nur am Tag Betroffene werden durch Symptome geweckt	2 1 0 Score von 1 addieren		Punkte: 0–3
Besserung der Symptome beim			
Gehen Stehen Sitzen oder Hinlegen	2 1 0		Punkte: 0–2
Gesamt-Score			**Punkte: 0–10**
NSS-Auswertung (in jeder Punktspalte kann die maximale Punktzahl nur einmal vergeben werden): **3–4 = leichte Symptome** **5–6 = mäßige Symptome** **7–10 = schwere neuropathische Symptome**			

Tab. 8.4 Neuropathie-Defizit-Score (NDS) (nach Young et al. 1993)

		Rechts	**Links**
Achillessehnenreflex			
Reflexe	Normal Vermindert Fehlend	0 1 2	0 1 2
Vibrationsempfindung			
Messung dorsal am Großzehengrundgelenk	Normal Vermindert/fehlend	0 1	0 1
Schmerzempfindung			
Messung am Fußrücken	Normal Vermindert/fehlend	0 1	0 1
Temperaturempfindung			
Messung am Fußrücken	Normal Vermindert/fehlend	0 1	0 1
Gesamt-Score			**Punkte: 0–10**
NDS-Auswertung: **3–5 = leichte neuropathische Defizite** **6–8 = mäßige neuropathische Defizite** **9–10 = schwere neuropathische Defizite**			

Bei DFS mit einer schmerzlosen Ulzeration ist die **Diagnostik der Neuropathie** mit dem Semmes-Weinstein-Monofilament (Druck-/Berührungsempfinden) und der Stimmgabel ausreichend (Schaper et al. 2023). Sehr wichtig sind hier das **Screening auf Fußkomplikationen** zur Risikobeurteilung (z. B. Z. n. Ulkus oder Amputation, Fußpulse zum Ausschluss einer pAVK, Untersuchung auf Infektion) und die Überprüfung der **Schuhversorgung** (Passform, Unversehrtheit außen/innen, Einlagen, Fremdkörper).

Die Therapie der neuropathischen Schmerzen erfolgt nach ausführlicher Anamnese symptomatisch entsprechend Schmerzintensität und individuellen Patientencharakteristika (u. a. Komorbiditäten, Kontraindikationen) (Ziegler et al. 2023).

8.2.2 Diagnostik der pAVK

Bei Diabetes mellitus und pAVK liegen oft Mehretagenprozesse mit besonderem Befall der Unterschenkelarterien vor. Eine PNP führt zu einer Unterschätzung der Schwere des Krankheitsbildes. **Typische Symptome** (Claudicatio intermittens/Ruheschmerzen) können bei PNP fehlen. Bei der Diagnostik des DFS ist immer eine Abklärung der Durchblutung nötig, z. B. beidseitiges **Tasten der Fußpulse.** Weiterführende Maßnahmen in ➤ Kap. 10.4.

8.2.3 Weiterführende Diagnostik

Laborwerte: Blutglukose, HbA_{1c}, Blutbild, Kreatinin, ggf. CRP, GGT und GOT, ggf. TSH, ggf. Vitamin B_{12}; **Röntgen** beider Füße in 2 Ebenen ist ggf. bei tiefen Wunden zum Ausschluss einer Knochenbeteiligung angezeigt. Die **mikrobiologische Diagnostik** mit Keim- und Resistenzbestimmung ist nur bei Infektionsverdacht nach Wundabstrich oder Gewebeentnahme aus Wundgrund bzw. -taschen sinnvoll.

8.2.4 Differenzialdiagnostik

Bei untypischen Befunden sollen andere Ursachen der Wunde bzw. der PNP (Zytostatika, Alkohol, Vaskulitis, Neoplasie) ausgeschlossen werden.

Bei fehlender Ulkus-Abheilung nach 6–8 Wochen ist eine **erneute Überprüfung der Ursache** des Ulkus notwendig. Ggf. sollte eine Gewebeprobe entnommen und/oder eine Zweitmeinung eingeholt werden.

8.3 Therapie des DFS

INTERPROFESSIONELLES TEAM

Die Therapie des diabetischen Fußsyndroms soll multi-/interdisziplinär erfolgen. Zertifizierte ambulante und stationäre Fußbehandlungseinrichtungen verbessern die Prognose der Betroffenen. Für Menschen mit Diabetes ist in Deutschland das relative Risiko, eine nichttraumatische Amputation zu erleiden, deutlich gesunken (positiver Trend bzgl. der Umsetzung der St.-Vincent-Deklaration von 1989).

Therapieziele sind vor allem:

- Abheilung von Fußläsionen sowie Vermeidung von Amputationen
- Verhinderung von Rezidiven sowie Erhalt der Gehfähigkeit
- Verbesserung der Lebensqualität

Zur Basistherapie gehören zusätzlich zu den folgenden Maßnahmen Stoffwechseloptimierung, Therapie internistischer Begleiterkrankungen sowie Verbesserung von Flüssigkeits- und Ernährungszustand. Bezüglich der Vermeidung bzw. Behandlung mikro- und makrovaskulärer Folgeerkrankungen wird in den entsprechenden Kapiteln Stellung genommen.

8.3.1 Lokaltherapie

Die lokale Ulkustherapie (➤ Tab. 8.5) unterstützt die körpereigenen Resorptions- und Heilungsprozesse.

EVIDENZ

Die derzeit vorliegende Evidenz der Maßnahmen ist meist niedrig.

Wundreinigung/-débridement

Die **Wundreinigung** erfolgt bei jedem Verbandswechsel vorwiegend **mechanisch.** Fußbäder sind beim DFS nicht empfohlen. Zugelassene Antiseptikalösungen sind nur bei klinischen Infektionszeichen anzuwenden (Mittel der Wahl: Octenidin, Polihexanid), sonst sind sterile, neutrale und wirkstofffreie Lösungen (z. B. isotone Kochsalzlösung, Ringerlösung) ausreichend. Zu Wundspüllösungen mit chemischen Zusätzen gibt es je nach galenischer Zubereitung, Konzentration und Einwirkdauer Hinweise auf Toxizität, allergene Potenz oder Iodbelastung.

Tab. 8.5 Lokale Wundbehandlung

- Primär mechanisches Wunddébridement zur Wundreinigung
- Desinfektionslösungen bei infizierten Wunden
- Kein Fußbad
- Physiologisch feuchtes Wundmilieu erreichen (außer bei trockener Nekrose durch eine pAVK!)
- Auswahl der Verbandsstoffe nach Exsudatmanagement, Kosten und Praktikabilität
- Meist kein Nutzen oder Schaden wirkstoffhaltiger Verbandsstoffe

8

Das **Débridement** erfolgt mit sterilen Kompressen, ggf. Spülung (Cave: Zulassung der Substanzen!) und sterilen Instrumenten (Skalpell und Kürette). Durch Entfernung von Fibrinbelägen und Hyperkeratosen (unter keimarmen Bedingungen im Rahmen der „Non-Touch-Technik") entstehen saubere Wundverhältnisse. Hydrogele sind bei festsitzenden Belägen zur Unterstützung der körpereigenen Autolyse durch Rehydrierung möglich (Cave: Ausnahme trockene pAVK-Nekrose). Bei Bedarf erfolgt das Débridement auch **chirurgisch** mit radikaler Entfernung avitaler Gewebeanteile und ggf. infizierter Knochenstrukturen.

Stadienadaptierte lokale Wundbehandlung

Prinzip ist die Schaffung bzw. Erhaltung eines **physiologisch feuchten Wundmilieus.** Eine **Ausnahme** bildet die isolierte trockene Nekrose bei pAVK, bei der keine Rehydrierung sinnvoll ist. Hier erfolgt ein trockener Wundverband. Zur lokalen Wundtherapie liegt eine Vielzahl verschiedener Produkte vor. Die Auswahl erfolgt nach der vorliegenden Wundheilungsphase sowie weiteren Kriterien aus ➤ Tab. 8.6 (nach Schaper et al. 2023, DGfW 2023).

Wundheilungsphasen

- **Entzündliche Phase/Reinigungsphase** (1.–3. Tag): Einwanderung von Entzündungszellen, Exsudatbildung mit Ausschwemmung von Bakterien und Gewebetrümmern
- **Proliferative Phase/Granulationsphase** (ab 2–3. Tag, Dauer 1–3 Wochen): Bildung von Granulationsgewebe, Einsprossung von Kapillaren, mittlere bis geringe Exsudation
- **Reparations-/Epithelialisierungsphase** (Beginn nach 1 Woche, Dauer Monate): Neubildung von Bindegewebe, Wundverschluss, Remodelling bis zur festen Narbe

Die Verbandswechselfrequenz ist abhängig vom Wundzustand, besonders vom Vorliegen klinischer Infektionszeichen (bei akuter Infektion täglich).

Sollten bei Manipulation an der Wunde **Schmerzen** auftreten, sind diese nach Schmerzqualität und -intensität sowie patientenspezifischen Parametern zu behandeln.

Tab. 8.6 Auswahl Wundauflage

Die Wundauflage wird ausgewählt u. a. nach:
- Wundheilungsphase
- Exsudatmenge/Infektionsstatus
- Wundausdehnung (Größe und Tiefe) und Lokalisation
- Wundrandzustand
- Hautbesonderheiten der Wundumgebung
- Unverträglichkeiten/Allergien
- Schmerzvermeidung, Praktikabilität, individuelle Präferenzen der Patienten
- Häufigkeit des Verbandswechsels
- Evidenz, Kosteneffektivität

8.3.2 Druckentlastung – Biomechanik – Schuhversorgung

Der häufigste Auslöser für das Auftreten von Fußläsionen sind zu enge Schuhe und fehlende Fußbettungen. Grundvoraussetzung für die Heilung von Fußläsionen ist die Druckentlastung. Verschiedenste Therapieoptionen wie Bettruhe, Gehstützen, Rollstuhl, spezielles Schuhwerk und Orthesen sowie der Vollkontaktgips (Total Contact Cast, TCC), stehen zur Verfügung.

Goldstandard zur Behandlung von plantaren Ulzera sind eine nicht abnehmbare kniehohe Orthese mit druckumverteilender Fußbettung oder ein TCC (in Deutschland nicht vergütet). Die Orthesen in Deutschland werden meist abnehmbar angefertigt und von vielen Betroffenen daher nicht regelmäßig getragen. Therapieschuhe mit druckumverteilender diabetesadaptierter Bettung sind auch wirksam. Diese Therapie wird aber, entsprechend den Vorgaben der neuen Richtlinien zur Schuhversorgung bei diabetischem Fuß (Produktgruppe 31), von einigen Krankenkassen nicht mehr bezahlt.

Die so wichtige Entlastung von plantaren Ulzera ist insgesamt schwierig zu erreichen und leider häufig insuffizient. Nichtplantare Fußläsionen sind meist durch zu enges Schuhwerk verursacht. Hier können einfache Therapieschuhe und/oder konfektionierte Diabetes-Schuhe gute Dienste leisten.

Zur Rezidivprophylaxe sind konfektionierte Diabetes-Schuhe oder auch Maßschuhe mit adäquaten Fußbettungen eine effektive und auch evidenzbasierte Therapie.

8.3.3 Infektionsbehandlung

Allgemeinmaßnahmen und Antibiotika

Bei **klinischen Entzündungszeichen** (Rötung, Schwellung, Überwärmung, verstärkte Sekretion) sollte wegen einer potenziellen Amputationsgefahr eine Antibiose begonnen werden. Meist liegen **Mischinfektionen** vor, führend sind grampositive Kokken (Staphylo- und Streptokokken). Antibiotische Salben werden nicht empfohlen. Nach Wundabstrich aus der Tiefe (➤ Kap. 8.2.3) wird ein gut gewebegängiges Antibiotikum empirisch nach bekannter Resistenzlage ausgewählt (➤ Tab. 8.7).

Die antibiotische Therapie sollte mindestens bis zum vollständigen Abklingen der Infektionszeichen fortgeführt werden (7–14 Tage, selten auch 4 Wochen). Bei einer Osteomyelitis kann als Therapieversuch eine resistenzgerechte Antibiose von 6 Wochen erwogen werden (möglichst nach Knochenbiopsie). Eine Resektion des befallenen Knochens ist die invasive Therapieoption.

Chirurgische Maßnahmen

Eine differenzierte Chirurgie des diabetischen Fußsyndroms ist mitentscheidend für den Extremitätenerhalt. Eine zügige septi-

Tab. 8.7 Vorgehen bei Infektion

Leichte/oberflächliche Infektion (Staphylo- und Streptokokken): Wundreinigung, Wunddébridement, orale Medikation (z. B. Amoxicillin/Clavulansäure oder Clindamycin)
Schwere Infektionen mit Beteiligung tiefer Gewebestrukturen/systemischen Infektionszeichen (grampositive und gramnegative Bakterien, ggf. Anaerobier): i. v. Antibiose (z. B. Piperacillin/Tazobactam) mit allgemeinen Begleitmaßnahmen, ggf. chirurgischem Débridement
Im Verlauf Anpassung (Deeskalation) der Therapie nach klinischen Parametern und Resistogramm

sche Chirurgie des massiv infizierten Fußes ist wichtig für den Erhalt des infizierten neuropathischen Fußes. Majoramputationen sollten auch bei massiv entzündetem neuropathischem Fuß die absolute Ausnahme sein. Minoramputationen können bei Nekrosen unter Berücksichtigung funktioneller Aspekte der Gehfähigkeit hilfreich sein. Tenotomien der Zehenbeuger sind sehr erfolgreich bei der Behandlung von Ulzera bei Hammer-/Krallenzehen.

Darüber hinaus gibt es eine Vielzahl an chirurgischen Möglichkeiten, bis hin zu Umstellungsoperationen bei hochgradig deformierten Charcot-Füßen. Erfahrene orthopädische Chirurgen sind daher ein wesentlicher Bestandteil eines stationären Diabetes-Fußteams.

8.3.4 Therapie der pAVK

Ziel der pAVK-Therapie bei Vorliegen eines diabetischen Fußsyndroms ist die Wiederherstellung einer ausreichenden Gewebeperfusion. Dies sollte endovaskulär (PTA) oder ggf. gefäßchirurgisch erfolgen. Hauptindikation ist das Vorliegen einer kritischen Ischämie (z. B. Dopplerdruck < 50 mmHg/ABI < 0,5, Zehenarteriendruck < 30 mmHg). Vor einer Amputation sollten Revaskularisierungsmöglichkeiten nach Nutzen-Risiko-Abwägung ausgeschöpft werden. Allgemeine Therapiemaßnahmen bei makrovaskulären Erkrankungen und weiterführende Erläuterungen: ➤ Kap. 10.4.

8.3.5 Prävention

Die Prävention von weiteren diabetischen Fußläsionen ist die wichtigste Maßnahme bei der Behandlung des diabetischen Fußsyndroms. Da eine Reversibilität der PNP mit Verlust der Schmerzempfindung nicht möglich ist, benötigen diese Personen lebenslänglich präventive Maßnahmen.

Präventive Maßnahmen

- Information der Patienten/Angehörigen über das Vorliegen einer Neuropathie und das fehlende Warnsymptom Schmerz
- Schulung über adäquate Fußpflege
- Podologische Behandlung
- Adäquates Schuhwerk
- Frühzeitige Revaskularisation
- Regelmäßige Kontrollen des Fußes und der Schuhe durch erfahrene Behandelnde (➤ Tab. 8.8)

8.3.6 Sonderform Charcot-Arthropathie

Die Charcot-Neuro-Osteo-Arthropathie ist gekennzeichnet durch Frakturen insbesondere im Bereich der Fußwurzelknochen bei Neuropathie (➤ Abb. 8.4). Die Pathogenese ist teilweise unklar, Mikrotraumen sowie Fehlbelastung beim Gehen sind mögliche Auslöser.

Diagnostik Jeder überwärmte geschwollene Fuß bei bestehender Neuropathie ist verdächtig auf einen Charcot-Fuß.

- Differenzialdiagnosen: tiefe Beinvenenthrombose, Gichtanfall oder Erysipel
- Röntgen Fuß: beweisend bei bereits vorhandenen Frakturen
- MRT Fuß bei negativem Röntgen: Knochenmarködem, Mikrofrakturen

Tab. 8.8 Kontrollintervalle des Fußbefundes in Abhängigkeit vom individuellen Risikostatus (nach Morbach 2023) [F847-011]

Risikokategorie	Risikoprofil	Untersuchung
0	Keine PNP	1×/Jahr
1	PNP	1×/6 Monate
2	PNP und PAVK und/oder Fußdeformität	Alle 3–6 Monate (Spezialist)
3	PNP und Ulkus oder Amputation in Vorgeschichte	Alle 1–3 Monate (Spezialist)

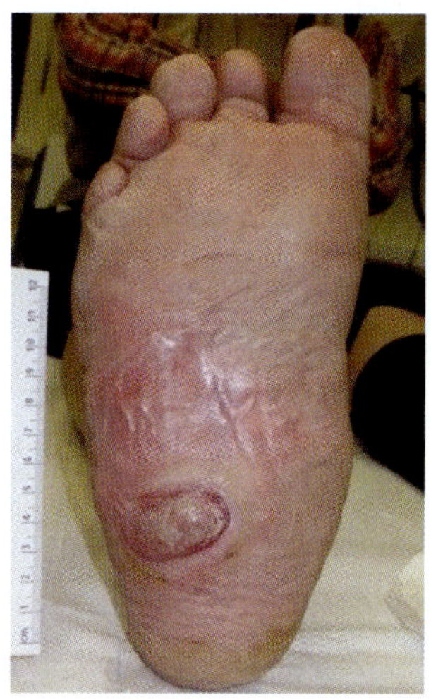

Abb. 8.4 Charcot-Arthropathie [P840]

Therapie Ruhigstellung des Fußes im Vollkontaktgips (TCC) analog der Gipstherapie bei normalen Knochenbrüchen, gefolgt von einer maßgefertigten Orthese, um den Betroffenen eine Mobilisierung zu erlauben. Absolut konsequente Verwendung bei jeder Belastung ist zwingend für den Erfolg. Die mittlere Therapiedauer beträgt 3–6 Monate, gefolgt von einer Versorgung mit orthopädischen Maßschuhen mit steifer Abrollsohle und straffer Fußbettung. Bei massiven Fehlstellungen, die eine orthopädietechnische Versorgung nicht erlauben, sind ggf. komplexe Umstellungsoperationen hilfreich.

8.3.7 Notfalltherapie in der hausärztlichen Praxis

Bei Vorstellung eines Menschen mit Diabetes und neuem Fußulkus

- Abklärung der Ulkus-Genese:
  - Akutursache des Ulkus – Schuh, Barfußlaufen …
  - Vorhandensein Neuropathie und/oder Angiopathie (Neuropathietest, Pulse)
  - Ausschluss Infektion (keine Rötung, Schwellung, Überwärmung)
- Beurteilung Wundzustand/Wundtherapie:
  - Säuberung der Wunde
  - Bei Infektionszeichen: Gewinnung eines Wundabstrichs, ggf. Beginn einer antibiotischen Therapie
  - Ggf. Desinfektion – ggf. notwendiges einfaches mechanisches Wunddébridement
  - Verband mit ggf. saugenden Kompressen, Binde
- Entlastung:
  - Aufklärung, den verursachenden Schuh … nicht mehr zu tragen
  - Bettruhe – Weg nur zur Toilette, wenn Ulkus plantar oder Infektion vorliegt
  - Verordnung eines Therapieschuhs mit Fußbettung
  - Sonst Tragen eines vorhandenen entlastenden Schuhs (z. B. bei dorsalem Zehenulkus Sandale)
  - Ggf. vorhandene Unterarmgehstützen verwenden
- Kurzfristige Vorstellung der Patienten in einer Spezialambulanz für Menschen mit diabetischem Fußsyndrom
- Stationäre Einweisung bei:
  - schwerer Beeinträchtigung der Betroffenen z. B. durch eine Infektion
  - V. a. eine akute Ischämie
  - V. a. Fraktur/ggf. DD akute Charcot-Arthropathie

8.4 Versorgungsstrukturen für das diabetische Fußsyndrom

Verbesserungen der Versorgung in Deutschland haben dazu beigetragen, dass das relative Risiko, eine Amputation zu erleiden, für Menschen mit Diabetes deutlich gesunken ist. Das Risiko im Vergleich zur Bevölkerung ohne Diabetes bleibt aber deutlich erhöht.

Stärken der deutschen Versorgungsstruktur

- Disease-Management-Programme mit strukturierter Untersuchung des Fußes in der Hausarztpraxis
- Multidisziplinäre ambulante und stationäre Fußbehandlungszentren
- Podologiegesetz mit Verordnungsfähigkeit von Schwielenabtragung und Nagelbehandlung
- Breite Verfügbarkeit von orthopädieschuhtechnischen Möglichkeiten zur Entlastung und Ruhigstellung
- Rechtsanspruch der Betroffenen auf ärztliche Zweitmeinung vor Amputation
- Honorierung der ambulanten Diabetes-Fußbehandlung in zertifizierten ambulanten Diabetes-Fußbehandlungszentren in einigen KV-Bezirken

Schwächen der deutschen Versorgungsstruktur

- Fehlende Fußbehandlungszentren
- Zu späte Überweisung in Fußzentren
- Honorierung von Amputationen nach DRG, die keinerlei Qualitätssicherung vorsieht und für chirurgische Abteilungen möglicherweise einen Anreiz bietet, Amputationen durchzuführen

KAPITEL

9

Margarete Glück und Gunter Wolf

Mikrovaskuläre Folgeerkrankungen

9.1 Diabetische Retinopathie

Kernaussagen

- Diabetische Retinopathie (DR) bezeichnet mikroangiopathische Netzhautveränderungen durch chronische Hyperglykämie, deren Folge retinale Einblutungen und Gefäßneubildungen sind.
- In der Primär- und Sekundärversorgungsebene besteht in Deutschland eine Retinopathieprävalenz zwischen 8–15 %, Menschen mit Diabetes mellitus Typ 1 haben ein höheres Risiko für DR (ca. 20 %).
- Durch möglicherweise bessere Diagnose- und Behandlungsqualität ist die Prävalenz der DR und der Erblindung wegen DR in den letzten 30 Jahren regredient.
- Milde Retinopathiestadien beeinträchtigen das Sehvermögen nicht und können reversibel sein.
- Fortgeschrittene Stadien der DR sind irreversibel und können den Visus beeinträchtigen bis hin zur Erblindung.
- Erblindet sind 0,4 % der Menschen mit Diabetes mellitus Typ 2 und 0,6 % mit Diabetes mellitus Typ 1. Darin enthalten sind aber auch Patienten und Patientinnen mit Makulaödem und -degeneration.
- Risikofaktoren für DR sind: lange Diabetesdauer, chronische Hyperglykämie, rasche Blutzuckersenkung, hohes Patientenalter, Hypertonie, hormonelle Schwankungen (Pubertät, Schwangerschaft), Nephropathie, Voroperationen am Auge.
- Augenärztliche Screeninguntersuchungen erfolgen bei geringem Risiko alle 2 Jahre, bei erhöhtem Risiko jährlich oder bei bekannter DR in noch kürzeren, individuellen Abständen.
- Therapeutisch stehen aus diabetologischer Sicht eine optimale Blutzucker- und Blutdruckkontrolle im Vordergrund. Eine intensive Glukosesenkung vermindert die Retinopathieprävalenz um 0,2 % (absolute Risikoreduktion, ARR).
- Bei fortgeschrittener DR kann ophthalmologisch eine panretinale Laserkoagulation erfolgen. Es können intravitreal Glukokortikosteroide oder VEGF-Antagonisten verabreicht werden. Ein erhöhter Augeninnendruck sollte gesenkt werden, und bei drohender Traktionsamotio erfolgt eine Operation (Pars-plana-Vitrektomie, ppV).

9.1.1 Epidemiologie der DR in Deutschland

Prävalenzstudien aus Deutschland zeigen in Patientenkollektiven aus der Primär- und Sekundärversorgungsebene eine Retinopathieprävalenz zwischen 8–15 % bei einer mittleren Diabetesdauer zwischen 8 und 10 Jahren (Hesse et al. 2007; Blum et al. 2007; Nordrheinische Gemeinsame Einrichtung 2016; Böhler et al. 2006). In der Tertiärversorgungsebene ist die Prävalenz etwa doppelt so hoch bei 20–26 % bei einer mittleren Diabetesdauer zwischen 10 und 15 Jahren (Hammes et al. 2015; Raum et al. 2015; ADA 2014; Voigt et al. 2018). Der überwiegende Anteil hat milde Retinopathiestadien, die das Sehvermögen nicht beeinträchtigen und teilweise reversibel sind.

In fortgeschrittenen Stadien können diabetische Augenhintergrundsveränderungen jedoch den Visus beeinträchtigen. Studien belegen, dass ca. 15 % der Menschen mit DR eine Visusbeeinträchtigung haben (Zhang et al. 2010; Yau et al. 2012; Keel et al. 2017; Groeneveld et al. 2019), eine Studie aus Deutschland zeigt nur bei 11 % der Menschen mit DM eine Visusbeeinträchtigung, wobei nur 20 % davon durch DR bedingt sind (Cleemen et al. 2022).

Auch die Prävalenz der Neuerblindung bei Menschen mit Diabetes ist laut den Daten des Blindenregisters trotz der zunehmenden Alterung der betroffenen Bevölkerung deutlich rückläufig: 1990 zeigten sich 71 Neuerblindungen auf 100.000 Patientenjahre bei Menschen mit Diabetes. 2012 waren es nur noch 8,9 Neuerblindungen (Claessen et al. 2018).

9.1.2 Risikofaktoren für das Entstehen und Fortschreiten der DR

Maßgeblich für die Entwicklung der DR ist vor allem die Diabetesdauer. Das Risiko steigt mit der Länge der Krankheitsdauer. Außerdem ist eine gute glykämische Kontrolle ausschlaggebend, da bei dauerhaft erhöhten Blutzuckerwerten das Risiko für DR steigt. So konnte in der Kumamoto-Studie in der Interventionsgruppe mit einem HbA_{1c} von 7,1 % im Vergleich zur Kontrollgruppe mit einem HbA_{1c} von 9,4 % das Risiko für mikrovaskuläre Folgeerkrankungen um absolut 24,6 % gesenkt werden (Shichiri et al. 2000). Allerdings kann auch eine zu rasche Blutzuckeroptimierung ein Fortschreiten der DR begünstigen. Auch das Patientenalter ist ein Einflussfaktor: Junge Menschen sind weniger gefährdet als ältere Menschen, da im Alter die Gefäßeigenschaften auch durch andere Alterungsprozesse reduziert sind. Menschen mit Diabetes mellitus Typ 1 haben – vorrangig bei gleichzeitigem Vorliegen einer Albuminurie – durch ihre kumulativ längere Erkrankungsdauer ein erhöhtes DR-Risiko.

Ein weiterer wichtiger Einflussfaktor ist der Blutdruck: Die Cochrane Library veröffentlichte dazu 2015 eine Übersicht randomisiert kontrollierter Studien, welche zeigen, dass vor allem in den ersten 5 Jahren der Diabetesdauer eine gute Blutdruckkontrolle die Inzidenz der Retinopathie reduziert (Do et al. 2015). Eine besondere Rolle in der Blutdrucktherapie kommt in diesem Fall den Hemmern des Renin-Angiotensin-Systems (insbesondere den Sartanen) zu. Diese können die Progression der Retinopathie verlangsamen und begünstigen auch eine Regression in Anfangsstadien (Lovshin et al. 2019; Wilkinson-Berka et al. 2019; Wang et al. 2015).

Weitere Risikofaktoren für eine Retinopathieprogression sind hormonelle Umstellungen (z. B. Pubertät, Schwangerschaft) und Voroperationen am Auge (z. B. Katarakt-OP).

9.1.3 Klinische Stadieneinteilung der DR

Es existieren verschiedene Gradierungsmöglichkeiten zur Einteilung der Retinopathiestadien. Die Klassifikation der ETDRS (Early Treatment Diabetic Retinopathy Study) ist international akzeptiert und teilt in ihrer 1991 überarbeiteten Version die DR in 9 Stadien ein. Diese wurden 2003 durch die Global Diabetic Retinopathy Project Group nochmals reduziert:

1. Keine Retinopathie
2. Milde nicht proliferative diabetische Retinopathie (NPDR): einzelne Mikroaneurysmen (➤ Abb. 9.1)
3. Mäßige NPDR: Mikroaneurysmen und intraretinale Blutungen, in maximal einem Quadranten perlschnurartige Venen (➤ Abb. 9.2)
4. Fortgeschrittene NPDR: > 20 Mikroaneurysmen und intraretinale Blutungen in 4 Quadranten oder perlschnurartige Venen in mindestens 2 Quadranten oder intraretinale mikrovaskuläre Anomalien (IRMA) in mindestens einem Quadranten (➤ Abb. 9.3)
5. Beginnende proliferative diabetische Retinopathie (PDR): Neubildung von irregulären und stark fragilen Gefäßen, die in den Glaskörper penetrieren
6. Schwere PDR: retinale Ischämie, oft mit Komplikationen wie Netzhautablösung, Rubeosis iridis mit Glaukom und Glaskörperhämorrhagien (➤ Abb. 9.4)

Das klinisch signifikante Makulaödem (KSMÖ) kann in jedem Stadium der Retinopathie auftreten. Dabei kommt es durch Verlust der Gefäßpermeabilität und Leckage zu einer Netzhautverdickung in der Nähe der Fovea centralis, was im Verlauf zu einem raschen Visusverlust führen kann. Bei einem Verschluss im Bereich des Randschlingennetzes kann es zu einer ischämischen Makulopathie kommen, welche eine schlechte Prognose hat. Diese Komplikationen sind zum Glück sehr selten.

9.1.4 Diagnostik und Screening der DR

Die aktuelle Nationale VersorgungsLeitlinie für Netzhautkomplikationen empfiehlt seit 2015 ein augenärztliches Screening bei Diagnosestellung des Diabetes und im Verlauf alle 2 Jahre bei geringem ophthalmologischem und allgemeinem Risiko, d. h., wenn keine DR vorbeschrieben und die Diabetesbehand-

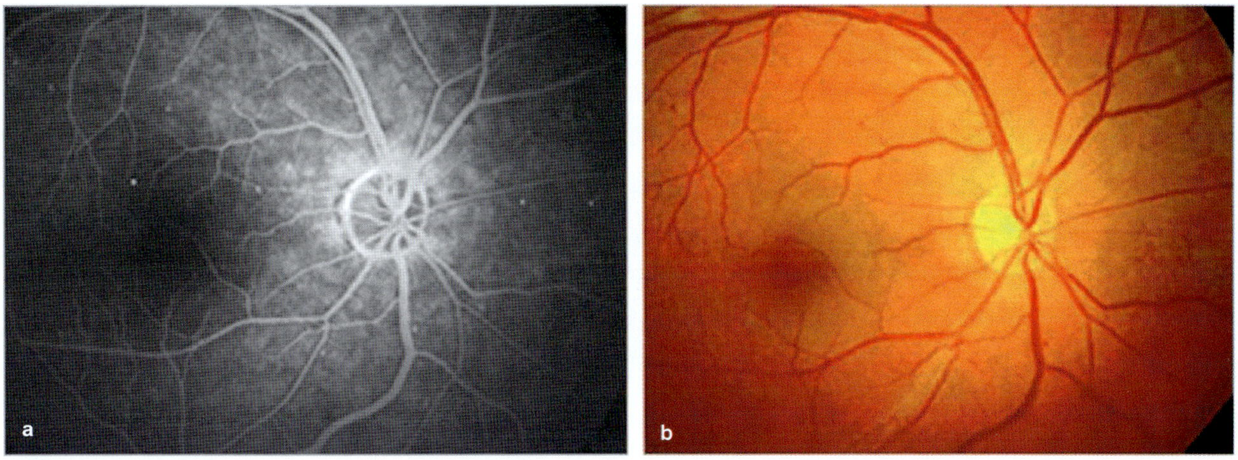

Abb. 9.1 a, b Milde NPDR: einzelne Mikroaneurysmen am Augenhintergrund [T816-009]
a) Fluoreszenzangiografie
b) Funduskopie

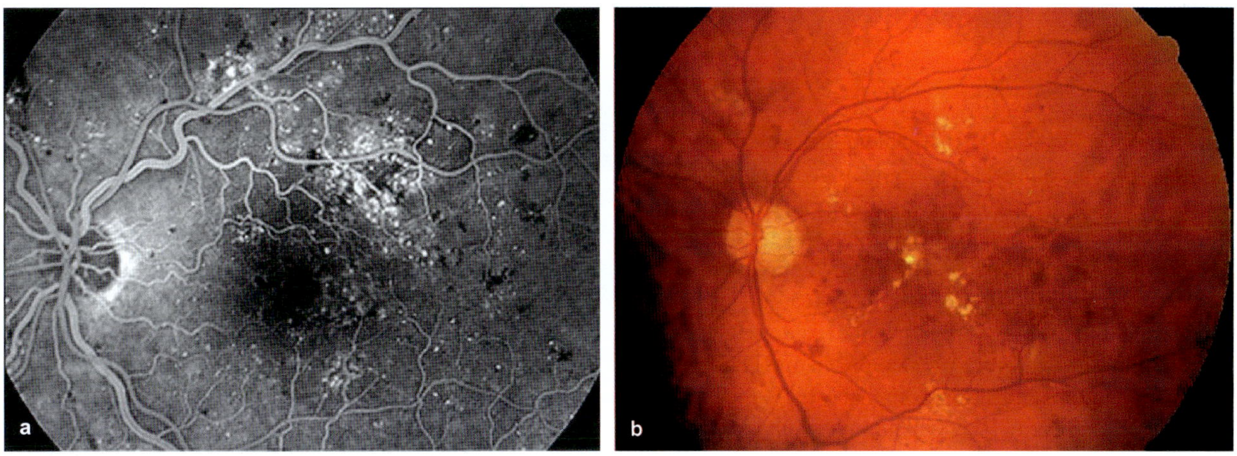

Abb. 9.2 a, b Mäßige NPDR: Mikroaneurysmen und intraretinale Blutungen, in maximal einem Quadranten perlschnurartige Venen [T816-009]
a) Fluoreszenzangiografie
b) Funduskopie

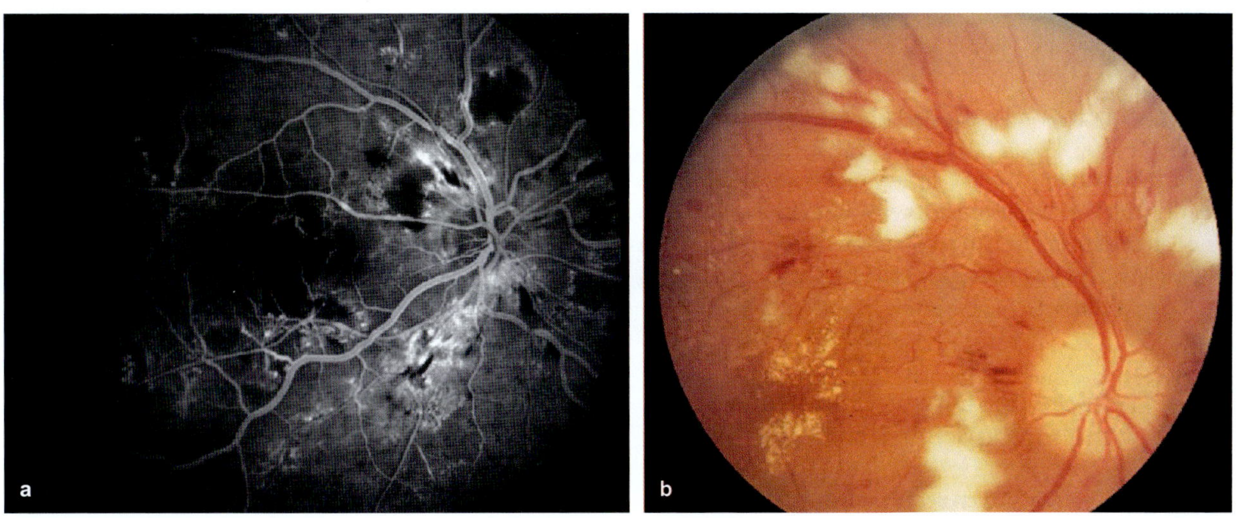

Abb. 9.3 a, b Fortgeschrittene NPDR: > 20 Mikroaneurysmen und intraretinale Blutungen in 4 Quadranten oder perlschnurartige Venen in mindestens 2 Quadranten oder intraretinale mikrovaskuläre Anomalien (IRMA) in mindestens einem Quadranten [T816-009]
a) Fluoreszenzangiografie
b) Funduskopie

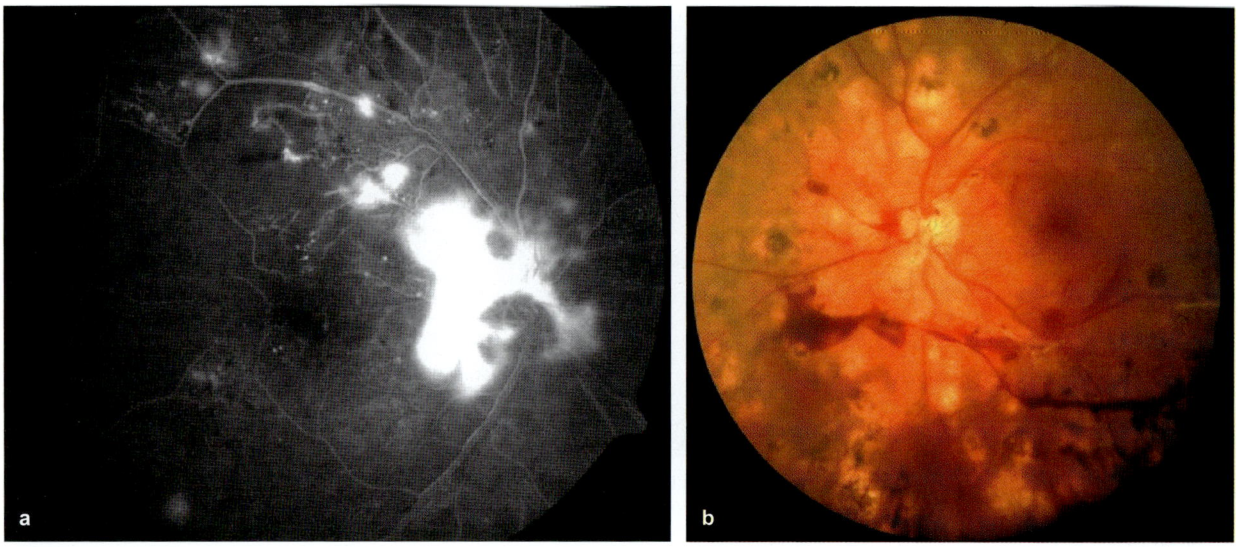

Abb. 9.4 a, b Proliferative DR: Neubildung von irregulären und stark fragilen Gefäßen, die in den Glaskörper penetrieren; retinale Ischämie [T816-009]
a) Fluoreszenzangiografie
b) Funduskopie

lung unproblematisch ist. Bei erhöhtem Risiko wird ein jährliches Screening empfohlen, wobei die individuelle Entscheidung von dem behandelnden Ophthalmologen getroffen wird.

Im Rahmen der Screeninguntersuchung erfolgen die Refraktion zur Visusbestimmung, die Spaltlampenuntersuchung des vorderen Augenabschnitts und die Funduskopie oder Fundusfotografie bei dilatierter Pupille zur Beurteilung des Augenhintergrundes. Somit können Einblutungen und Exsudate am Fundus dargestellt werden (jeweils Teilabb. b). Für eine besser Darstellung retinaler Gefäße, Einblutungen und Ödeme kann eine Fluoreszenzangiografie erfolgen (jeweils Teilabb. a). Bei einer fortgeschrittenen DR wird auch der Augeninnendruck gemessen.

ONLINE-INFOS

Die interdisziplinäre Befundübermittlung erfolgt über einen Dokumentationsbogen, den Sie über folgende Website herunterladen können:
https://www.das-diabetische-auge.de/dokumentationsboegen

Bei Menschen mit DR besteht ein höheres Risiko für kardiovaskuläre Ereignisse, aus internistischer Sicht sollte diesbezüglich eine Patientenschulung und regelmäßiges Screening erfolgen. Insbesondere bei Vorliegen eines Makulaödems besteht häufig auch eine diabetische Nephropathie (Hammes et al. 2023).

9.1.5 Therapie der DR aus diabetologischer und ophthalmologischer Sicht

Bei fortgeschrittenen Stadien der Retinopathie erfolgt die Therapie interdisziplinär (Hausarzt, Augenarzt, Diabetologe) und in Zusammenarbeit mit den Patientinnen und Patienten. Besteht bereits eine proliferative DR, hat die Glukoseeinstellung fast keinen Effekt mehr auf den weiteren Verlauf. Neben der augenfachärztlichen Behandlung ist aus internistischer Sicht eine gute Blutdruckkontrolle wichtig.

Im Stadium der schweren NPDR oder PDR erfolgt eine fokale oder panretinale Laserphotokoagulation durch Augenarzt oder -ärztin. Dadurch kann der Sauerstoffpartialdruck in den peripheren Retinabereichen normalisiert werden, wodurch es zu einer Rückbildung der Gefäßproliferationen kommt. Das Risiko einer weiteren Visusverschlechterung kann dadurch deutlich gesenkt werden. Auch bei dem KSMÖ kann mithilfe der fokalen Laserkoagulation behandelt werden.

Weitere augenärztliche Therapiemöglichkeiten sind die intravitreale Medikamentengabe von Glukokortikosteroiden, welche entzündungshemmend wirken, und insbesondere die Gabe von antiangiogenetisch wirkenden Medikamenten wie Antagonisten für vaskuläre endotheliale Wachstumsfaktoren (VEGF-Antagonisten). Bei der Entstehung eines Sekundärglaukoms durch Neovaskularisationen im Bereich des Kammerwinkels sollte der Augeninnendruck rasch medikamentös oder durch Lasertherapie gesenkt werden. Bei Glaskörpereinblutungen besteht die Gefahr der Netzhautablösung durch Traktion. In diesem Fall sollte eine Pars-plana-Vitrektomie erfolgen, wobei die Glaskörperflüssigkeit durch ein Silikonöl ausgetauscht wird.

9.2 Diabetische Nephropathie

Kernaussagen

- Eine diabetische Nephropathie (DN) ist eine Nierenerkrankung, die mit Diabetes mellitus Typ 1 oder 2 assoziiert ist oder durch diesen ganz hervorgerufen wird.
- Nicht jeder Mensch mit Diabetes mellitus bekommt eine DN, nur bis zu 40 % der Patienten weisen letztendlich Zeichen einer DN auf. Genetische und epigenetische Faktoren spielen hierbei eine entscheidende Rolle.
- Neben diesen nicht veränderlichen genetischen spielen auch modifizierbare Faktoren wie die Güte der Diabetes- und Blutdruckeinstellung und das Rauchen eine entscheidende Rolle bei der Entwicklung einer DN. Frühere hohe Blutzuckerwerte können über ein sogenanntes metabolisches Gedächtnis über epigenetische Einflüsse zur späteren Entwicklung einer DN beitragen. Letztendlich kann eine DN nur durch eine Nierenbiopsie gesichert werden, die auch wichtig sein kann, um andere Nierenerkrankungen, die bei Menschen mit Diabetes gehäuft auftreten können, differenzialdiagnostisch auszuschließen.
- In der Regel wird der Verdacht auf eine DN gestellt durch eine Mikroalbuminurie. Hierzu erfolgt die Bestimmung des Albumin/Kreatinin-Quotienten im ersten Morgenurin. Dieser sollte mindestens 2× positiv sein, und andere Ursachen für eine Erhöhung sollten ausgeschlossen werden. Zusätzlich sollte eine Schätzclearance (eGFR) nach der CKD-EPI-Formel bestimmt werden, da es Verlaufsformen ohne Albuminurie gibt, die tendenziell zunehmen und sich nur durch eine Verschlechterung der eGFR nachweisen lassen.
- Leider sind die Empfehlungen zum Screening und zur Häufigkeit der nationalen und internationalen Leitlinien nicht ganz einheitlich (Kellerer und Wanner 2023). Während alle Leitlinien eine jährliche Bestimmung der eGFR empfehlen, empfiehlt die DEGAM ein Screening auf Albuminurie nur bei besonderen Risikopatienten, da sich eine (im Idealfall schon optimale Stoffwechsel- und Blutdruckeinstellung) durch den Nachweis einer Mikroalbuminurie nicht ändern sollte.
- Alle Leitlinien betonen die interdisziplinäre Versorgung von Menschen mit DN. Eine nephrologische Mitbetreuung sollte bei einer eGFR < 30 ml/min/173 m^2, einer persistierenden Hämaturie (urologisch nicht erklärbar bzw. mit Akanthozyten), einer Albuminurie im Stadium > A2 oder einer refraktären Hypertonie unter mehr als 3 Blutdruckmedikamenten erfolgen.
- Bei Menschen mit Typ-1- oder Typ-2-Diabetes sollte zur Primärprävention einer DN ein HbA_{1c} zwischen 7,0 % (51,7 mmol/mol) und 8,0 % (61,9 mmol/mol) angestrebt werden (insbesondere für Patienten mit Typ-2-Diabetes). Letztendlich sind aber die angestrebten HbA_{1c}-Werte individuell festzulegen und hängen vom Alter, von sonstigen Erkrankungen der Patienten und letztendlich auch von der Lebenserwartung ab.
- Bei Menschen mit Typ-1-Diabetes ist in der Regel eine intensivierte Insulintherapie hierfür notwendig. Es gibt erste Hinweise, dass eine kontinuierliche Glukosemessung (CGM) mit gekoppelter Insulinpumpe oder auch alleine bei dialysepflichtigen Menschen mit Typ-1- oder Typ-2-Diabetes helfen kann, Hypoglykämien zu vermeiden (Boughton et al. 2021; Bomholt et al. 2022).
- Für Menschen mit Typ-2-Diabetes stehen hierzu multiple unterschiedliche Medikamente zur Verfügung. Insbesondere neuere Medikamente wie SGLT-2-Hemmer und auch GLP-1-Agonisten haben zeigen können, dass sie direkt nephro- und kardioprotektiv sind. Gleiches scheint nach der aktuellen Studienlage auf für den dualen Agonisten Tirzepatid zu gelten. SGLT-2-Hemmer sollen beim Typ-2-Diabetes bevorzugt additiv zu einer Metformin-Basistherapie eingesetzt werden.
- Eine adäquate Blutdruckkontrolle ist wichtig zur Vorbeugung und Verhinderung der Progression einer DN. Bei Menschen mit Hypertonie und diabetischer Nephropathie (in der Regel Typ-2-Diabetes) sollte der Blutdruck unter 140/85 mmHg gesenkt werden. Bei Vorliegen einer renalen Schädigung mit bestehender Proteinurie sollte ein systolischer Blutdruck unter 130 mmHg angestrebt werden (Details ➤ Kap. 15). Da eine Aktivierung des Renin-Angiotensin-Aldosteron-Systems eine entscheidende Rolle in der Pathophysiologie der DN spielt, sollte immer primär ein ACE-Hemmer oder – bei Unverträglichkeit – ein Angiotensin-II-Typ-1-Rezeptorblocker (Sartane) zum Einsatz kommen (➤ Kap. 15). Neuere Medikamente, die auch direkt die Progression der DN verlangsamen können, sind nichtsteroidale Aldosteron-Rezeptorantagonisten wie Finerone. Hierbei ist allerdings auf die Entwicklung einer möglichen Hyperkaliämie zu achten (Ortiz et al. 2021).
- Obwohl die Studienlage nicht ganz klar ist, gibt es Hinweise, dass normotensive Patientinnen und Patienten mit Typ-1- und Typ-2-Diabetes mit erhöhter Albuminausscheidung von einer Therapie mit Hemmern des Renin-Angiotensin-Aldosteron-Systems (ACE-Hemmer oder Sartane) profitieren können, da hierdurch die Progression der DN verhindert werden kann. In der Praxis hat sich dieses Therapiekonzept allerdings nicht durchgesetzt.
- Zusätzliche Maßnahmen wie Gewichtsreduktion, moderate körperliche Aktivität und insbesondere **Beendigung des Rauchens** sind wichtig, um die Entwicklung und Progression einer DN positiv zu beeinflussen.

9.2.1 Definition, Epidemiologie und Pathophysiologie der DN

Der Begriff der DN umfasst alle Formen der renalen Schädigung, die bei Patienten in Verbindung mit Diabetes mellitus auftreten können. Heutzutage stellt die DN mit ungefähr 25–30 % die häufigste Ursache einer terminalen Niereninsuffizienz im Erwachsenenalter dar (Martínez-Castelao et al. 2015). Allerdings sind die Inzidenz und Prävalenz in den letzten Jahren rückläufig. In der Regel geht man bei einem erhöhten Urin-Albumin-Kreatinin-Quotienten und/oder Einschränkung der eGFR bei Diabetes von einer DN aus. Streng genommen erfordert die Diagnose allerdings eine Nierenbiopsie, die klinisch aber oft nicht durchgeführt wird (streng genommen sollte nur nach bioptisch nachgewiesenen Kriterien von DN gesprochen werden, sonst ist die Bezeichnung Nephropathie bei Diabetes mellitus genauer; allerdings ist eine Nierenbiopsie bei sehr alten oder multimorbiden Patienten nur selten indiziert). Um die Definition der histologischen Veränderungen eindeutig zu klassifizieren, wurde vor 10 Jahren eine neue Klassifikation der DN eingeführt (Amann et al. 2013).

➤ Abb. 9.5 zeigt elektronenmikroskopische Veränderungen der glomerulären Basalmembran von verschiedenen Menschen mit unterschiedlicher Diabetes-mellitus-Dauer. Die Patienten mit zunehmend verdickter Basalmembran litten länger an der Erkrankung.

Die Pathophysiologie der DN wird durch das enge Zusammenspiel metabolischer und hämodynamischer Prozesse bestimmt (➤ Abb. 9.6). Die Hyperglykämie bzw. Advanced Glycation Endproducts (AGEs) führen zu oxidativem Stress und einer Freisetzung von Angiotensin II bzw. proinflammatorischen Chemokinen. Zum einen wird über den zentralen Cytokine Transforming Growth Factor-beta (TGF-β), aber auch über den Connective Tissue Growth Factor (CTGF) die extrazelluläre Matrix stimuliert (➤ Abb. 9.6, linke Seite). Zum

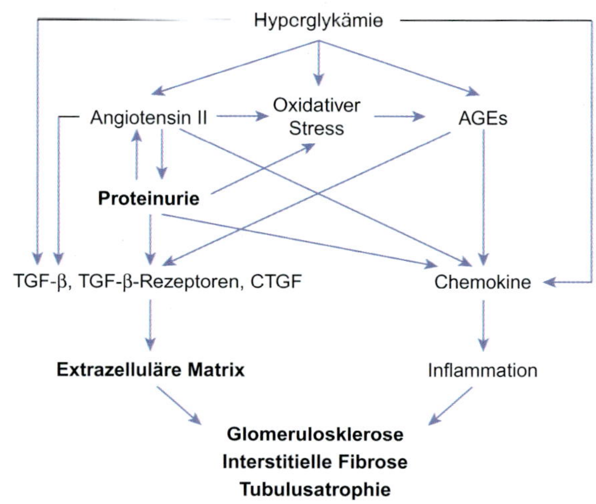

Abb. 9.6 Pathophysiologie der DN (Einzelheiten im Text) [P841/L143]

anderen kommt es aber auch zu proinflammatorischen Veränderungen durch die induzierten Chemokine (➤ Abb. 9.6, rechte Seite). Die Folgen sind Glomerulosklerose, interstitielle Fibrose und Tubulusatrophie. Neuere Daten weisen auch auf die zentrale Rolle von lokalen und systemischen inflammatorischen Prozessen in der Pathophysiologie der DN hin (Niewczas et al. 2019; Liebisch und Wolf 2020).

9.2.2 Risikofaktoren für den Verlauf der DN

Die DN wird von verschiedenen Risikofaktoren bestimmt (➤ Tab. 9.1). Nur bestimmte Menschen mit Typ-1- oder Typ-2-Diabetes entwickeln überhaupt eine DN. Dabei besteht eine familiäre Häufigkeit (Cole und Florez 2020), die insbesondere mit einer stärkeren Prävalenz bei den männlichen

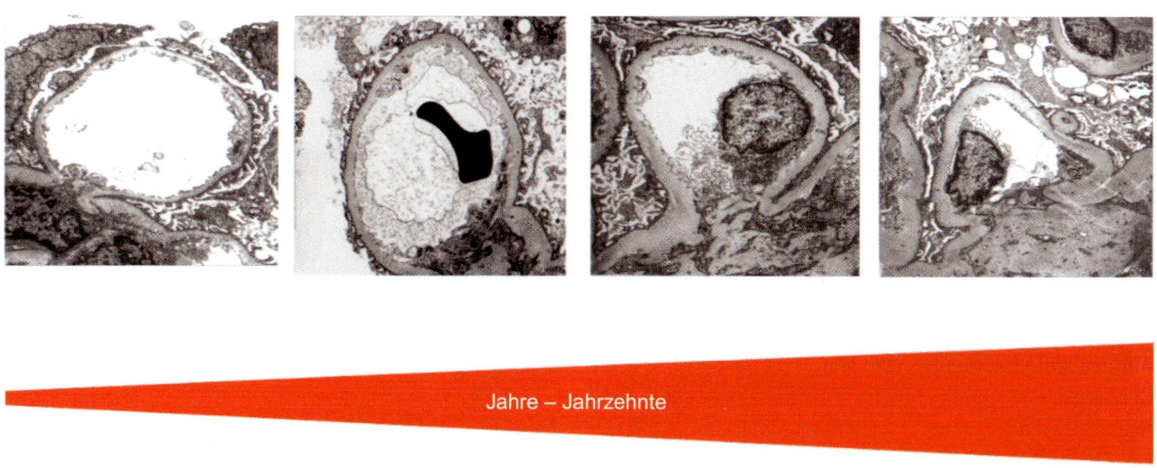

Abb. 9.5 Die Entwicklung einer diabetischen Nephropathie in elektronenmikroskopischen Abbildungen unterschiedlicher Nierenbiopsien von Menschen mit zunehmender Diabetes-mellitus-Dauer. Die Dicke der glomerulären Basalmembran nimmt mit zunehmender Dauer der Erkrankung zu (von links nach rechts). [P841]

Tab. 9.1 Risikofaktoren für den Verlauf einer DN

Beeinflussbare Risikofaktoren	Nicht beeinflussbare Risikofaktoren
Bluthochdruck	Höheres Alter
Hyperglykämie Frühere schlechte Stoffwechseleinstellung (metabolisches Gedächtnis)	Männliches Geschlecht
Albuminexkretionsrate	Dauer der Diabeteserkrankung
Erhöhter Body-Mass-Index	Beginn des Diabetes in einem Alter < 20 Jahren
Hyperlipidämie (LDL und Triglyzeridspiegel erhöht)	Gleichzeitiges Vorliegen einer Retinopathie
Tabakkonsum (sehr wichtiger Faktor)	Positive Familienanamnese für Hypertonie und kardiovaskuläre Risikofaktoren
Erniedrigte Werte für HDL-Cholesterin	Ethnische Herkunft

Nachkommen einhergeht. Zusätzlich steigt bei Menschen mit Diabetes mellitus die Wahrscheinlichkeit, eine DN zu entwickeln, bei einer positiven Familienanamnese für essenzielle Hypertonie und kardiovaskuläre Erkrankungen stark an. Offensichtlich gibt es hier ähnliche genetische Risikofaktoren mit entsprechender Prädisposition, was wiederum natürlich auch den Therapieerfolg beeinflusst.

9.2.3 Diagnostik und Stadieneinteilung der DN

Diagnose

Die S3-Leitlinie der Deutschen Gesellschaft für Allgemeinmedizin (DEGAM) zur Versorgung von nicht-dialysepflichtigen Menschen mit Nierenerkrankungen in der Hauarztpraxis von 2019 (Revision geplant), die unter Mitarbeit von mehreren Nephrologen erstellt wurde, ist sehr detailliert (116 Seiten) und ausgewogen (DEGAM 2019). Betont wird richtigerweise, dass die eGFR alleine nicht zur Diagnose einer chronischen Nierenerkrankung geeignet ist. Weiterhin geht die Leitlinie auf eine Vielzahl von anderen nephrologischen Grunderkrankungen detailliert ein.

Im Gegensatz zu anderen Fachgesellschaften sieht die DEGAM allerdings **keine zwingende Notwendigkeit zum generellen Screening** auf Albuminurie, sondern allenfalls eine individuell zu prüfende Albuminurie-Bestimmung für bestimmte Risikogruppen (Personen, deren Blutdrucksenkung verbessert werden könnte, wenn man um den zusätzlichen, aber nicht behandelbaren Risikofaktor Albuminurie wüsste). Die Kontroverse bezüglich des routinemäßigen Screening zur Albuminurie bei Menschen mit Diabetes wird in der DEGAM-Leitlinie ausführlich diskutiert: Die DEGAM-Autoren gehen davon aus, dass beim Nachweis einer Mikroalbuminurie eine adäquate Kontrolle des Stoffwechsels und des Blutdrucks die logische Konsequenz wäre, eine Maßnahme, die jedoch ohnehin bei allen Menschen mit Diabetes mellitus angestrebt werden sollte. Diese Einschätzung der DEGAM kann grundsätzlich nachvollzogen werden.

Da die Mikroalbuminurie als das erste Auftreten einer sich entwickelnden DN gilt, empfehlen andere Leitlinien wie z. B. die Nationalen VersorgungsLeitlinien oder die KDIGO-Leitlinien (deutsche Übersetzung durch Busch, Wanner und Wolf [Busch et al. 2023]) ein Mikroalbuminurie-Screening in der Regel bei Menschen mit Typ-1-Diabetes 5 Jahre nach Diagnosestellung und bei Typ-2-Diabetes bei Diagnosestellung, da hier schon eine DN vorliegen könnte. Zum Screening auf Albuminurie sollte der Albumin/Kreatinin-Quotient im ersten Morgenurin bestimmt werden. Eine Übersicht über Konsens und Abweichungen der verschiedenen Leitlinien findet sich bei Kellerer und Wanner (2023). Viele Faktoren können die Albuminausscheidung beeinflussen (akute febrile Infektion, ein dekompensierter Diabetes mit sehr schlechter Stoffwechseleinstellung, Harnwegsinfekte, Blutdruckanstieg und klinisch manifeste Herzinsuffizienz, Zustand nach operativen Eingriffen, gesteigerte körperliche Aktivität). Daher gilt zur Diagnostik die „2-aus-3-Regel“: Wenn zwei hintereinander zu analysierende Urinproben übereinstimmen und positiv oder negativ sind, ist eine Albuminurie bewiesen bzw. ausgeschlossen. Wenn eine der Urinproben negativ und die andere positiv ist, sollte eine dritte Urinprobe auf Albuminurie getestet werden. Aufgrund der eingeschränkten Sensitivität von Multifunktionsurinteststreifen sollte die Bestimmung der Albuminurie immer quantitativ erfolgen und auf das Serumkreatinin bezogen werden. Unabhängig von der Albuminurie sollte aber auch eine Schätzclearance (eGFR) nach der sogenannten CKD-EPI-Formel berechnet werden. Zunehmend häufig werden Personen identifiziert, die selbst bioptisch eine gesicherte DN haben, ohne jemals eine Mikroalbuminurie aufgewiesen zu haben. Dieses Patientenkollektiv ist durch eine frühe Einschränkung der eGFR gekennzeichnet. Möglicherweise liegen hier primär makrovaskuläre Schäden vor. Die vielfachen Fehlermöglichkeiten bei der Bestimmung der eGFR finden sich übersichtlich in einer Tabelle auf S. 42 der DEGAM-Leitlinie (DEGAM 2019).

Selbst bei gesicherter persistierender Albuminurie und/oder eingeschränkter eGFR und bei Verdacht auf DN muss zur Bestätigung der Diagnose die Komplettierung der Befunde durch eine Urinsedimentuntersuchung und eine Sonografie oder durch eine weitere differenzialdiagnostische Abklärung erfolgen (insbesondere bei ungleichen Nierengrößen in der Sonografie oder auch bei einem pathologischen Harnsediment wie beispielsweise Erythrozyturie oder Erythrozytenzylinder, beides Befunde, die gegen eine DN sprechen).

Differenzialdiagnose

Bei Vorliegen einer erhöhten Albuminausscheidung können folgende Indikatoren auf eine mögliche nichtdiabetische Nierenerkrankung anderer Genese hinweisen:

- Pathologisches Harnsediment (insbesondere dysmorphe Erythrozyten, Erythrozytenzylinder oder auch Leukozyten mit Leukozytenzylindern)
- Rasche Zunahme der Proteinurie über wenige Wochen
- Extrem hohe Proteinurie > 6 g/24 h
- Sehr rascher Kreatininanstieg (Verdopplung des Serumkreatinins innerhalb weniger Tage)
- Atypisch sonografische Veränderungen der Niere, d. h. insbesondere verkleinerte Nieren oder asymmetrische Nierengröße
- Zeichen einer anderen systemischen Erkrankung (wie Hautveränderungen bei Vaskulitiden, neurologische Veränderungen, die nicht zu einer DN passen)
- Reduktion der eGFR um mehr als 30 % nach Beginn der Therapie mit einem ACE-Hemmer oder AT1-Rezeptorblocker (als Hinweis auf eine bestehende Nierenarterienstenose)
- Diabetesdauer unter 5 Jahren oder fehlende Retinopathie beim Typ-1-Diabetes bei Fehlen einer erhöhten Albuminausscheidung
- Niereninsuffizienz ohne Mikro- oder Makroalbuminurie, die auch ischämisch bedingt sein kann im Sinne einer hypertensiven Nephropathie

Stadieneinteilung

Seit den KDIGO 2012 Clinical Practice Guidelines werden alle chronischen Nierenerkrankungen, einschließlich der DN, nach der Albuminausscheidung im Urin sowie der eGFR in 5 Stadien eingeteilt (Nicholas 2016). Hierbei folgt zum einen die Einteilung der berechneten glomerulären Filtrationsrate in die Stadien G1 bis G5. Zusätzlich, je nach Albuminausscheidung, wird ein Stadium A1 bis A3 hinzugefügt.

Allerdings berücksichtigt diese Stadieneinteilung nicht, dass ältere Menschen physiologisch einen Abfall der glomerulären Filtrationsrate um rund 1 ml/Jahr haben (Rossing et al. 2022). Weiterhin hängt die Berechnung der eGFR natürlich vom Kreatinin, das ein Abbauprodukt aus dem Muskelstoffwechsel ist, und daher von der Muskelmasse ab. Details hierzu finden sich auch in der DEGAM-Leitlinie (DEGAM 2019, S. 42). Dies ist immer individuell zu berücksichtigen. Die grünen, gelben und roten Felder in ➤ Abb. 9.7 zeigen, ähnlich wie bei einer Ampel, das Risiko zum einen für die Progression der DN, aber zum anderen auch für kardiovaskuläre Ereignisse an.

9.2.4 Therapie der DN

Die beste Prävention der DN ist die Vermeidung des Auftretens eines Diabetes mellitus. Trotz zahlreicher experimenteller Ansätze ist die Primärprävention für den Typ-1-Diabetes zurzeit nur für ein sehr begrenztes Patientenkollektiv möglich und weiterhin als experimentell zu werten. Die Prävention des Typ-2-Diabetes hingegen ist prinzipiell möglich, muss aber eher als gesellschaftliche Herkulesaufgabe denn als individuelle ärztliche Leistung gesehen werden. Allein Veränderungen des

				Albuminurie-Stadium		
				A1	A2	A3
				normal bis erhöht	moderat erhöht	schwer erhöht
				< 30 mg/Tag < 3 mg/mmol Kreatinin	30–300 mg/Tag 3–30 mg/mmol Kreatinin	> 300 mg/Tag > 300 mg/mmol Kreatinin
GFR-Stadium (ml/min/1,73 m²)	G1	normal bis hoch	≥ 90			
	G2	leicht erniedrigt	60–90			
	G3a	leicht bis moderat erniedrigt	45–60			
	G3b	moderat bis schwer	30–45			
	G4	schwer erniedrigt	15–30			
	G5	Nierenversagen	> 15			

Grün: geringes Risiko; gelb: mäßiges Risiko; orange: hohes Risiko; rot: sehr hohes Risiko (für terminale Niereninsuffizienz und kardiovaskuläre Komplikationen)

Abb. 9.7 Einteilung der DN nach KDIGO 2012 (Nicholas 2016). Hierzu wird ein „G-Stadium" nach der eGFR erfasst. Zusätzlich erfolgt eine „A-Einteilung" nach Höhe der Proteinurie. Patienten mit gelben, orangen und roten Feldern haben ein zunehmend erhöhtes Risiko einer Progression der DN sowohl auch ein zunehmend erhöhtes kardiovaskuläres Risiko. (Nach KDIGO 2024) [F779-017/L143]

Lebensstils mit Gewichtsreduktion und die Erhöhung der körperlichen Aktivität können hier zumindest eine Besserung der metabolischen Situation bewirken. So konnten Studien zeigen, dass eine Gewichtsabnahme von ca. 5 kg bereits zu einer Reduktion des HbA_{1c} um 1 % führen kann (Doshi et al. 2017). In der Metaanalyse von Zoungas et al. (2017) beträgt die Reduktion von Primary Kidney Outcomes (= absolute Risikoreduktion, ARR) 0,4/100 Patienten/Jahr 1,2 %, die relative Risikoreduktion (RRR) ist 20 %. Eine Metaanalyse aus dem Jahr 2021 deutet darauf hin, dass die Senkung des Blutdruckes mit RAAS-Inhibitoren (RAAS = Renin-Angiotensin-Aldosteron-System) neben dem bekannten kardiovaskulären Schutz auch die Diabetesinzidenz reduzieren kann (Nazarzadeh et al. 2021).

Haupttherapieziele bei bereits manifester DN sind bei erhöhtem Albumin-Kreatinin-Quotienten im Urin die Progressionshemmung der Nephropathie, um die Entwicklung einer Niereninsuffizienz zu verzögern, und eine Senkung des erhöhten kardiovaskulären Risikos. Das Risiko, an kardiovaskulären Ereignissen zu versterben, ist wesentlich höher, als eine terminale dialysepflichtige Niereninsuffizienz zu erreichen (Ritz et al. 2010). Daher ist immer eine kombinierte Betrachtung der renalen und kardialen Situation bei DN essenziell.

Rauchen fördern die Entwicklung und Progression einer DN. Ein bestehender Nikotinabusus sollte beendet werden, da er als unabhängiger Risikofaktor sowohl bei Typ-1- als auch bei Typ-2-Diabetes gilt und selbst bei initial normotensiven Patienten eine Reduktion der eGFR verursachen kann. Raucherentwöhnungsprogramme können hierbei helfen.

Stoffwechseleinstellung

Grundsätzlich ist eine individuelle Therapie sowohl der Stoffwechselparameter wie auch der Blutdruckreduktion anzustreben und hängt vom Alter und kardiovaskulären Begleiterkrankungen ab.

> Der HbA_{1c}-Wert Ist ungenau zur Einschätzung der Güte der Stoffwechseleinstellung bei Niereninsuffizienz (eGFR < 60 ml/min), insbesondere bei gleichzeitiger EPO- und Eisentherapie unterschätzt. Unabhängig hiervon sind möglicherweise „normale" HbA_{1c}-Werte auch im Alter höher (Gansevoort et al. 2013).

In der Primärprävention der DN ist ein HbA_{1c}-Wert zwischen 6,5 (48 mmol/mol) und 7,5 % (58 mmol/mol) anzustreben. Dabei gilt der obere Zielbereich 7,0–7,5 % (53–58 mmol/mol) für Patienten mit makroangiopathischen Komplikationen oder Vorliegen einer Hypoglykämie-Wahrnehmungsstörung. Details siehe auch ➤ Kap. 2, ➤ Kap. 4.

In der Sekundärprävention wird der früher oft empfohlene HbA_{1c}-Wert von < 7 % (< 53 mmol/mol) zunehmend kritisch gesehen, da letztendlich eine Progression der DN an harten Endpunkten (Verdopplung Serumkreatinin, Verlangsamung der Zeit bis zur Dialysepflichtigkeit) nie gezeigt werden konnte und nur Sekundärparameter (Entwicklung einer Mikroalbuminurie, Übergang von Mikro- zu Makroalbuminurie) analysiert worden sind (Petersmann et al. 2018). Nochmals zu betonen ist, dass die Zielwerte **individuell** festgelegt werden müssen und sich möglicherweise auch im Laufe der Erkrankung über Jahre ändern können. Jüngere Menschen mit Typ-1-Diabetes profitieren möglicherweise von eher niedrigeren Werten, während ältere Menschen mit Typ-2-Diabetes bei einem HbA_{1c}-Wert von < 7 % eine erhöhte Mortalität haben können.

Bei Typ-1-Diabetes ist die gute Stoffwechseleinstellung durch eine intensivierte Insulintherapie gegeben, eventuell bei gegebener Indikation durch eine Insulinpumpentherapie (Details ➤ Kap. 6). Bei Menschen mit Typ-2-Diabetes steht eine ganze Reihe von Medikamenten zur Verfügung. Details zur Dosierung bei Niereninsuffizienz ➤ Kap. 4. Als Erstlinientherapie (nach Steigerung der körperlichen Aktivität, Ernährungsumstellung und Gewichtsabnahme) sollte bei Menschen mit Typ-2-Diabetes Metformin bis zu einer eGFR von < 30 ml/min eingesetzt werden. Die Dosierung ist bei einer eGFR < 45 ml/min zu reduzieren.

Mit den SGLT-2-Inhibitoren (Gliflozine) bricht eine neue Ära der Behandlung des Typ-2-Diabetes an (Adam et al. 2014). Neben dem Glukoseverlust durch die SGLT-2-Blockade wird die Energiebilanz negativ und es kommt zu einer Natriurese mit gleichzeitiger Senkung des Blutdruckes. Die EMPA-REG-OUTCOME-Studie zeigte eine deutliche Reduktion kardialer Dekompensation wie auch der Gesamtsterblichkeit von Menschen mit Typ-2-Diabetes – ein Effekt, der nicht hinreichend durch die reine Blutglukosesenkung erklärt werden konnte (Adam et al. 2014). Eine Metaanalyse belegte, dass SGLT-2-Inhibitoren renale Schutzeffekte unabhängig vom Grad der Albuminurie und dem Einsatz von RAAS-Hemmern haben (Seufert et al. 2019). Die protektiven Effekte auf die Niere sind komplex (Übersicht bei Gerdes et al. 2023). Nach dem KDIGO-Leitlinien sollten in der Erstlinientherapie SGLT-2-Hemmer zu Metformin hinzugefügt werden (vorausgesetzt eGFR > 20). Sowohl Dapagliflozin als auch Empagliflozin werden renal und hepatisch metabolisiert bzw. ausgeschieden. Während Dapagliflozin bei einer CKD 3a und darunter nicht mehr angewendet werden sollte, kann Empagliflozin bis zu einer GFR von etwa 30 in reduzierter Dosis angewendet werden. Die DEGAM-Leitlinie empfiehlt 10 mg Empagliflozin/Tag bis zu einer eGFR> 45 ml/min. Diese Grenzen werden in Zukunft möglicherweise modifiziert werden, da inzwischen selbst unter Dialyse klinische Studien mit SGLT-2-Hemmer zur Reduktion von kardiovaskulären Ereignissen laufen. Obwohl eine amerikanische Studie nicht belegen konnte, dass SGLT-2-Hemmer im Vergleich zu älteren Antidiabetika zu schwereren Harnwegsinfektion führen (Neal et al. 2017), sollte trotzdem bei Patienten mit rezidivierenden bzw. rekurrierenden Harnwegsinfekten der Einsatz dieser Medikamente kritisch überprüft werden.

Auch für die Klasse der GLP-1-Rezeptorantagonisten bestehen neuerdings Hinweise auf direkte nephroprotektive Effekte über die Reduktion des Blutzuckers hinaus. GLP-1-Rezeptorantagonisten sind Inkretinmimetika, die glukoseabhängig den Blutzuckerspiegel regulieren und bei Typ-2-Diabetes die verminderte Inkretinwirkung ergänzen (Details ➤ Kap. 4). Ein Vorteil der GLP-1-Analoga ist, dass sie keine Hypoglykämien hervorrufen. Auch hier konnten experimentelle Studien zeigen, dass es möglicherweise direkte Effekte der GLP-1-Agonisten auf die Niere gibt, da sie in Tierversuchen antiinflammatorisch wirken. Laut KDIGO-Leitlinien sollten GLP-1-Agonisten eingesetzt werden, falls unter Metformin/SGLT-2-Hemmern keine ausreichende Stoffwechselkontrolle erfolgt. Neure Studien belegen auch, dass DPP4-Hemmer zumindest in bestimmten ethnischen Gruppen (bei Japanern) nephroprotektiv wirken können (Nangaku und Wanner 2021).

Bei Menschen mit Typ-2-Diabetes und progressiver DN sollte frühzeitig auf eine Insulintherapie umgestellt werden, um eine gute Stoffwechseleinstellung zu gewährleisten. Der Zeitpunkt richtet sich jedoch nicht nur nach der eGFR, sondern vor allem nach dem Therapieziel, das in erster Linie vom Alter und der Komorbidität des Patienten abhängt. Gehäuft auftretende Hypo- und Hyperglykämien unter oraler Medikation sind alles Zeichen für eine nicht mehr gegebene Therapiesicherheit und auch ein wichtiger Grund zur Insulineinstellung.

Neben der Stoffwechseleinstellung ist eine adäquate Blutdruckeinstellung wichtig für Patienten mit Typ-1- und Typ-2-Diabetes, insbesondere unter Verwendung eines ACE-Hemmers oder bei Unverträglichkeit mit einem AT1-Blocker (Details ➤ Kap. 13).

Weitere Maßnahmen sind:

- Einstellung des Rauchens
- Reduktion der Eiweißzufuhr (0,8 g pro Kilogramm Körpergewicht)
- Eventuell Behandlung der renalen Anämie durch Erythropoetin, um den Hämoglobinspiegel auf 10,5–11,5 g/dl anzuheben
- Behandlung einer Dyslipidämie, Senkung eines ggf. erhöhten kardiovaskulären Risikos. Bei einer eGFR < 50 ml/min pro 1,73 m^2 Körperoberfläche muss die Dosierung von Lovastatin, Simvastatin und Rosuvastatin gesenkt werden. Im Gegensatz hierzu ist bei Atorvastatin, Fluvastatin und Pravastatin keine Dosisanpassung erforderlich. Fibrate sind nur mit großer Vorsicht bei Niereninsuffizienz einzusetzen.
- Vitamin-D-Substitution bei nachgewiesenem Mangel, da ein Mangel das RAAS aktivieren kann (Übersicht bei Löffler und Wolf 2023)

Grundsätzlich sollten auch für Menschen mit DN folgende nephroprotektive Maßnahmen erwogen werden:

- Vermeidung nichtsteroidaler Antirheumatika und von Mischanalgetika
- Konsequente antibiotische Therapie von Harnwegsinfektionen
- Vermeidung von jodhaltigen Röntgenkontrastmitteln
- Grundsätzliche Anpassung von Medikamenten an die reduzierte Nierenfunktion (siehe dazu die Website www.dosing.de).

Diese Punkte sind auch in den DEGAM-Leitlinien erörtert.

Bei Diabetes mellitus Typ 1 kann eine kombinierte Pankreas-Nieren-Transplantation eine Therapie der Grunderkrankung darstellen. Durch die Normoglykämie kommt es zu einer verbesserten Lebensqualität und auch zu einem verbesserten vaskulären Status, einschließlich damit verbundener renoprotektiven Effekte für das Nierentransplantat. Insbesondere kommt es zu einer Reduktion der Mortalität und zu einer Verbesserung des Langzeitüberlebens.

Details zur Hypertonietherapie bei Menschen mit Diabetes finden sich in ➤ Kap. 13. Zusätzlich schlagen die KDIGO-Leitlinien einen nichtsteroidalen Mineralokortikoidrezeptor-Antagonisten (MRA, wie Finerone) mit belegtem renalem oder kardiovaskulärem Nutzen für Menschen mit Typ-2-Diabetes vor, die trotz einer maximal tolerierten Dosis von RAAS-Inhibitoren eine eGFR ≥ 25 ml/min/1,73 m2, eine normale Serumkaliumkonzentration sowie eine Albuminurie (≥ 30 mg/g Kreatinin [≥ 3 mg/mmol]) aufweisen (Evidenzgrad A). Nichtsteroidale MRA sind am besten für Menschen mit Typ-2-Diabetes geeignet, die ein hohes Risiko für eine Progression der CKD oder für kardiovaskuläre Ereignisse aufweisen, was sich in einer persistierenden Albuminurie trotz optimaler Standardtherapie zeigt.

Für Menschen mit Typ-2-Diabetes und DN ist eine langfristige Planung einer evtl. notwendig werdenden Dialyse wichtig. Dies bedeutet einen Dialysebeginn vor dem Auftreten urämischer Komplikationen, aber auch die entsprechende psychische Vorbereitung auf den Dialysebeginn. Als Therapieverfahren stehen alle Varianten der Hämodialyse (wie Hämodiafiltration, Hämofiltration), aber auch die Peritonealdialyse zur Verfügung. Die Auswahl der entsprechenden Methoden erfordert umfassende individuelle Aufklärungsgespräche entsprechend der gesundheitlichen und sozialen Situation der Patientinnen und Patienten und soll alle Verfahren berücksichtigen. Für eine Hämodialyse sollte ein Gefäßzugang bereits Monate vor dem absehbaren Dialysebeginn gelegt werden, da bei Menschen mit Diabetes mellitus und insbesondere zusätzlicher DN oft schwierige Gefäßverhältnisse herrschen und Dialysefisteln länger zum Ausreifen brauchen. Im Rahmen der Peritonealdialyse ist die Wahl der Peritonealdialyselösung wichtig. Werden glukosehaltige Lösungen verwendet, muss dies in der Energiebilanz und Insulintherapie berücksichtigt werden. Hämodialysepflichtige Menschen haben ein erhöhtes Hypoglykämierisiko (insbesondere während der Dialyse aufgrund der fehlenden renalen Glukoneogenese und Verlust von Glukose durch die Dialyse). Diese Hypoglykämien verlaufen oft unbemerkt und manifestieren sich durch Blutdruckabfälle während der Hämodialyse. Möglicherweise hilft eine kontinuierliche Glukosemessung, insbesondere bei insulinpflichtigen Menschen an der Dialyse mit hohem Hypoglykämierisiko eine solche Komplikation zu vermeiden (Bomholt et al. 2022).

KAPITEL

10

Christoph Werner und Sebastian Schmidt

Makrovaskuläre Folgeerkrankungen und Prognose des Diabetes mellitus

Kernaussagen

- Diabetes mellitus erhöht das Risiko für makrovaskuläre Folgeerkrankungen.
- Zerebrovaskuläre Erkrankungen, koronare Herzkrankheit (KHK) und periphere arterielle Verschlusskrankheit (pAVK) sind für einen Großteil von Krankheitslast und Sterblichkeit beim Diabetes mellitus verantwortlich: 2 von 3 Personen mit Diabetes sterben an kardiovaskulären Komplikationen.
- Ein kardiovaskuläres Risiko-Assessment sollte nicht nur einen Risikofaktor erfassen – eine Blutdrucksenkung verhütet oft makrovaskuläre Krankheiten effektiver als die Senkung der Blutglukose. SGLT-2-Hemmer und GLP-1-Analoga wirken zudem progressionshemmend bei bestehender Niereninsuffizienz und senken das kardiovaskuläre Risiko zusätzlich.
- Eine pAVK sorgt häufig für komplizierte Verläufe beim diabetischen Fußsyndrom und sollte stets in der interdisziplinären Therapie miterfasst werden.
- Die erektile Dysfunktion ist eine häufige Komorbidität.

10.1 Pathogenese

Hauptrisikofaktoren der Atherosklerose sind Rauchen, Diabetes mellitus, Alter und Geschlecht sowie Hypertonie und Hypercholesterinämie.

Beim Diabetes mellitus findet sich eine **akzelerierte Atherosklerose.** Mögliche Ursachen sind die Bildung glykosilierter Proteine, die gesteigerte Expression endothelialer Adhäsionsmoleküle für Leukozyten und Thrombozyten und eine verstärkte Permeabilität für Lipoproteine und andere Plasmafaktoren sowie eine Hyperkoagulabilität. Zudem wird die Endothelschädigung begünstigt durch eine verminderte Produktion von Stickstoffmonoxid (NO), Steigerung des Platelet Derived Growth Factor (PDGF) und eine Dyslipidämie (Hypercholesterinämie) mit vermehrter Bildung von VLDL, LDL und verringerter Bildung von HDL (Shah 2016; Nolan 2015).

10.2 Zerebrovaskuläre Erkrankungen

Neben dem Schlaganfall wird auch eine progrediente Stenosierung der hirnversorgenden Gefäße begünstigt (u. a. Carotisstenose). Epidemiologische Studien belegen einen Zusammenhang zwischen Diabetes mellitus und der Häufung einer altersassoziierten demenziellen Entwicklung unterschiedlicher Genese.

10.2.1 Epidemiologie

Die Inzidenz des akuten Schlaganfalls ist stark altersabhängig: 8/100.000 Einwohner/Jahr bei 25- bis 34-Jährigen und > 2000 bei über 85-Jährigen. Schlaganfälle gingen bei Männern deutlich zurück, bei Frauen blieben sie gleich. Die Sterblichkeit am Schlaganfall sank bei beiden Geschlechtern deutlich.

Für Patienten mit Diabetes mellitus ist eine relative Risikoerhöhung von 1,5–6,0 beschrieben. Daten aus den USA von 2010 zeigen eine altersadjustierte Inzidenzrate von 34,3/10.000 für Menschen ohne Diabetes und 52,9/10.000 für Menschen mit Diabetes (RR 1,5). Im Vergleich zu 1990 hat sich dieses Risiko durch eine Abnahme der Inzidenz bei Patienten mit Diabetes (bei Konstanz in der Allgemeinbevölkerung) jedoch bereits signifikant verringert (1990: RR 3,1).

10.2.2 Einteilung/Ätiologie/Klinik

Intrazerebrale Insulte

Die Einteilung der intrazerebralen Insulte erfolgt nach der Ätiologie in verschiedene Formen:

- Ischämische (minderdurchblutete) Hirninfarkte (ca. 80 %) durch arteriosklerotische lokale Thrombosen, Thromboembolien oder lakunäre Infarkte
- Intrazerebrale Blutungen (ca. 13 %) durch hypertoniegeschädigte perforierende Arterien mit Mikroaneurysmen oder sekundäre Einblutungen in ischämische Infarktareale
- Subarachnoidalblutung (SAB; ca. 4 %) durch Ruptur sackförmiger Aneurysmen an den Teilungsstellen der Hirnbasisarterien
- Weitere Ursachen für intrakranielle Blutungen sind traumatische epidurale und subdurale Hämatome, hämorrhagische Diathesen und therapeutische Antikoagulation

Die klinische Präsentation der einzelnen Schlaganfallformen zeigt deutliche Unterschiede im zeitlichen Verlauf. Gemeinsam sind Kardinalsymptome, die zu einer umgehenden Diagnostik veranlassen sollten:

- Plötzlich auftretende fokal-neurologische Ausfallerscheinungen (Art und Ausprägung geben Hinweise auf das geschädigte Hirnareal), ggf. begleitet von:
  - Kopfschmerzen (oft morgendlicher „Vernichtungskopfschmerz“ bei SAB)
  - Erbrechen
  - Bewusstseinsstörungen (Wesensänderung, Schläfrigkeit, Bewusstlosigkeit)
  - Zentrale Atemstörungen (pathologische Atemmuster, z. B. Cheyne-Stokes-Atmung)
  - Kreislaufstörungen (Hypotonie, Tachykardie, hypertensive Krise)

Chronische Verschlüsse der hirnversorgenden Arterien

Die 4 hirnversorgenden Arterien (Aa. carotides, Aa. vertebrales → A. basilaris) vereinigen sich im Circulus arteriosus cerebri. Zudem bestehen weitere Anastomosen intra- und extrakraniell. Langsam entstehende Engstellen und Verschlüsse können durch Umgehungskreisläufe kompensiert werden und asymptomatisch bleiben. Veränderungen der Hämodynamik können diese Kompensationsmechanismen jedoch überfordern.

Asymptomatische Stenosen und Verschlüsse können durch eine Seitendifferenz des Blutdrucks, Stenosegeräusche der Halsarterien und differente Carotispulse auffallen. Spezifische Symptome der Arterienverschlüsse stellen in erster Linie die transitorische ischämische Attacke (TIA) dar. Diese zeigt eine schlaganfallähnliche Symptomatik, ist jedoch auf maximal 24 Stunden begrenzt und bildet sich spontan zurück. Die Symptome hängen von der Lokalisation der Stenose ab und stellen somit einen diagnostischen Hinweis dar.

10.2.3 Risikofaktoren

Die stärksten Risikofaktoren für zerebrovaskuläre Erkrankungen sind eine unkontrollierte Hypertonie und ein Vorhofflimmern. Eine unkontrollierte Hypertonie sowie ein chronischer Verschluss hirnversorgender Arterien bedeuten zudem eine deutliche Risikozunahme für intrazerebrale Blutungen.

Transitorische ischämische Attacken (TIA) können Frühwarnzeichen für einen Schlaganfall sein. Vorangegangene Insulte stellen ebenfalls eine Risikoerhöhung für ein erneutes Ereignis dar.

Die intensive Glukosesenkung hatte dagegen nach den verfügbaren Daten keine Verminderung der Schlaganfallrate zur Folge. Ein anlassloses Screening der Carotiden bei Patienten mit Diabetes zeigt bislang keine Senkung der Mortalität und wird deswegen nicht empfohlen.

Eine der häufigsten Ursachen für thromboembolische Insulte ist das Vorhofflimmern. Unter anderem durch den Diabetes besteht ein erhöhtes Risiko für kardiale Arrhythmien. Die Diagnose kann bei persistierendem Vorhofflimmern durch ein Ruhe-EKG gestellt werden, für paroxysmale Formen werden Langzeit-EKGs oder Eventrecorder benötigt.

Zur Risikoreduktion bei Vorhofflimmern ist die Indikation zur oralen Antikoagulation zu prüfen und gegen die mögliche Komplikation einer Hirnblutung abzuwägen. Dafür sind der CHA_2DS_2VASc-Score für das Schlaganfall- und der HAS-BLED-Score für das Blutungsrisiko etabliert (➤ Tab. 10.1).

Die Indikation zur Antikoagulation bei Vorhofflimmern sollte nicht einfach von einer bestimmten Punktezahl im CHA_2DS_2VASc-Score abgeleitet werden. Vielmehr sollen den Patienten Schlaganfall- und Blutungsrisiko verständlich demonstriert werden und auf dieser Grundlage eine gemeinsame Entscheidung für oder gegen eine solch eingreifende Dauerbehandlung getroffen werden.

Die meisten direkten oralen Antikoagulanzien (DOAK) bedürfen einer Anpassung der Dosierung an die Nierenfunktion. Darum sollte diese regelmäßig (mindestens 2 × pro Jahr) überprüft werden, um einem erhöhten Blutungsrisiko vorzubeugen. Vitamin-K-Antagonisten können dagegen außer bei terminaler Niereninsuffizienz ohne solche Kontrollen eingesetzt werden. Eine Dosisreduktion von DOAK, die nicht den in der Fachinformation angegebenen Kriterien entspricht, erbringt nachweislich kein vermindertes Blutungsrisiko, jedoch ein erhöhtes thromboembolisches Risiko.

10.2.4 Prävention

Neben der Optimierung der weiteren Risikofaktoren (Blutdrucknormalisierung, Nikotinkarenz) soll mit den Patienten bei der Primärprävention bei Überschreitung der Grenze von einem kardiovaskulären 10-Jahres-Risiko von 20 % über eine Statintherapie gesprochen werden. Eine kritische Evaluation von Nutzen und Risiko anhand von absoluten Zahlen sollte die Grundlage der Beratung bilden. Sekundärprophylaktisch wird häufig eine Statintherapie nach ischämischen Schlaganfällen und TIAs empfohlen. Hier ist der Nutzen gering: In der SPARCL-Studie senkte hoch dosiertes Atorvastatin die Re-Insult-Rate in 5 Jahren nur um 1,9 %.

Eine antithrombotische Therapie zur Primärprävention des Schlaganfalls wird nicht empfohlen, da keine Risikoreduktion durch ASS nachgewiesen werden konnte. In der Sekundärprävention nach ischämischen Ereignissen oder bei Carotisstenose ist ASS (bei Unverträglichkeit Clopidogrel) zu empfehlen. Direkt nach nicht schwerem Hirninfarkt oder TIA zeigen aktuelle Daten einen geringen Vorteil für eine zeitlich begrenzte doppelte Plättchenaggregationshemmung. Nach hämorrhagischen Ereignissen ist eine antithrombotische Therapie kontraindiziert.

Tab. 10.1 CHA_2DS_2VASc- und HAS-BLED-Score

CHA_2DS_2VASc ~	
Zusammensetzung	
Bewertet wird mit jeweils einem Punkt das Vorhandensein einer Herzinsuffizienz, einer Hypertonie, eines Diabetes mellitus und einer Gefäßerkrankung sowie ein Alter von 65–74 Jahren. Zwei Punkte werden vergeben für ein Alter > 75 Jahren und einen anamnestisch bekannten Schlaganfall oder eine TIA. Zur Berechnung stehen im Internet zahlreiche Rechner zur Verfügung.	
Embolierisiko in Abhängigkeit von der Punktzahl	
Das jährliche Schlaganfallrisiko nach dem CHA_2DS_2-VASc-Score steigt abhängig von der Punktzahl von 1,3 % (1 Punkt) über 2,2 % (2 Punkte) und 3,2 % (3 Punkte) auf 4,0 % (4 Punkte) und 6,7 % (5 Punkte).	
HAS-BLED [F759-003]	**Punkte**
Hypertonie (> 160 $mmHg_{syst}$)	1
Abnormale Leber/Nierenfunktion	1 oder 2
Schlaganfall in der Anamnese	1
Blutungsneigung	1
Labiler INR-Wert	1
Alter > 65 Jahre (**E**lderly)	1
Medikamente (**D**rugs) mit Einfluss auf die Gerinnung (ASS etc.) oder regelmäßiger Alkoholkonsum	1 oder 2
Maximal	**9**
Niedriges Blutungsrisiko	0–2
Hohes Blutungsrisiko	≥ 3

Ob eine therapeutische Senkung des Homocysteinspiegels mit Folsäure oder B-Vitaminen zu einer Reduktion der Schlaganfallhäufigkeit führt, ist nicht nachgewiesen.

Praxis

Patienten mit Diabetes mellitus haben ein erhöhtes Risiko für zerebrovaskuläre Erkrankungen. Diese bedingen einen Teil der Mortalität, der langfristigen Morbidität und der Pflegebedürftigkeit. Insbesondere arterielle Hypertonie und Vorhofflimmern stellen Risikofaktoren hierfür dar und sollten behandelt werden. Frühwarnzeichen sind neue neurologische Defizite, die zu einer zeitnahen ärztlichen Vorstellung veranlassen sollten.

LEITLINIEN

(regelmäßige Aktualisierungen beachten)

Mader FM, Schwenke R. S3-Leitlinie Schlaganfall. AWMF-Registernr. 053-011. DEGAM-Leitlinie Nr. 8. 2020. Aus: https://register.awmf.org/assets/guidelines/053-011l_S3_Schlaganfall_2023-05.pdf

Ringleb P., Köhrmann M., Jansen O., et al.: Akuttherapie des ischämischen Schlaganfalls, S2e-Leitlinie, 2022 Version 1.1. AWMF-Registernr. 030-046. Aus: https://register.awmf.org/assets/guidelines/030-046l_S2e_Akuttherapie-des-ischaemischen-Schlaganfalls_2022-11-verlaengert.pdf

Bundesärztekammer (BÄK), Kassenärztliche Bundesvereinigung (KBV), Arbeitsgemeinschaft der Wissenschaftlichen Medizinischen Fachgesellschaften (AWMF). Nationale VersorgungsLeitlinie Typ-2-Diabetes – Langfassung. Version 3.0. 2023. doi: 10.6101/AZQ/000503. www.leitlinien.de/diabetes

10.3 Kardiovaskuläre Erkrankungen

10.3.1 Epidemiologie

Folgekrankheiten des Diabetes treten zumeist ab der 2. Erkrankungsdekade auf. Aber bereits bei Diagnose des Diabetes mellitus Typ 2 können Folgekrankheiten vorliegen – nicht selten führt z. B. ein Herzinfarkt zur Erstdiagnose eines Diabetes.

Praxis

Jüngere Menschen und solche mit kurzer Diabetesdauer haben ein geringeres kardiovaskuläres Risiko als Personen mit langer Krankheitsdauer. Allerdings wirkt sich ein Diabetes bei jüngeren Menschen schädlicher aus als bei älteren (➤ Kap. 2). Kardiovaskuläre Folgekrankheiten sind bei Menschen mit Diabetes häufig. Für ein Screening asymptomatischer Personen ist kein Nutzen belegt.

10.3.2 Risikofaktoren

Das kardiovaskuläre Risiko wird im Wesentlichen durch Alter, Geschlecht, Rauchen, Familienanamnese, das Verhältnis von HDL- zu Gesamtcholesterin, durch den systolischen Blutdruck und das durchschnittliche HbA_{1c} bestimmt.

Für die Abschätzung des kardiovaskulären Risikos stehen für den hausärztlichen Versorgungsbereich verschiedene Risiko-Scores bereit. Für Details sei auf die Nationale Versorgungs-Leitlinie zum Diabetes verwiesen (die mit * markierten Scores sind in deutscher Sprache verfügbar):

- **ARRIBA-Score***: www.arriba-hausarzt.de. Besonderheit von arriba: das durchschnittliche HbA_{1c} wird mit in die Berechnung einbezogen – Diabetes wird nicht nur rein kategorial berechnet im Sinn von „Diabetes gleich Sekundärprävention".
- **Framingham-Score:** http://www.scores.bnk.de/framingham.html
- **PROCAM-Score*:** https://www.assmann-stiftung.de/procam-tests/
- **QRisk-Score**: http://qrisk.org/
- **SCORE2-Score:** http://www.scores.bnk.de/score2--2021-.html
- **UKPDS-Score (RiskEngine):** www.dtu.ox.ac.uk/riskengine/index.php

Allen Scores ist gemeinsam, dass sie das kardiovaskuläre Risiko eher überschätzen.

10.3.3 Diagnostik und Prognose

Die NVL Diabetes empfiehlt für Menschen mit kardiovaskulärer Erkrankung ein Screening auf Diabetes mittels Nüchtern-Plasmaglukose und/oder HbA_{1c}. Menschen mit Typ-2-Diabetes sollen auf Symptome einer atherosklerotischen Herz-Kreislauf-Erkrankung hin untersucht werden. Auf Symptome/Zeichen einer Herzinsuffizienz (HI) sollten Menschen mit Diabetes bei jedem Arztbesuch untersucht werden. Hinsichtlich Bestimmung von eGFR und Albuminurie gibt es differente Empfehlungen: einmalige Bestimmung von eGFR und Albuminurie (Urin-Albumin-Kreatinin-Ratio/UACR) bei eGFR < 50 ml/min (DEGAM, AkdÄ) ein Routinescreening auf Nephropathie mit eGFR und UACR (DGIM, DDG, DGN).

Die Letalität kardiovaskulärer Erkrankungen ist bei Diabetes Typ 2 bei Männern 2-fach und bei Frauen 4-fach erhöht. Makrovaskuläre Folgekrankheiten lassen sich im Vergleich zu mikrovaskulären Komplikationen durch eine intensive Glukosesenkung in geringerem Maße reduzieren. Aktuelle schwedische Registerdaten von 2019 weisen auf eine Verdoppelung des Sterberisikos bei Diabetesdiagnose vor dem 40. Lebensjahr hin – während bei über 75-Jährigen das Risiko durch einen Diabetes praktisch nicht mehr ansteigt. Das Risiko für kardiovaskuläre Erkrankungen stieg um das 4-Fache im Vergleich zu Gesunden. Insbesondere Frauen wiesen ein höheres zusätzliches kardiovaskuläres Erkrankungs- und Sterberisiko auf.

10.3.4 Therapiemöglichkeiten

Therapieziele für Patienten mit Diabetes werden im ➤ Kap. 2 dargestellt. Die antidiabetische Therapie (orale Antidiabetika, inkretinbasierte Therapie, Insulin) und deren Evidenz auf klinische Endpunkte finden sich in ➤ Kap. 4 und ➤ Kap. 5.

Im Folgenden wird auf die spezifische Therapie kardiovaskulärer Erkrankungen bei Diabetes eingegangen. Hierzu verweisen wir auf zahlreiche aktuelle Leitlinien.

Die NVL Diabetes betont den Stellenwert von SGLT-2-Hemmern und GLP-1-Analoga (jeweils Empfehlungsstufe Klasse I) zur kardiovaskulären Risikoreduktion bei Menschen mit Diabetes mellitus Typ 2 und bestehender kardiovaskulärer Erkrankung, wenn allein mit Metformin die individuellen Behandlungsziele nicht erreicht werden konnten. In den entsprechenden Studien waren alle eingeschlossenen Personen jahrelang u. a. mit Metformin vorbehandelt worden – das HbA_{1c} lag immer über 7 %.

Bei Menschen mit Typ-2-Diabetes und Nephropathie besteht ein Klasse-I-Empfehlungsgrad für SGLT-2-Hemmer, Blutdruckkontrolle zur Reduktion von kardiovaskulärem Risiko und Risikoreduktion für ein Nierenversagen (Progressionshemmung). Auch GLP-1-Rezeptoragonisten weisen bei CKD kardiovaskuläre Vorteile auf. Für Menschen mit einer UACR von mindestens 30 mg/g und normalen Kaliumwerten ist eine Eskalation mittels nichtsteroidalem Mineralkortikoidrezeptorantagonisten Finerenon möglich. Der Stellenwert von Finerenon kann nach aktueller Datenlage noch nicht definitiv beurteilt werden.

LEITLINIEN

Bundesärztekammer (BÄK), Kassenärztliche Bundesvereinigung (KBV), Arbeitsgemeinschaft der Wissenschaftlichen Medizinischen Fachgesellschaften (AWMF). Nationale VersorgungsLeitlinie Chronische KHK, Version 6.0. 2022. doi: 10.6101/AZQ/000491. www.leitlinien.de/khk

Deutsche Gesellschaft für Allgemeinmedizin und Familienmedizin, DEGAM. Hausärztliche Risikoberatung zur kardiovaskulären Prävention. Aus: https://www.degam.de/leitlinie-s3-053-024

Arzneimittelkommission der deutschen Ärzteschaft (2023) Medikamentöse Cholesterinsenkung zur Vorbeugung kardiovaskulärer Ereignisse. 1. Auflage, Version 2.0. https://www.akdae.de/fileadmin/user_upload/akdae/Arzneimitteltherapie/LF/PDF/Cholesterinsenkung.pdf

Davies MJ (2018) Management of hyperglycemia in type 2 diabetes. Diabetes Care 41: 2669–2701

KHK

Eine gestörte Glukosetoleranz sowie Diabetes mellitus Typ 2 sind bei Patienten mit akutem Koronarsyndrom (ACS) und chronischem Koronarsyndrom (CCS) häufig und mit einer eingeschränkten Prognose vergesellschaftet. Alle Patienten mit einer KHK sollten auf das Vorliegen eines Diabetes untersucht werden. Eine manifeste KHK sollte Anlass sein, die Blutglukose weniger intensiv zu senken. Hinsichtlich Details wird auf o. g. Leitlinien zum Diabetes, zu kardiovaskulären Erkrankungen und KHK sowie auf kardiologische Fachliteratur verwiesen.

Die „stabile KHK" wird mittlerweile als **chronisches Koronarsyndrom** bezeichnet und unterteilt sich in **3 Gruppen.** Vor jeder (invasiven) Diagnostik soll gemeinsam mit den Patientinnen und Patienten überlegt werden: Hätte ein Nachweis einer Koronarstenose andere therapeutische Konsequenzen als eine nach kardiovaskulärem Risiko-Assessment möglicherweise ohnehin indizierte Behandlung mit Statin und ASS? In den meisten Fällen verbessert eine koronare Intervention (PCI) anders als der Bypass die Prognose gegenüber einer optimalen medikamentösen Therapie nicht. Eine Koronarangiografie soll darum nur durchgeführt werden, wenn die Patienten prinzipiell mit einer Bypass-Operation einverstanden wären.

- **V. a. stenosierende KHK**
- **Bekannte stenosierende KHK**
- **Mikrovaskuläre Erkrankung (früher Small Vessel Disease):** Herzkatheter unauffällig
- SGLT-2-Hemmer (Empagliflozin, Dapagliflozin) sollten bei Menschen mit Diabetes und kardiovaskulären Krankheiten eingesetzt werden, wenn allein mit Metformin die individuellen Therapieziele nicht erreicht werden konnten. Sie senken die Gesamtsterblichkeit v. a. durch eine Verringerung kardialer Dekompensation. Sie wirken über die Glukose- und Natriumausscheidung mit dem Urin unabhängig von der Glukosesenkung. In der EMPAREG-Outcome-Studie kam es unter Empagliflozin zu einer absoluten Risikoreduktion um 1,6 % für makrovaskuläre Endpunkte und von 2,6 % für Tod. Für die übrigen SGLT-2-Hemmer konnte keine Mortalitätssenkung nachgewiesen werden.
- Auch GLP-1-Analoga (Liraglutid, Dulaglutid, Semaglutid) reduzieren kardiovaskuläre Ereignisse bei Menschen mit Diabetes und kardiovaskulären Erkrankungen und sollten – nachrangig nach dem wirksamer schützenden Empagliflozin – eingesetzt werden, wenn allein mit Metformin die individuellen HbA_{1c}-Ziele nicht erreicht werden konnten.
- Eine intensive Sekundärprävention wird bei Menschen mit Diabetes und KHK empfohlen: ASS, Blutdrucknormalisierung und Statin.
- Bei Menschen mit Diabetes liegen häufig Mehrgefäßerkrankungen vor, die höhere Restenosierungsraten und ein niedrigeres langfristiges Überleben aufweisen. Die koronare Bypass-Operation (CABG) ist der perkutanen Koronarintervention (PCI) bei geeigneten Menschen mit Diabetes (und zusätzlicher Herz- und Niereninsuffizienz) überlegen. Ergebnisse der BARI-2b-Studie (2009) bestätigten in der Patientengruppe mit CABG eine stärkere Verbesserung kardialer Ereignisse bei Diabetes und KHK im Vergleich zu PCI.

Arterielle Hypertonie

Für weitere Details ➤ Kap. 13. Arterielle Hypertonie findet sich häufiger bei Menschen mit Diabetes Typ 2 im Vergleich zur Allgemeinbevölkerung. Evidenz zur Risikoreduktion der Gesamtsterblichkeit, KHK, Myokardinfarkt, Schlaganfall,

Herzinsuffizienz, Retinopathie, Albuminurie, Nierenversagen durch adäquate Blutdrucksenkung bei Diabetes liegt vor.

Hyperlipidämie

Die Senkung von als erhöht definierten Cholesterinwerten selbst ist offensichtlich nicht nützlich – es kommt auf das jeweilige kardiovaskuläre Risiko und die Wahl der Substanz an. Die beste Evidenz für einen Nutzen haben die Statine. Vor Beginn einer lipidsenkenden Therapie sollten o. g. Risiko-Scores im Einzelfall berechnet werden.

Über eine lipidsenkende Therapie bestehen in der Ärzteschaft seit vielen Jahren stark kontroverse Diskussionen. Auf die zwei Konzepte **„Fire and forget"** (feste Statindosis), dem sich DEGAM und AkdÄ anschließen, und **„The lower the better"** (LDL-Cholesterin weitestmöglich reduzieren), therapeutisches Konzept der deutschen (DDG) und der amerikanischen Diabetesgesellschaften (ADA) sowie von Kardiologen und Lipidologen in Deutschland, Europa und den USA, sei verwiesen.

- Statine sind Therapie der 1. Wahl bei erhöhtem kardiovaskulärem Risiko (derzeitige Vorgabe: > 20 % in 10 Jahren) und in der Sekundärprävention.
- Fibrate senken das kardiovaskuläre Risiko nicht. Eine Kombination mit Statinen soll wegen des Myopathierisikos vermieden werden.
- Eine Kombination von Statinen mit Ezetimib kann zwar die Infarktrate geringfügig senken, beeinflusst die Sterblichkeit aber nicht.
- Kostenintensivere PCSK9-Hemmer sollten nach der Einschätzung der Arzneimittelkommission der deutschen Ärzteschaft nur eingesetzt werden, wenn bei familiärer Hypercholesterinämie eine Lipid-Apherese vermieden werden kann. Auch sie senken nur die Infarktrate und nicht die Mortalität.
- Erhöhte Triglyzeride werden durch eine Senkung der Blutglukose normalisiert. Die Aufnahme der Bestimmung von Triglyzeriden und LDL-Cholesterin als Bestandteil der Gesundheitsuntersuchung nach § 25 SGB V wurde nicht inhaltlich begründet.
- Eine Statinbehandlung bei über 85-Jährigen sollte kritisch erfolgen – eine Lebensverlängerung wurde nicht belegt, aber das Risiko für unerwünschte Wirkungen steigt.

Herzinsuffizienz

Herzinsuffizienz (HI) ist eine unterschätzte Komplikation bei Menschen mit Diabetes. Diabetes erhöht das Risiko für HI unabhängig von Hypertonie und KHK. Die Koexistenz von Diabetes und HI erhöht das Risiko für Hospitalisation infolge HI, die Gesamtsterblichkeit und das Risiko des kardiovaskulären Todes.

Entsprechend der linksventrikulären Ejektionsfraktion (LVEF), bestimmbar mit Echokardiografie, werden HI mit reduzierter Ejektionsfraktion (HFrEF; LVEF < 40 %), HI mit gering reduzierter Ejektionsfraktion (HFmrEF; LVEF 41–49 %) und HI mit erhaltener Ejektionsfraktion (HFpEF; LVEF > 50 %) unterschieden. Rund 50 % der Menschen mit Diabetes weisen eine HFrEF auf.

Die medikamentöse Therapie für Menschen mit einer HFrEF **mit und ohne** Diabetes umfasst die Therapie mit ACE-Hemmer/Angiotensin-1-Rezeptorblocker, Betablocker, SGLT-2-Hemmer, Mineralokortikoidrezeptorantagonist und Diuretika und ggf. auch ARNI.

Automatische Vier- oder Fünffachkombinationen aller genannten Substanzen sind nicht mit Evidenz belegt. Häufig genug führen sie zu ausgeprägten Hypotonien. Dapagliflozin zeigte in DAPA-HF einen Mortalitäts-Benefit. Dieser Nutzen konnte für Empagliflozin nicht nachgewiesen werden. Beide Substanzen sind aber mit jeweils 10 mg Tagesdosis zur Behandlung der HFrEF zugelassen. Zudem sind beide Wirkstoffe auch zur Behandlung von HFmrEF und HFpEF zugelassen (EMPEROR-Preserved, DELIVER). Dabei muss festgehalten werden: SGLT-2-Hemmer verbessern die Prognose von Menschen mit HFpEF nicht – sie vermögen nur, bei einer von etwa 30 Personen mit HFpEF Hospitalisierungen zu verhindern.

Saxagliptin (DPP4-Hemmer) und Glitazone sind aufgrund des erhöhten Risikos für Hospitalisierung aufgrund HI bei Menschen mit Diabetes und HI kontraindiziert.

10.4 Periphere arterielle Verschlusskrankheit

10.4.1 Epidemiologie

Die Prävalenz der pAVK in der deutschen Allgemeinbevölkerung ist 3 % und 15–20 % bei > 70-Jährigen. Bei Patienten mit Diabetes mellitus liegt sie bei 20–30 %. Bei Männern ist die Prävalenz in den jüngeren Altersgruppen höher als bei Frauen – dies gleicht sich mit zunehmendem Alter an. Insgesamt besteht für Männer ein 5-fach höheres Erkrankungsrisiko als für Frauen. Die Häufigkeit von Amputationen bei Menschen mit Diabetes im Disease Management Programm (DMP) Nordrhein hat sich zuletzt von 40 auf 20/10.000 Personen halbiert.

10.4.2 Risikofaktoren

Hauptrisikofaktor der pAVK ist das Tabakrauchen. Die entsprechende Exposition (Anzahl der Pack Years) ist mit dem Schweregrad der pAVK, einer erhöhten Amputationsrate, einem Verschluss peripherer Bypass-Prothesen und der Mortalität assoziiert.

Atherosklerotische Erkrankungen in der Anamnese erhöhen das Risiko für eine pAVK: Das Risiko nach Myokardinfarkt ist 4-fach, nach Schlaganfall 2- bis 3-fach erhöht.

In etwa 10 % liegt der pAVK eine Endangiitis obliterans als eigenständige, von den oben genannten Risikofaktoren unabhängige Erkrankung zugrunde.

Beim Diabetes beruht das erhöhte Risiko ebenfalls auf den in ➢ Kap. 10.1 dargestellten Pathomechanismen der akzelerierten Atherosklerose. Assoziationsstudien zeigen einen relativen Anstieg des Risikos für eine manifeste pAVK um 28 % bei einem Anstieg des HbA_{1c} um 1 % auf. Allerdings findet sich für eine entsprechende Senkung des HbA_{1c} in langfristigen Beobachtungsstudien keine gleichsinnige Risikoreduktion. Für die einzelnen antidiabetischen Therapieformen zeigen sich keine klaren Vorteile, wobei prospektive Studien für die pAVK bei den „neueren" Wirkstoffklassen der GLP-1-Analoga und SGLT-2-Hemmer fehlen.

10.4.3 Diagnostik und Stadieneinteilung

Diagnostik

90 % der arteriellen Verschlusskrankheiten betreffen Arterien der unteren Extremität. Anamnestisch findet sich ein reproduzierbarer belastungsabhängiger Muskelschmerz, der in Ruhe an Intensität wieder abnimmt und meist verschwindet – die Claudicatio intermittens, im Volksmund „Schaufensterkrankheit" genannt. In Abhängigkeit von der Lokalisation der Gefäßläsion werden Schmerzen in Gesäßregion, Oberschenkel-, Waden- und Fußmuskulatur wahrgenommen.

Neben Auskultation und Palpation der Arterien ist auch der äußere Aspekt der Extremität wegweisend. Typische Befunde sind eine atrophe, kühle und blass-livide Haut. Die Hauttextur zeigt ein verlangsamtes Wachstum und eine „sandpapierartige" Hyperkeratose. Die Nägel sind eher verdickt, die Behaarung vermindert. Anhand der Ratschow-Lagerungsprobe werden Rekapillarisierung und Venenfüllung nach speziellem Lagerungsmanöver beurteilt.

Zur weiteren Abklärung sollte bei unklarem palpatorischem Befund ein Knöchel-Arm-Index (Ankle-Brachial-Index, ABI) mittels Dopplerdruckmessung erhoben werden. Ein Quotient < 0,9 gilt als beweisend für eine pAVK. Eine weitere Einteilung ist wie folgt möglich:

- ABI > 1,3: falsch hohe Werte (Verdacht auf Mediasklerose)
- ABI > 0,9: Normalbefund
- ABI = 0,75–0,9: leichte pAVK
- ABI = 0,5–0,75: mittelschwere pAVK
- ABI < 0,5: schwere pAVK (kritische Ischämie)

Durchführung des ABI

Der Patient sollte vor der Messung für mindestens 10 Minuten auf dem Rücken liegen. Dann wird für die rechte und linke Körperseite getrennt an oberer (A. radialis) und unterer (A. tibialis posterior und A. dorsalis pedis) Extremität der systolische Druck bestimmt. Hierzu wird nach Aufsuchen der Arterie mit der Dopplersonde die (passende) Blutdruckmanschette an Oberarm bzw. proximalem Unterschenkel angelegt und bis zum Verschwinden des Dopplersignals aufgepumpt. Beim Ablassen der Manschette stellt der Druck beim ersten detektierbaren Dopplersignal den systolischen Blutdruck des Gefäßes dar. Anschließend wird der höhere Unterschenkeldruck durch den höheren der beiden Oberarmdrücke dividiert. Falls der Druckunterschied an den Armen kleiner als 10 mmHg ist, wird der Mittelwert der an beiden Armen gemessenen Drücke verwendet. Das Ergebnis ist der ABI. Er sollte für jedes Bein einzeln berechnet werden.

Eine Schwierigkeit bei der Auswertung stellt die bei Diabetes nicht seltene Mönckeberg-Mediasklerose der Gefäße dar: Trotz objektiv eingeschränkter Durchblutung werden durch die Gefäßsklerose sogar eher hohe Verschlussdrucke gefunden.

Eine weiterführende nichtinvasive Diagnostik ist nur bei nicht eindeutigen Befunden erforderlich, wenn sich daraus therapeutische Konsequenzen ergeben und wenn eine Behandlung mit Statin und ASS sowie intensivem Gehtraining die Beschwerden nicht ausreichend kontrolliert.

Stadieneinteilung

Die Einteilung der pAVK der unteren Extremität erfolgt nach der vorwiegenden Lokalisation der Stenosen in:

- Beckentyp (aortoiliakale Verschlüsse)
- Oberschenkeltyp (femoropopliteale Verschlüsse)
- Unterschenkeltyp (Verschlüsse unterhalb der A. poplitea)
- Kombinationen der 3 Typen (z. B. Becken-Oberschenkel-Typ, selten Befall aller 3 Abschnitte)

Die Einteilung in klinische Stadien erfolgt anhand der Beschwerden nach Fontaine und/oder Rutherford (➢ Tab. 10.2).

Die fehlende Schmerzwahrnehmung bei diabetischer Polyneuropathie und atypische Beschwerden stellen eine diagnostische Herausforderung dar. Mindestens jährliche Untersuchungen auf eine beginnende pAVK sind darum fester Bestandteil des DMP Diabetes. Bei neu aufgetretenen Fußulzera soll immer nach einer pAVK gefahndet werden. Bei bekannter pAVK muss nicht erneut nach nicht tastbaren Fußpulsen gesucht werden, häufigere Inspektionen der Füße alle 3–6 Monate sind aber erforderlich.

10.4.4 Prognose

Eine asymptomatische pAVK ist häufig unterdiagnostiziert. Genaue Daten zur Progression fehlen.

Bei symptomatischer pAVK verbessern sich die Symptome spontan bei einem Viertel der Betroffenen, bei einem Drittel bis zur Hälfte bleibt die Erkrankung unverändert, bei 25 % ver-

Tab. 10.2 Klassifikation der pAVK nach Fontaine-Stadien und Rutherford-Kriterien

Fontaine		Rutherford		
Stadium	Klinisches Bild	Grad	Kategorie	Klinisches Bild
I	Asymptomatisch	0	0	Asymptomatisch
IIa	Gehstrecke* > 200 m	I	1	Leichte Claudicatio intermittens
IIb	Gehstrecke* < 200 m	I	2	Mäßige Claudicatio intermittens
		I	3	Schwere Claudicatio intermittens
III	Ischämischer Ruheschmerz	II	4	Ischämischer Ruheschmerz
IV	Ulkus/Gangrän	III	5	Kleinflächige Nekrose
		III	6	Großflächige Nekrose

* Gemeint ist eine beschwerdefreie Gehstrecke in moderatem Tempo

schlechtert sich die Symptomatik. Die Prognose wird von kardialen und zerebralen Ereignissen bestimmt. Das Risiko einer kritischen Extremitätenischämie ist in diesem Patientenkollektiv hingegen sehr gering, in 2 % kommt es zur Amputation innerhalb der folgenden 10 Jahre.

Patienten mit kritischer Extremitätenischämie weisen eine sehr hohe 1-, 5- und 10-Jahres-Mortalität auf. Bereits vor 30 Jahren wurde eine 1-Jahres-Mortalität von 20 % bei kritischer Ischämie berichtet, was aktuelle französische Registerdaten bestätigen. Bei stabiler Claudicatio liegt die 1-Jahres-Mortalität bei 6 %, bei kritischer Ischämie bei 23 % und bei Ulzerationen bei 29 %.

Bei Diabetes und kritischer Ischämie fand eine italienische Studie eine 1-Jahres-Mortalität von 26 % im Vergleich zu 12 % bei Betroffenen ohne Diabetes. Majoramputationen erlitten 50 % dieser Patienten im darauffolgenden Jahr.

Die aus DRG-Diagnosen in Deutschland erfassten jährlichen Majoramputationsraten in Deutschland zeigten sich in den letzten Jahren erfreulicherweise rückläufig. Sie sanken um 11 % zwischen 2005 und 2015, während die Rate an Minoramputationen um 13 % zunahm. Dabei hatten 46 % (2005) bzw. 48 % (2015) einen Diabetes. Die Krankenhausmortalität bei Amputationen fiel von 19,8 % auf 17,4 %.

DEFINITION

Minoramputationen: Amputationen im Zehenbereich und Strahlresektionen
Majoramputationen: Absetzungen oberhalb des Knöchelniveaus. Nach neuerer Definition werden hierzu auch transmetatarsale Amputationen hinzugerechnet.
Grenzzonenamputationen: Kombination aus Minoramputation unter Schonung von vitalem Gewebe mit gleichzeitigem Débridement. Die Amputationsgrenze hält sich nicht an anatomische Grenzen.

10.4.5 Therapie

Einstellen des Rauchens, Behandlung mit Antihypertensiva, Statinen, ASS und Gehtraining sind die Säulen der konservativen Therapie der pAVK. Durch ein Gehtraining kann in frühen Stadien der pAVK durch die Induktion der Kollateralisierung eine bis zu 75-prozentige Verbesserung der Belastungstoleranz erreicht werden. Diabetische Fußulzera stellen eine Kontraindikation für ein Gehtraining dar. Nach Entlastung und Abheilung von Fußulzera sowie angepasster Schuhversorgung ist ein Gehtraining in gewissem Umfang möglich.

Zur Sekundärprävention sind ASS und bei pAVK Stadium IIb Clopidogrel indiziert – beide Substanzen senken die kardiovaskulären Ereignisraten. Nach erfolgter Intervention kommt Rivaroxaban in niedriger, pAVK-adaptierter Dosis zum Einsatz.

Reicht eine konservative Therapie nicht aus, kommen perkutane transarterielle Angioplastie (PTA), ggf. mit Stentimplantation, oder eine Bypass-Chirurgie infrage. Eine weitere Option ist die Thrombendarteriektomie (hohes periinterventionelles Risiko).

Bei Therapieversagen stellt die Amputation der betroffenen Areale die Ultima Ratio dar. Die Amputationshöhe richtet sich nach Ausdehnung der Nekrose bzw. Infektion und der Durchblutungssituation. Ziel ist eine möglichst mobilitätserhaltende Amputation, ggf. auch durch Prothesenversorgung.

LEITLINIEN

(regelmäßige Aktualisierungen beachten)

Deutsche Gesellschaft für Angiologie, Gesellschaft für Gefäßmedizin. S3-Leitlinie „Zur Diagnostik, Therapie und Nachsorge der peripheren arteriellen Verschlusskrankheit". AWMF-Registernr. 065/003. 2020. Aus: https://www.awmf.org/uploads/tx_szleitlinien/065-003l_S3_PAVK_periphere_arterielle_Verschlusskrankheit_2020-05.pdf
IWGDF. Practical Guidelines 2023 on the prevention of diabetic foot disease. 2023. Aus: https://iwgdfguidelines.org/wp-content/uploads/2023/07/IWGDF-2023-01-Practical-Guidelines.pdf

10.5 Erektile Dysfunktion

Unter erektiler Dysfunktion (ED) versteht man die dauerhafte Unfähigkeit, eine adäquate Erektion zu erreichen und aufrechtzuerhalten, um penetrativen Geschlechtsverkehr und Orgasmusfähigkeit zur Zufriedenheit beider Sexualpartner zu erzielen. Eine ED stellt eine große psychosoziale Belastung der Betroffenen dar.

Tab. 10.3 Medikamentöse Therapie der erektilen Dysfunktion mit PDE5-Hemmern

Substanz	Klinischer Einsatz	Unerwünschte Wirkungen und Vorsichtsmaßnahmen	Typische Dosierung
Sildenafil (generisch verfügbar)	Effektiv bei der Behandlung der organischen, psychogenen oder gemischten ED, bei Bedarf	Alle PDE5-Inhibitoren: Kopfschmerz, Dyspepsie, Vasodilatation, Durchfall, Rhinitis, Epistaxis, blaustichiges Sehen und andere Sehstörungen Kontraindiziert in der Kombination mit Nitraten und/oder Riociguat	Wird 1 h vor dem Geschlechtsverkehr eingenommen und ist effektiv für bis zu 4 h 50–100 mg, auf leeren Magen eingenommen! Gilt für alle PDE5-Hemmer: Stimulation ist für eine Erektion erforderlich
Vardenafil (generisch verfügbar)	Wie bei Sildenafil	Wie bei Sildenafil, außer: Farbsehstörungen deutlich seltener berichtet Bei Dialyse oder schwerer Leberinsuffizienz nicht empfohlen	Selber Wirkeintritt und selbe Wirkdauer wie Sildenafil 10–20 mg, auf leeren Magen eingenommen Patienten ≥ 65 Jahre: 5 mg Startdosis
Tadalafil (generisch verfügbar)	Wie bei Sildenafil	Wie bei Sildenafil, außer: Farbsehstörungen deutlich seltener berichtet	Selber Wirkeintritt wie bei Sildenafil Wirkdauer bis zu 36 h 10–20 mg 1 h vor der geplanten sexuellen Aktivität
Avanafil (nur als Originalpräparat verfügbar)	Wirkeintritt 15–30 min nach Einnahme Schneller als Sildenafil	Wie bei Sildenafil, außer: Farbsehstörungen deutlich seltener berichtet Bei Dialyse oder schwerer Leberinsuffizienz nicht empfohlen	100–200 mg spätestens 15 min vor der geplanten sexuellen Aktivität

10.5.1 Epidemiologie und Prognose

Männer mit Diabetes sind im Vergleich zu gesunden Männern besonders anfällig für neurogene und endotheliale Schäden und leiden mit zunehmendem Alter deutlich häufiger unter erektiler Dysfunktion, was Lebensqualität und männliches Selbstvertrauen einschränkt. Die Prävalenz der erektilen Dysfunktion bei Männern ohne Diabetes liegt in Deutschland bei 2,3 % in der 3. Lebensdekade und steigt auf 40–53 % in der 7. Lebensdekade (DGU 2001; DGN et al. 2018). Ein Review (Malavige 2009) gibt eine Prävalenz der erektilen Dysfunktion (weltweit) von 35–90 % bei Männern mit Diabetes an. Eine Metaanalyse (Kouidrat 2017; Daten aus Asien, Europa, Nordamerika, Afrika) weist für Männer mit Diabetes mit 53 % eine 3,5fach höhere Prävalenz für eine erektile Dysfunktion aus im Vergleich zu Männern ohne Diabetes. Die Prävalenz der erektilen Dysfunktion für Männer mit Diabetes mellitus Typ 2 wird mit 66 % fast doppelt so hoch angegeben wie für Diabetes mellitus Typ 1 mit 34 %.

10.5.2 Behandlung: Wie und durch wen?

Bei Patienten ohne kardiovaskuläre Vorerkrankungen und mit niedrigem bis gering erhöhtem kardiovaskulärem Risiko kann ein Therapieversuch ohne weitere Abklärungsdiagnostik unternommen werden. Die verfügbaren Substanzen unterscheiden sich nur geringfügig, zumeist in der Wirkdauer (➤ Tab. 10.3).

Bei Patienten mit einer manifesten kardiovaskulären Erkrankung oder einem hohen kardiovaskulären Risiko mit Einschränkung der Alltagsbelastbarkeit sollte vor dem Beginn einer Therapie mit einem PDE5-Hemmer eine Abschätzung der kardialen Situation erfolgen. Dies nicht, weil dieses Substanzen mit einem erhöhten Risiko für negative Ereignisse verbunden sind, sondern um sicherzugehen, dass das Herz-Kreislauf-System der erhöhten körperlichen Belastung beim Geschlechtsverkehr gewachsen ist.

Jeder Mann mit Diabetes sollte regelmäßig auf Erektions- und Orgasmusfähigkeit angesprochen werden. Symptome einer erektilen Dysfunktion sind ein Alarmzeichen und erfordern eine risikoadaptierte Abklärung hinsichtlich Risikofaktoren für Herz-Kreislauf-Erkrankungen. Die erektile Dysfunktion kann Erstsymptom eines Diabetes mellitus und von (noch asymptomatischen) kardiovaskulären Erkrankungen (Hypertonus, KHK, Herzinsuffizienz, zerebrale Durchblutungsstörungen, pAVK) sein. Eine erektile Dysfunktion kann bereits 2–5 Jahre vor Manifestation o. g. Folgekrankheiten vorliegen und identifiziert für kardiovaskuläre Komplikationen besonders gefährdete Männer bereits im mittleren Lebensalter.

Praxis

Medikamente zur Therapie der erektilen Dysfunktion müssen privat bezahlt werden und sind keine Leistung im Rahmen der gesetzlichen Krankenversicherungen in Deutschland. Diese Medikamente sind in der Anwendung sicher und erhöhen nicht das Risiko für einen Herzinfarkt o. a. negative Ereignisse (Pyrgidis 2021).

PDE5-Hemmer müssen auf nüchternen Magen eingenommen werden, damit sie optimal wirken können!

KAPITEL

11 Akutkomplikationen – Hypoglykämie und Coma diabeticum

Christiane Kellner und Christof Kloos

Kernaussagen

- Hypoglykämie, Ketoazidose und hyperglykämisches Koma sind akute, oft schwere Komplikationen eines Diabetes mellitus.
- Hypoglykämie ist in der Regel durch typische, meist autonome oder neuroglykopenische Symptome charakterisiert. Diese können bei manchen Betroffenen reduziert oder gar nicht vorhanden sein.
- Leichte Hypoglykämien (Level 1 und 2) gefährden meist nicht und sind durch Betroffene selbst behandelbar. Empfohlen werden schnell lösliche Kohlenhydrate p. o. (20–30 g = 2–3 KE Glukose als Saft oder Traubenzucker).
- Schwere Hypoglykämien (Level 3) können vital gefährden, Betroffene benötigen Fremdhilfe. Die Akutbehandlung ist Glukagon als Spray nasal oder Lösung s. c. oder i. m. (auch durch Laien sinnvoll und möglich) oder/und Glukose i. v. (20 g =2 KE).
- Das hyperosmolare Koma und die diabetische Ketoazidose werden unter dem Begriff Coma diabeticum zusammengefasst.
- Die diabetische Ketoazidose ist eine schwere Entgleisung des Stoffwechsels durch Insulinmangel. Die Therapie erfolgt primär mit Volumensubstitution und niedrig dosiertem, kontinuierlich gegebenem Insulin, bei schwerer Ketoazidose unter intensivmedizinischer Überwachung. Der Kaliummangel darf nicht unterschätzt werden (durch Azidose oft maskiert).
- Das hyperosmolare Koma betrifft vorwiegend alte Menschen und ist durch eine schwere Hyperglykämie und Exsikkose, in der Regel ohne Azidose, gekennzeichnet. Hier steht die Volumengabe im Vordergrund.
- Strukturierte Schulungs- und Behandlungsprogramme durch ein erfahrenes Behandlungsteam reduzieren Hypoglykämien, Ketoazidosen und hyperosmolares Koma.

11.1 Hypoglykämie

11.1.1 Definition

Eine einheitliche Definition der Hypoglykämie existiert nicht. Für Menschen mit Diabetes mellitus wird in der Definition auch die Gefährdung durch niedrige Glukosewerte berücksichtigt (➤ Tab. 11.1). Liegen typische Beschwerden vor, die nach Aufnahme rasch resorbierbarer Kohlenhydrate verschwinden, geht man von einer **leichten Hypoglykämie** aus. Ebenso, wenn die gemessene Glukose im Blut 4 mmol/l (72 mg/dl) unterschreitet, ohne typische Beschwerden, da hier bereits eine Gefährdung durch niedrige Glukose droht. Die kontinuierliche Glukosemessung (CGM) erfolgt im interstitiellen Gewebe. Hier hinkt die gemessene Glukose methodisch bedingt dem tatsächlichen Wert im Blut bis zu 15–20 Minuten hinterher. Nach Konsensusleitlinien für die CGM-Messung wird eine leichte Hypoglykämie deshalb erst dann gezählt, wenn die CGM-Messung länger als 15 Minuten unter o. g. Schwelle liegt. Dies berücksichtigen Auswerteprogramme der Systeme. Eine leichte Hypoglykämie können Betroffene selbst behandeln.

Eine **schwere Hypoglykämie** ist hingegen dadurch gekennzeichnet, dass Betroffene sich nicht selbst helfen können. Sie benötigen Hilfe durch eine dritte Person oder/und erhalten dabei Glukose i. v., Glukagon s. c., i. m. oder nasal oder ambulante oder stationäre ärztliche Hilfe. Häufig wird in der Definition von Hypoglykämien bei Menschen mit Diabetes mellitus von verschiedenen Gefährdungsgraden („Level") gesprochen, und Hypoglykämien werden anhand von Glukosemessung und Klinik in Level 1–3 eingeteilt (➤ Tab. 11.1).

In der Qualitätssicherung in Deutschland werden nur mit Glukagon oder Glukose i. v. behandelte Hypoglykämien als schwere Hypoglykämien gewertet.

Tab. 11.1 Definition der Hypoglykämie (Cave: keine allgemein anerkannte Definition)

Leichte Hypoglykämie
Level 1
• Typische Symptome, die nach Kohlenhydrataufnahme verschwinden • Plasmaglukose < 4 mmol/l (< 72 mg/dl) • CGM/FGM: Gewebsglukose mehr als 15 min < 4 mmol/l (< 72 mg/dl)
Level 2
• Plasmaglukose < 3 mmol/l (< 54 mg/dl)
Schwere Hypoglykämie
Level 3
• Betroffene benötigen Fremdhilfe, die Hypoglykämie zu bewältigen • Glukagon/Glukose i. v. notwendig • Krankenhauseinweisung als Folge von Hypoglykämie

11.1.2 Symptomatik

Hypoglykämie ist ein Zustand, der sich durch eine zu niedrige Glukose im Blutplasma auszeichnet. Unterschreitet die Glukose dort eine Schwelle von etwa 4 mmol/l (70 mg/dl), reguliert der Körper gegen, um ein weiteres Absinken des Zuckers zu verhindern. Beteiligt sind Hormone, insbesondere Glukagon, Kortisol, Katecholamine und das autonome Nervensystem. Ist die Gegenregulation stärker aktiviert, spüren Betroffene psychovegetative Symptome, v. a. Unruhe, schnellen Herzschlag, starken Hunger und Schwitzen, die auch „adrenerge" Symptome genannt werden. Sinkt die Glukose weiter ab, sind die Nerven nicht mehr ausreichend mit Energie versorgt und büßen ihre volle Funktionsfähigkeit ein. Unter 3 mmol/l (60 mg/dl) treten „neuroglykopenische" Symptome auf, die sich vielfältig und individuell stark unterschiedlich äußern können (➤ Tab. 11.2). Betroffene sind u. a. unkonzentriert, haben Sehstörungen, werden aggressiv oder apathisch und verlieren bei sehr niedriger Glukose (meist < 2 mmol/l [36 mg/dl]) im äußersten Fall das Bewusstsein oder erleiden einen Krampfanfall. Ist die Hypoglykämiewahrnehmung gestört, z. B. durch vorausgegangene zu niedrige Glukose, können adrenerge Symptome komplett entfallen. Dies hat Bedeutung, da die Warnfunktion für einen niedrigen Glukosebereich fehlt, in dem sich Betroffene noch gut selbst helfen könnten.

Für gesunde Menschen wird eine Glukose bis zu einem Wert von 3,3 mmol/l (60 mg/dl) als noch normal definiert. Menschen mit Diabetes mellitus können jedoch bereits bei normalen Glukosewerten Symptome einer Hypoglykämie erfahren, wenn die Glukose vorausgehend mehrere Tage deutlich zu hoch war. Ebenso können an niedrige Glukosewerte angepasste Menschen mit Diabetes mellitus auch bei Glukosewerten < 2 mmol/l (36 mg/dl) noch beschwerdefrei sein.

11.1.3 Prävalenz, Gefahr, Ursachen und Risikofaktoren

Hypoglykämien bei Menschen ohne Diabetes mellitus sind selten. Wie häufig Hypoglykämien bei Menschen mit Diabetes

Tab. 11.2 Symptome der Hypoglykämie

Adrenerge Symptome (Blutzucker i. d. R. < 4 mmol/l [< 70 mg/dl])	
• Unruhe • Schwitzen • Schneller Herzschlag • Hunger	Merkt Betroffener
Neuroglykopene Symptome (Blutzucker i. d. R. < 3 mmol/l [< 52 mg/dl]), individuell sehr unterschiedlich in Präsentation und Ausprägung	
• Konzentrationsstörung • Wesensänderung • Sehstörung • Somnolenz/Koma • Krampfanfall	Merken andere

mellitus auftreten, hängt von zahlreichen Begleitumständen ab. Leichte Hypoglykämien treten wesentlich öfter auf als schwere Hypoglykämien, Menschen, die einen Insulinmangeldiabetes, also pankreopriven oder autoimmunen Diabetes mellitus haben, sind stärker gefährdet als Menschen mit Insulinresistenz. Daten zur Hypoglykämieprävalenz für Deutschland fehlen. Insulintherapie ist mit dem höchsten Risiko für eine Hypoglykämie assoziiert (➤ Tab. 11.3).

Schwere Hypoglykämien stellen einschneidende Ereignisse dar, die Betroffene belasten und auch vital gefährden. Für Menschen mit Diabetes mellitus Typ 2 und kardialer Vorerkrankung ist eine erhöhte Mortalität durch schwere Hypoglykämien belegt. Obwohl Daten hierzu fehlen, muss dies auch für Menschen mit Diabetes mellitus Typ 1 und kardialem Risiko angenommen werden.

Bisher liegt keine sichere Evidenz vor, dass Hypoglykämien kognitive Funktionseinbußen oder Demenz verursachen. Leichte Hypoglykämien gefährden Menschen mit Diabetes mellitus gering und schränken die Lebensqualität nicht oder kaum ein. Dennoch sollten auch leichte Hypoglykämien vermieden werden, da bereits leichte Hypoglykämien zu einer Hypoglykämiewahrnehmungsstörung führen können.

Ursache einer Hypoglykämie ist immer ein relativer Insulinüberschuss im Körper. Hauptursachen von Hypoglykämien bei Menschen mit Diabetes mellitus sind nicht ausreichend angepasstes oder zum falschen Zeitpunkt appliziertes Insulin oder insulinotrope Medikamente. Dies kann z. B. der Fall sein bei vermehrter Bewegung, wechselndem Ablauf der Tagesaktivitäten (z. B. Schichtarbeit), Korrektur erhöhter Glukosewerte, fehlerhaft geschätztem Kohlenhydratgehalt von Nahrungsmitteln sowie bei hinsichtlich Selbstmanagement-Fähigkeiten oder Begleitumständen nicht angepassten Therapiezielen. Die genannten Punkte sind auch wesentlich diejenigen, die in einer strukturierten Schulung modifizierbar sind.

Weiter begünstigend für Hypoglykämien sind niedriger Insulinbedarf, ausgeprägte Tagesrhythmik, eine Hypoglykämiewahrnehmungsstörung und gestörte Mechanismen der Gegenregulation. Hierunter fällt z. B. relevanter Alkoholkonsum (mehr als 2 Standardgläser pro Tag), auch durch die ggf. sedierende Wirkung, aber auch eine gestörte Funktion der Niere, der Leber, der Nebenniere oder des Pankreas. Weitere wichtige Faktoren sind höheres Lebensalter, eingeschränkte kognitive Funktion und psychiatrische Erkrankungen. Seltenere Gründe für eine Hypoglykämie sind ein starker Gewichtsverlust ohne ausreichende Reduktion des Insulins, Kachexie, vorangegangene Hypoglykämien, Antikörper gegen Insulin („Hirata-Syndrom"), Interaktion mit Begleitmedikation(en) und Frühgravidität (➤ Tab. 11.4).

Eine Sonderform von Hypoglykämien, die nicht zwingend im Zusammenhang mit einem Diabetes mellitus stehen muss, sind Hypoglykämien durch ein Spät-Dumping-Syndrom. Dieses ist Folge einer Operation im Bereich des Magens und des Darms, häufig durch bariatrische Chirurgie, und tritt typischerweise 2–4 Stunden nach kohlenhydrathaltiger Mahlzeit auf.

11.1.4 Therapie und Prävention

Bei einer Hypoglykämie müssen Betroffene rasch und ausreichend schnell resorbierbare Kohlenhydrate zu sich nehmen. Empfohlen werden ca. 20–30 g (2–3 KE) Traubenzucker (Glukose) oder Saft. Im Handel ist auch fertig portionierte Glukose als Gel oder Spray zu beziehen. Im Anschluss sollten noch langsam resorbierbare Kohlenhydrate gegessen werden, um ein Rezidiv zu vermeiden. Dies kann auch eine kohlenhydrathaltige Zwischenmahlzeit („Snack") oder eine normale Mahlzeit sein, wenn diese binnen einer Stunde eingenommen wird.

Können sich Betroffene nicht mehr selbst helfen, sind aber ausreichend wach, sodass das Risiko einer Aspiration gering ist, können Fremdhelfer versuchen, Glukose noch oral zu verabreichen. Ist dies nicht mehr möglich, können auch Laienhelfer Glukagon geben. Glukagon kann wirkungslos bleiben, wenn die Glykogenspeicher leer sind (z. B. vorangegangene Hypoglykämie) oder nicht angezapft werden können (z. B. Alkohol). Klart der Betroffene nicht binnen 15–20 Minuten

Tab. 11.3 Prävalenz der Hypoglykämie* (Cave: Die Prävalenz ist abhängig von der verwendeten Hypoglykämie-Definition.)

	Diabetes mellitus Typ 2		Diabetes mellitus Typ 1/pankreopriv
	Kein Insulin**	Insulin	Insulin
Leichte Hypoglykämie (pro 100 Pat./Woche)	1,0	30,0	100–300
Schwere Hypoglykämie (pro 100 Pat./Jahr)	0,30	0,9	1,76
Schwere Hypoglykämie (pro 100 Pat./Jahr)	< 70 J./> 70 J. 0,24/0,31	< 70 J./> 70 J. 0,80/1,0	K&J[1]/< 60 J./> 60 J. 2,94/1,69/1,89

[1] Kinder und Jugendliche
* Zahlen aus mehreren Quellen in Deutschland (leichte Hypoglykämie) und dem DMP Nordrhein der Jahre 2020 und 2022 (schwere Hypoglykämie)
** Sulfonylharnstoffe weisen etwa eine Inzidenz von 20 leichten Hypoglykämien/100 Pat. und Woche auf. Die Inzidenz schwerer Hypoglykämien unter Sulfonylharnstoffen ist im Qualitätsbericht des DMP Nordrhein nicht separat ausgewiesen.

Tab. 11.4 Ursachen und Risikofaktoren der Hypoglykämie

Therapiebezogen	• Insulin • Insulinotrope Antidiabetika (Sulfonylharnstoffe) • Lange Behandlungsdauer mit Insulin (> 5 Jahre)
Personenbezogen	• Kein eigenes Insulin („absoluter Insulinmangel") (Typ-1-Diabetes > Typ-2-Diabetes) • Hypoglykämiewahrnehmung vermindert (Typ-1-Diabetes > Typ-2-Diabetes) • Kein strukturiertes Schulungs- und Behandlungsprogramm • Disruptiv veränderte Lebensumstände (unübliche Bewegungs- und/oder Ernährungsmuster, Krankenhausbehandlung) • Alter > 70 Jahre • Multimorbidität • Kognition vermindert • Psychiatrische Erkrankung • Malnutrition/Kachexie • Gewichtsverlust • Soziales Setting/niedriger Sozialstatus • Gravidität (vor 15. Woche) (Typ-1-Diabetes) • Kleinkinder, Jugendliche (Typ-1-Diabetes)
Gestörte Organfunktion	• Nebenniereninsuffizienz • Fortgeschrittene Niereninsuffizienz • Fortgeschrittene Leberinsuffizienz • Fortgeschrittene Neuropathie
Medikamentös/ toxisch	• Alkohol • Sedierende Medikamente • Nichtkardioselektive β-Blocker

ausreichend auf, muss Glukose infundiert werden (50 ml 40 % Glukose als Bolus i. v.) und ggf. eine Krankenhauseinweisung erfolgen (➤ Abb. 11.1). Wichtig ist, nach der Ursache der Hypoglykämie zu fahnden und diese bei einem systematischen Problem zu beseitigen.

Tritt eine Hypoglykämie – insbesondere eine schwere Hypoglykämie – auf, muss nach der Ursache gesucht und diese möglichst beseitigt werden!

Bei Hypoglykämie durch Sulfonylharnstoffe **ausreichend lange** (bis zu 2 Tage) kontinuierlich i. v.-Glukose geben und **überwachen,** bis eine stabile Euglykämie erzielt ist!

In der Prophylaxe der Hypoglykämie nimmt die Edukation im Rahmen eines strukturierten Schulungs- und Behandlungsprogramms einen zentralen Platz ein, da die häufigsten Ursachen unter Insulin in Therapie- und Handhabungsfehlern liegen. Diese betreffen v. a. Kost, Dosierung des Insulins und Verhalten in Sondersituationen, z. B. bei vermehrter Bewegung, Urlaub oder Infekt. Strukturierte Schulung reduziert wirksam Hypoglykämien und Ketoazidosen in Risikokollektiven (➤ Tab. 11.5) und sollte durch ein erfahrenes Team erfolgen, am besten in einer Gruppe mit gleicher Krankheitsentität und vergleichbarer Therapie.

Spezielle Schulungsprogramme für Hypoglykämie sind nicht regelhaft erforderlich. Bei Menschen mit Diabetes mellitus Typ 1 werden aber mehr als 50 % der Hypoglykämien durch nur 5 % der Betroffenen verursacht. Für diese Hochrisikoklientel sollte erwogen werden, ob eine Mitbehandlung in einem Zentrum mit spezialisierter Expertise sinnvoll ist.

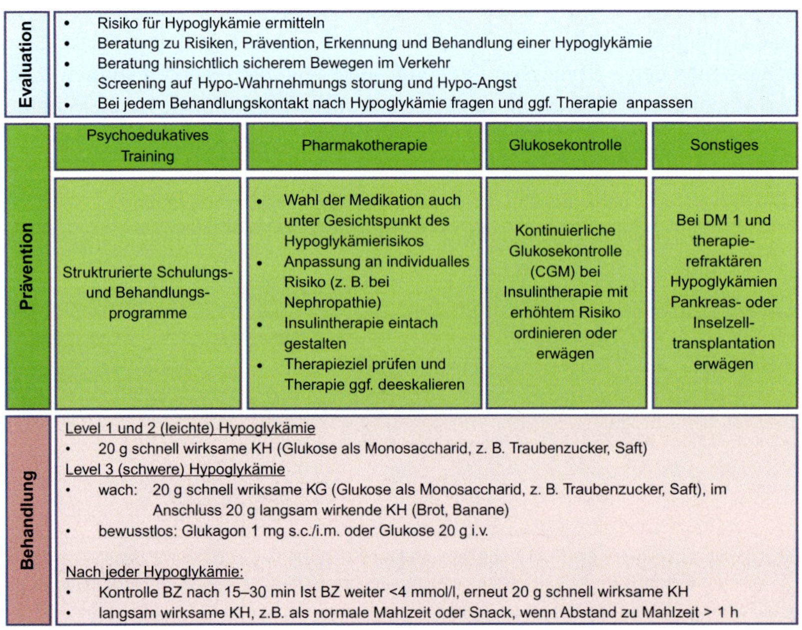

Abb. 11.1 Behandlung der Hypoglykämie (nach Diabetes Canada Clinical Practice Guidelines Expert Working Group 2023) [F1200-001/L143]

Tab. 11.5 Prävalenz der Hypoglykämie und Ketoazidose vor und nach strukturierter Schulung

	Typ-1-Diabetes/pankreopriv		Typ-2-Diabetes	
	Davor	Danach	Davor	Danach
Schwere Hypoglykämie* (pro 100 Pat./Jahr)	37	15	3,7	2,4
Schwere Ketoazidose (pro 100 Pat./Jahr)	9	4	k.A.	

* Glukagon oder/und Glukose i. v.

Bei jedem Kontakt sollte bei Menschen mit Diabetes mellitus das individuelle Hypoglykämierisiko evaluiert, die aktuelle Therapie überprüft und hinsichtlich Hypoglykämiewahrnehmung und -angst gescreent werden. Liegt ein Risiko vor, muss hierfür aufgeklärt werden. Besondere Bedeutung hat dies für Tätigkeiten in Gefährdungsbereichen (z. B. Arbeit auf Gerüsten) und beim Führen von Kraftfahrzeugen und Maschinen. Betroffene müssen nachweisbar schriftlich informiert werden, dass die Fahrtauglichkeit eingeschränkt sein kann und welche Vorsichtsmaßnahmen sie beachten müssen. Bei erhöhtem Risiko lohnt es sich auch, Angehörige zu informieren und für den Notfall zu schulen. Glukagon sollte in fertig anwendbarer Form (Fertigpen oder Spray) ordiniert werden, um die Schwelle zur Fremdhilfe zu senken und Behandlungsfehler zu vermeiden.

Kontinuierliche Glukosemessung (CGM) kann Menschen mit komplexen Insulintherapien unterstützen, Hypoglykämien rechtzeitig zu erkennen und zu vermeiden. Für CGM und im Umgang trainierte Menschen mit Diabetes mellitus Typ 1 liegt der Nachweis vor, dass Hypoglykämien reduziert werden, nicht jedoch schwere Hypoglykämien mit Koma, Krampfanfall, Glukose i. v. bzw. Glukagon s. c./i. m. Für Closed-Loop-Systeme liegt bisher keine Evidenz hinsichtlich Hypoglykämiereduktion vor. Ein solches System kann sinnvoll sein, wenn es im klinischen Setting geeignet scheint.

Hinsichtlich bestimmter Insuline liegt nur für langwirksame Analoginsuline eine schwache Evidenz für weniger Hypoglykämien vor. Besteht Hypoglykämieangst, die eine ausreichende Glukosekontrolle verhindert, sollte ebenfalls im Rahmen einer strukturierten Schulung oder durch den Einsatz von Technik interveniert werden. Wichtig ist eine zusätzliche psychologische Begleitung. Ultima Ratio bei Menschen mit Diabetes mellitus Typ 1 und persistierenden Hypoglykämien ist eine Inselzell- oder Pankreastransplantation.

Praxis

Eine schwere Hypoglykämie bei Menschen mit Diabetes mellitus Typ 2 weist häufig auf ein Selbstmanagementdefizit oder fortgeschrittene Organinsuffizienz, z. B. Niereninsuffizienz, hin und sollte dann zu einer De-Eskalation der Therapie und Therapieziele führen.

Ab 60 Jahren sollten bei Menschen mit Diabetes mellitus und Insulin oder insulinotropen Diabetesmedikamenten regelmäßig Therapie und Therapieziele hinsichtlich Gefährdungspotenzial und erwartbarem Benefit überprüft werden. Ggf. müssen Medikation und Therapieziel an Begleiterkrankungen und Selbstmanagementfähigkeiten angepasst und die glykämische Kontrolle gelockert werden. Wird eine Therapie mit Insulin oder insulinotropen Antidiabetika begonnen, muss dies vorsichtig erfolgen und v. a. anfänglich, adäquat überwacht werden (s. Beispiel).

Beispiel

Frau V., 73 Jahre, Diabetes mellitus Typ 2, guter Allgemeinzustand, mit Ehemann selbstversorgend, wird wegen entgleister Glykämie (HbA_{1c} 9,8 %) zum Diabetologen überwiesen. Die Therapie erfolgt mit niedrig dosiertem Metformin und SGLT-2-Hemmer, die Nierenfunktion ist mäßig eingeschränkt (GFR ca. 60 ml/min). Die Einstellung auf Insulin wird diskutiert. Frau V. wünscht kein Insulin und es erfolgt der Behandlungsversuch mit einem Sulfonylharnstoff. Nach Synkope, die nicht hypoglykämiebedingt war, erhält Frau V. im Krankenhaus Insulin. Nach wenigen Wochen tritt ein Schlaganfall mit inkompletten Lähmungserscheinungen auf und Frau V. geht nach akuter Behandlung in die Rehabilitation. Die Therapie mit Insulin wird beibehalten. 5 Wochen nach Entlassung nach Hause und 4 Monate nach Insulinbeginn erleidet Frau V. eine schwere Hypoglykämie. Der durch den Notarzt gemessene Blutzucker betrug 1,8 mmol/l (33 mg/dl), der im Krankenhaus gemessene HbA_{1c} lag fast im Normbereich Gesunder (6,3 %).

11.2 Hyperglykämie und Ketoazidose bei Typ-1-Diabetes

11.2.1 Definition

Die diabetische Ketoazidose (DKA) ist eine Stoffwechselentgleisung aufgrund eines absoluten oder relativen Insulinmangels. Hierdurch kann Glukose nicht in die insulinsensitiven Gewebe, besonders die Muskulatur, gelangen. Es kommt zu einem Energiemangel, den der Körper zu beheben versucht, indem Fettsäuren verstoffwechselt werden. Das Spektrum der DKA reicht von einer leichten Stoffwechselentgleisung bis hin zur schwersten Ketoazidose mit Koma. In der DKA sind typischerweise Ketonkörper in Blut und Urin nachweisbar,

11

die die Abgrenzung zu einer unkomplizierten Hyperglykämie erlauben.

Verdacht auf eine DKA liegt vor bei längerer Hyperglykämie > 13,9 mmol/l (250 mg/dl) in Verbindung mit einer Ketonurie und/oder typischen Symptome.

Die **Diagnose** wird biochemisch gestellt: Blutglukose > 13,9 mmol/l (250 mg/dl) und Ketonämie und/oder Ketonurie und arterieller pH < 7,35 oder venöser pH < 7,3 und Serum-Bikarbonat < 15 mmol/l (270 mg/dl).

> Urinstreifen mit Nitroprussid als Testsubstanz weisen fast ausschließlich Azetoazetat und nicht das bei der DKA vorherrschende β-Hydroxybutyrat nach. Bei negativem Urintest und klinischem V. a. DKA sollten Ketonkörper im Blut bestimmt werden.

Bei Verdacht auf eine DKA sollten initial Blutglukose und Ketonkörper im Urin oder im Blut (β-Hydroxybutyrat) bestimmt werden. Sind diese Werte pathologisch, sind eine arterielle oder venöse Blutgasanalyse, Kaliumspiegel, Serumkreatinin, Blutbild und CrP-Bestimmung anzuschließen. Die Werte sind entscheidend für die weitere Therapiesteuerung (typisches Labor ➤ Tab. 11.7). Hauptursachen sind neben der Manifestation Handlingprobleme einer Insulintherapie oder/und ein deutlich erhöhter Insulinbedarf durch eine Infektion (➤ Tab. 11.10).

11.2.2 Symptomatik

Werden Fettsäuren abgebaut, bilden sich Ketonkörper, die als saure Äquivalente zu einer metabolischen Azidose führen. Die Glukosurie bewirkt über osmotische Diurese einen Volumenmangel. Die klinischen Symptome korrelieren mit der Schwere der Ketoazidose (➤ Tab. 11.6).

Typische Symptome sind Appetitlosigkeit, Erbrechen, Schwäche und Krankheitsgefühl. Bauchschmerzen als Ausdruck einer peritonealen Reizung (teilweise mit Magen-Darm-Atonie) sind möglich und können wie ein akutes Abdomen wirken. Differenzialdiagnostisch muss deshalb auch an andere Ursachen für akuten Bauchschmerz gedacht werden. Durch die Übersäuerung wird Kalium aus den Zellen verdrängt und eine Hyperkaliämie hervorgerufen.

Nimmt die Azidose zu, kommt es zu einer Beeinträchtigung des Bewusstseins bis hin zum Koma. Eine DKA mittleren Schweregrades ist bereits mit einer Einschränkung des Bewusstseins verbunden (Schläfrigkeit), eine schwere DKA führt in der Regel zu Bewusstseinsverlust (Stupor bis Koma). Durch vertiefte, teils beschleunigte Atmung (Kussmaul-Atmung) versucht der Körper Kohlendioxid (saure Valenzen) abzuatmen. In der Blutgasanalyse ist dies am niedrigen Kohlendioxidpartialdruck erkennbar. Der Atem kann nach Azeton (fruchtig-sauer) riechen.

> Die Ausprägung der Azidose korreliert mit dem pH-Wert, nicht mit der Hyperglykämie.

Der Volumenmangel führt zu Durst, Polydipsie, Polyurie und Tachykardie. Wird das Defizit nicht ausgeglichen, kommt es zum Schock mit Nierenversagen mit Oligurie bis Anurie.

Zur Differenzialdiagnose eines pathologischen Ketonkörperbefundes im Urin kann Folgendes herangezogen werden:

- Hungerazeton: Azetonnachweis im Urin, aber keine Übersäuerung (Azidose) des Blutes
- Alkoholketose: Hemmung der Glukoneogenese der Leber führt zu Hypoglykämie und folgend zu Verstoffwechslung von Fettsäuren mit Ketoazidose. Therapie ist die Gabe von Glukose i. v.

> Bei Alkoholketose auch möglichen Thiaminmangel (Vitamin B1) beachten!

11.2.3 Therapie

Die strukturierte Schulung ist die effektivste Prävention und Therapie einer (nochmaligen) Ketoazidose (➤ Tab. 11.5).

Praxis

Das lernen Schulungsteilnehmer

- Während interkurrenter Erkrankung regelmäßig Blutglukose messen.
- Bei Werten über 15 mmol/l (300 mg/dl) Urin oder Blut auf Ketonkörper untersuchen.
- Sind Ketone vorhanden, reichlich trinken und sofort 20 % der üblichen Gesamt-Tages-Insulindosis als kurzwirksame Insulin injizieren.
- Nach 2 Stunden erneut Blutglukose- und Azetonmessung. In Abhängigkeit der Befunde Insulin bzw. KE zuführen (> 13,3 mmol/l [240 mg/dl], viel Azeton: 20 % der Tagesdosis; < 13,3 mmol/l [240 mg/dl] Azeton: 10 % der Tages-

Tab. 11.6 Schweregrade der diabetischen Ketoazidose

Parameter	Schweregrade		
	Leicht	Mittel	Schwer
pH	< 7,3	< 7,2	< 7,1
Bikarbonat	< 270 mg/dl (15 mmol/l)	< 180 mg/dl (10 mmol/l)	< 90 mg/dl (5 mmol/l)

dosis; < 10 mmol/l [< 180 mg/dl]: kein Insulin, 2 KE essen).

- Ärztliche Hilfe aufsuchen bei Dehydration, nicht beherrschbarer Hyperglykämie, Erbrechen.

Wenn sich Menschen mit DKA nicht mehr selbst helfen können, steht präklinisch die primäre Komatherapie und Wiederherstellung/Sicherung der Vitalfunktionen im Vordergrund. Es sollte zunächst keine Insulingabe oder Azidoseausgleich erfolgen.

Im klinischen Setting ist die wichtigste Erstmaßnahme die Kreislaufstabilisierung mit initialer Volumengabe (im Einzelfall bis zu 8 l, Weiteres siehe unten). Weiter muss kausal mit **Insulin** behandelt werden, womit die Lipolyse durchbrochen wird und die Azidose beherrscht werden kann.

Bei **leichter DKA** (➤ Tab. 11.6) ohne Beeinträchtigung des Bewusstseins und bei gutem Allgemeinzustand muss nicht zwangsläufig Insulin i. v. gegeben werden, und Insulin s. c. kann ausreichen. Als Faustregel kann gelten, etwa 10–15 % des Tagesinsulinbedarfs als Bolus zu injizieren. Die Insulinzufuhr muss sicher sein, weshalb bei Insulinpumpentherapie der Bolus nicht via Pumpe verabreicht werden soll. Regelmäßige Glukosekontrollen alle 2–3 Stunden sind erforderlich. Vorsicht bei Insulin s. c. im Abstand unter 3 Stunden, da dann ein Überlappungseffekt möglich ist.

Bei **schwerer DKA** oder beeinträchtigtem Bewusstsein bzw. reduziertem Allgemeinzustand sollten Betroffene auf einer Überwachungs-/Intensivstation betreut werden. Es wird empfohlen, halbstündlich Blutdruck und Herzfrequenz zu messen. Stündlich sollte die Blutglukose bestimmt werden, und in Abhängigkeit des Schweregrades sollten alle 1–2 Stunden eine Blutgasanalyse mit pH-Wert, Bikarbonat, Base Excess, Natrium, Kalium sowie der Glasgow Coma Scale durchgeführt werden. Bei Gastroparese ist eine Magensonde indiziert (Aspirationsgefahr). Insulin wird bevorzugt als i. v.-Therapie mit Normalinsulin verabreicht, da es dann gut steuerbar ist (Halbwertszeit i. v. nur ca. 5 Minuten). Eine Insulinpumpe sollte abgelegt werden. Kontinuierliches niedrig dosiertes Insulin i. v. („Low-Dose-Therapie") (siehe Therapievorschlag) ist belegt wirksam und verursacht weniger akute Komplikationen wie Hirnödem oder Hypokaliämie. Ein initialer Insulinbolus ist nicht zu empfehlen, da Volumen und kontinuierliche Insulintherapie die Blutglukose langsam und kontrolliert sinken lassen. Für die Überwachung des Volumenstatus und die Gabe von höherkonzentriertem Kalium i. v. ist in der Regel ein zentraler Venenkatheter notwendig.

Vorteilhaft ist eine hauseigene SOP/Anpassungsliste zur Insulintherapie. Dies senkt Komplikationen und die Therapieziele werden sicherer erreicht.

Tab. 11.7 Typisches Labor bei diabetischer Ketoazidose

Hyperglykämie	13,9–33,3 mmol/l (250–600 mg/dl)[1]
Ketonurie	Urinstix Aceton +++[2]
Ketonämie β-Hydroxybutyrat	> 5 mmol/l (genauer als Urinstix)
pH	Metabolische Azidose (< 7,3)
Standardbikarbonat	8–10 mmol/l
Anionenlücke	> 12 mmol/l[3]
Nebenbefunde	Leukozytose Hypertriglyzeridämie Hyperlipoproteinämie Hyponatriämie[4]

[1] Ketoazidosen mit niedriger Glukose sind möglich
[2] Einige Medikamente wie Captopril oder Penicillinamin können zu falsch positiven Ergebnissen führen
[3] Anionenlücke = $([Na^+] + [K^+]) - ([Cl^-] + [HCO3^-])$
[4] Normales Serum-Natrium kann für einen schweren Volumenmangel sprechen. Eine Hypernatriämie sollte langsam gesenkt werden (ca. 1 mmol/l Natrium/Stunde), 0,45%-ige NaCl-Lösung ist nicht erforderlich.

Praxis

Therapievorschlag

Insulin über Perfusor (50 IE Normalinsulin auf 50 ml) initial 0,05–0,1 U/kg KG/h i. v., falls nach 2–4 Stunden keine Reaktion vorhanden ist, um 0,5–2 IE/h Infusionsrate erhöhen (ggf. Insulinbolus 0,2 kg KG i. v.)
Zielwerte Blutglukosesenkung: 2,8–5,6 mmol/l (50–100 mg/dl) pro Stunde, aber nicht mehr als 13,9 mmol/l (250 mg/dl) in 24 Stunden, um ein Hirnödem zu vermeiden, besonders bei schwerer DKA. Zielblutglukose: 8,3–13,9 mmol/l (150–250 mg/dl).
Mit zunehmender Rekompensation nimmt die Insulinsensitivität wieder zu und somit der Insulinbedarf ab. Wichtig: Insulinzufuhr nicht stoppen (Ausnahme Hypokaliämie), da sonst ein Rezidiv der DKA droht (minimale Insulingabe 0,05 IE/kg KG/h). Sinkt der Blutzucker zu rasch, mit Infusion von Glukose 10 % gegensteuern (Infusionsgeschwindigkeit abhängig von Blutglukose).
Tipp: Glukose und Insulin über **eine** Flexüle bzw. **einen** Schenkel am ZVK laufen lassen. Bei getrennter Gabe Gefahr der Hyperglykämie bzw. eines zu raschen Blutglukoseabfalls.

Der **Volumenmangel** sollte durch i. v.-Flüssigkeitszufuhr von 1 l in der ersten Stunde und weiterer Gabe abhängig von Alter, Größe, Gewicht und Begleiterkrankungen (z. B. Herzinsuffizienz) behandelt werden. Ratsam sind Vollelektrolytlösungen, da isotone Kochsalzlösung einen hohen Chloridgehalt aufweist und so bei hohem Volumenbedarf eine hyperchlorämische Azidose auftreten kann. Um die Chloridzufuhr gering zu halten, kann statt Kaliumchlorid Kaliumphosphat oder -azetat gegeben werden (➤ Tab. 11.8).

Bei initialer Hypokaliämie muss **Kalium vor Insulintherapie** normalisiert werden. Sinkt die Blutglukose unter Insulin ab, sollte Kalium abhängig vom Ausgangswert substituiert werden (➤ Tab. 11.9).

Tab. 11.8 Volumentherapie bei Coma diabeticum

Zeit	Max. Infusion	Korrektur nach ZVD
1. Stunde	Bis zu 1.000 ml	> 8 cm H_2O bis zu 500 ml/h (1/2 Infusionsmenge)
2.–7. Stunde	Bis zu 500 ml	< 12 cm H_2O bis zu 125 ml/h (1/2 Infusionsmenge)
8.–11. Stunde	Bis zu 250 ml/h	

Insulin hemmt die Lipolyse und damit die Azidose. Azidose und Ketose bilden sich jedoch langsamer zurück als die Hyperglykämie. Bei schwerer Azidose (pH < 7,0) trotz Volumensubstitution und Insulin kann Bikarbonat notwendig werden (bis max. 50 mmol/h Natriumbikarbonat 8,4 %, um den Wasserstoff-Kalium-Shift nicht zu sehr zu beschleunigen). Liegen kardiale Vorerkrankungen oder eine bedrohliche Hyperkaliämie vor und es drohen kreislaufrelevante Herzrhythmusstörungen, ist eine Korrektur auch bei pH > 7,0 erforderlich (Azidose negativ inotrop am Herzen). Gepuffert wird nur bis zu einem pH von 7,1.

Die Gabe von Natriumbikarbonat ist die Ausnahme in der Therapie der DKA, da die Ursache der Azidose nicht behandelt wird.

In Studien ergeben sich keine Vorteile einer Phosphatgabe. Bei schwerer Hypophosphatämie von < 0,5 mmol/l mit klinischen Zeichen (mechanisches Lungen- oder Herzversagen, neurologische Defizite, Rhabdomyolyse) bzw. schwerster Hypophosphatämie von < 0,3 mmol/l ohne klinische Zeichen sollte jedoch substituiert werden.

Nach ausgeglichener Azidose, negativem Ketonkörperbefund und erneuter oraler Nahrungsaufnahme kann die übliche Insulinbehandlung überlappend wiederaufgenommen werden. Faustregel: Basalinsulin: 60–80 % der i. v.-Insulindosis pro Tag s. c., Pumpe (Cave: zuvor Wechsel Infusionsset und Katheter!), jeweils 2–4 Stunden vor Ende der i. v.-Therapie.

Die schwerste **Komplikation der DKA** ist das Hirnödem, vor allem bei Kindern. Alarmsignale sind Kopfschmerzen, Bewusstseinsveränderungen, Pupillendifferenz, Abfall der Herzfrequenz und Anstieg des Blutdrucks. Weitere mögliche Komplikationen sind venöse Thrombosen, obere gastrointestinale Blutungen oder schwere Atemnotsyndrome (Acute Respiratory Distress Syndrom).

Bei guter Behandlung beträgt die **Letalität** der DKA < 5 % und ist meist durch auslösende Ursachen wie Infektion oder Myokardinfarkt bedingt.

11.2.4 Ursachen der DKA

Zwei Kardinalfehler bei Ketoazidose-gefährdeten Menschen bestehen darin, sie nicht hinsichtlich möglicher Fallstricke in der Insulintherapie und der Behandlung in Akutsituationen zu schulen sowie nicht nach der Ursache einer bereits aufgetretenen DKA zu suchen. Bei DKA muss sorgfältig hinsichtlich einer Infektion (Cave: Hyper- oder Hypothermie, Hypotonie, therapierefraktäre Azidose können eine Infektion maskieren), eines Traumas oder eines Infarkts untersucht und diese ggf. entsprechend (mit-)behandelt werden. Arzt/Diabetesberater und Betroffene sollten die Ursachen thematisieren und gezielt besprechen (➤ Tab. 11.10).

Eine **Besonderheit** besteht bezüglich **SGLT-2-Hemmern:** Unter SGLT-2-Hemmern (Gliflozine) kann es auch bei Menschen ohne absoluten Insulinmangel zu einer „atypischen" DKA kommen. Die Pathogenese ist bislang nicht endgültig geklärt, die Häufigkeit beträgt 1,8 pro 1.000 Patientenjahre. Es kann problematisch sein, die DKA unter SGLT-2-Hemmern zu erkennen, da oft nur eine geringe Hyperglykämie, teilweise sogar Normoglykämie, besteht. Typische Trigger konnten nur bei weniger als der Hälfte der Menschen nachgewiesen werden, darunter Urosepsis, Trauma, verminderte Zufuhr von Kalorien, Flüssigkeitsmangel, akute Nierenfunktionsstörung, Hypoxämie, Alkohol oder eine zuvor reduzierte Insulindosis. Besteht der Verdacht auf eine DKA oder ist eine DKA diagnostiziert,

Tab. 11.10 Häufigste Ursachen einer Ketoazidose oder eines hyperosmolaren Komas

Ungenügende exogene Insulinzufuhr	Manifestation eines Diabetes mellitus Unterlassene Insulininjektion Unterbrechung der Insulinzufuhr bei Pumpen und i. v.-Gabe Ungenügende Dosis Fehler bei Injektion oder Aufziehen der Dosis
Erhöhter Bedarf	Infekt (häufigste Ursache) Zufuhr stark kohlenhydrathaltiger Lebensmittel/Getränke/Infusionen Operationen Unfall Gravidität ab 2. Trimester Gastrointestinale Erkrankungen Infarktgeschehen (zerebral, koronar, mesenterial, peripher) Drogen (Kokain) Hyperthyreose Therapie mit Kortikoiden

Tab. 11.9 Substitutionsdosis von Kalium in Abhängigkeit vom pH-Wert

Kalium	< 3 mmol/l*	3–3,9 mmol/l	4–4,9 mmol/l	5–5,9 mmol/l	> 6 mmol/l
pH< 7,1	20–30 mmol/h	15–20 mmol/h	10–15 mmol/h	5–10 mmol/h	Keine
pH > 7,1	20 mmol/h	15 mmol/h	10 mmol/h	5 mmol/h	Keine

* Insulinzufuhr stoppen

muss der SGLT-2-Inhibitor pausiert werden. Steht ein chirurgischer Eingriff oder eine Behandlung aufgrund akuter schwerer Krankheit an, muss der SGLT-2-Hemmer ebenfalls pausiert werden. Die Therapie der SGLT-2-Hemmer-induzierten DKA erfolgt analog zur oben beschriebenen Therapie.

11.3 Hyperosmolares hyperglykämisches Koma

11.3.1 Definition und Ursachen

Das hyperosmolare hyperglykämische Koma, auch hyperosmolarer hyperglykämischer Status (HSS) oder hyperglykämisches hyperosmolares (nicht ketotisches) Dehydratationssyndrom (HHDS/HHNS), wird durch relativen Insulinmangel hervorgerufen und ist eine schwere Stoffwechselentgleisung mit Störung des Bewusstseins. Weniger als 1 % der Menschen mit bekanntem Diabetes mellitus sind betroffen, oft Hochbetagte aufgrund eines Infekts, akuter Probleme wie Myokardinfarkt oder zerebralem Insult oder wegen diabetogener Medikamente. Oft liegt ein bisher nicht bekannter Diabetes mellitus Typ 2 vor (➤ Tab. 11.10). Der (relative) Insulinmangel vermindert die periphere Glukoseaufnahme bei gleichzeitig vermehrter hepatischer Glukosefreisetzung. Da Insulin vorhanden ist, bildet sich – anders als bei der DKA – keine signifikante Hyperketonämie aus.

HSS betrifft vor allem ältere Menschen. Selbst bei leitliniengerechter Behandlung ist die **Letalität** deutlich höher als bei einer DKA (20–65 %).

11.3.2 Symptomatik

Im Vordergrund steht der Volumenmangel aufgrund der Glukosurie. Die Entgleisung ist schleichend. Symptome des Volumenmangels sind Durst, Polydipsie, Polyurie, Appetitlosigkeit, Gewichtsverlust, Schwäche, Tachykardie, Zeichen der Exsikkose, Verwirrtheit. Folgen sind Schock mit Funktionseinbuße der Niere bis Oligo-/Anurie, sodass die oben geschilderte Klinik auch komplett fehlen kann. Bewusstseinseintrübung ist ab einer Serumosmolalität von 320 mosmol/kg, ein Koma ab 350 mosmol/kg zu erwarten. Die für die DKA charakteristischen Symptome wie Übelkeit, Erbrechen, abdominelle Schmerzen und Kussmaul-Atmung fehlen. Ein Mischbild von HSS und DKA ist möglich (typische Laborkonstellationen ➤ Tab. 11.11).

11.3.3 Therapie

Allgemeine Maßnahmen

- Kontrolle von Atmung, Kreislauf, Wasser und Elektrolythaushalt
- Überwachung der Ein- und Ausfuhr, ggf. mit Blasenkatheter
- Großvolumige Zugänge, ggf. auch ein ZVK (ZVD-Messung), Thrombose- (Heparin, falls keine Kontraindikationen), Dekubitus- und Pneumonieprophylaxe
- Bei fehlender Ketonämie (< 18 mg/dl [1 mmol/l]) primär kein Insulin

Volumenersatz allein führt in der Regel zu einer langsamen Blutzuckersenkung. Ein hypotoner Flüssigkeitsersatz mit 0,45%-iger Kochsalzlösung sollte nur dann in Betracht gezogen werden, wenn die Osmolalität trotz adäquater positiver Volumenbilanz nicht abfällt. Natrium im Serum darf nicht schneller als 10 mmol/l (180 mg/dl) pro 24 Stunden fallen, die Blutglukose nicht mehr als 5 mmol/l (90 mg/dl) pro Stunde. Sinkt die Blutglukose durch die i. v.-Flüssigkeitsgabe nicht weiter oder liegt eine Ketonämie > 1 mmol/l (> 18 mg/dl) vor, ist dies der Zeitpunkt, um mit Insulin i. v. zu beginnen (via Perfusor 50 IE/50 ml; initiale Rate 0,05 IE/kg/h).

Tab. 11.11 Differenzialdiagnosen Coma diabeticum

	Ketoazidotisches Koma (DKA)	Hyperosmolares Koma (HSS)
Pathogenese	Absoluter Insulinmangel	Relativer Insulinmangel
Patienten	Jüngere Patienten	Ältere Patienten
Entstehung	Über Stunden	Über Tage/Wochen
Atmung	Tiefe, schnelle Atmung (Kussmaul), Azetongeruch	Normale Atmung
Klinik	Polyurie, Polydipsie, Gewichtsverlust, abdominelle Symptomatik	Gestörtes Durstempfinden, evtl. Fieber, Infektzeichen, renale Insuffizienz, Sehstörung
Laborkonstellation	Blutglukose 16–39 mmol/l (300–700 mg/dl)	33–45 mmol/l (600–800 mg/dl) oder höher
Ketonämie	> 5 mmol/l	< 3 mmol/l
pH	< 7,3	> 7,3 (bei Laktatazidose niedrige Werte möglich)
Bikarbonat	< 15 mmol/l Anionenlücke > 16 mmol/l	> 15 mmol/l Osmolarität > 320mosmol/kg
Gemeinsame Symptome	Bewusstseinstrübung, Koma, Schwäche, Tachykardie, Hypotension, Exsikkose, erloschene Eigenreflexe	

11

Insulin i. v. sollte fortgeführt werden, bis der Betroffene wieder selbstständig Nahrung aufnehmen kann. Insulin s. c. sollte überlappend (➢ Kap. 11.2.3) begonnen werden.

Volumensubstitution

Folgende Behandlungsschemata sind möglich (bevorzugt Vollelektrolytlösungen):

- Dosierung pro Zeiteinheit:
  - 1. Stunde bis 1.000 ml
  - 2.–7. Stunde 500 ml/h
  - 8.–11. Stunde bis 250 ml/h
  - Orientierend kann gelten: in den ersten 24 Stunden ca. 6–10 l
- Dosierung mit ZVD:
  - 0 cm: 1.000 ml/h
  - 1–3 cm: 500 ml/h
  - 4–8 cm: 250 ml
  - 9–12 cm: 100 ml/h
- Bei Herzinsuffizienz Volumen nach ZVD
- Bei Niereninsuffizienz Volumen nach Ausscheidung (Bilanz!)
- Nur bei schwerem Schock Plasmaexpander erwägen

Vor allem bei vorangegangener Diuretikatherapie ist eine Kaliumsubstitution erforderlich. Wird Insulin gegeben, sollte Kalium engmaschig alle 2 Stunden kontrolliert und ggf. substituiert werden (Kalium < 3 mmol/l: 20–25 mmol/h, Kalium 3–4 mmol/l: 15–20 mmol/h, Kalium > 4–5 mmol/l: 10–15 mmol/h). Kontraindikation für Kalium ist eine niedrige Diurese (< 30 ml/h).

KAPITEL

12 Diabetes im Krankenhaus

Johannes Roth und Sara Nekat

Kernaussagen

- Der Anteil hospitalisierter Patienten mit Diabetes ist hoch und wird vermutlich weiter zunehmen. Der Großteil dieser Patienten hat einen Typ-2-Diabetes.
- Patienten mit Diabetes mellitus bedürfen besonderer Aufmerksamkeit, da sie ein erhöhtes Komorbiditäts- und Komplikationsrisiko aufweisen.
- Entscheidend ist die korrekte Zuordnung des Diabetestyps, damit bei absolutem Insulinmangel (Typ-1-Diabetes/pankreopriver Diabetes) keine lebensnotwendige Insulingabe vorenthalten wird.
- Bisherige Therapien können häufig fortgesetzt werden. Anpassungen ergeben sich durch verlängerte Nahrungskarenz (z. B. präoperativ) oder akute Erkrankung (z. B. Nierenversagen).
- Vor einer OP: Orale Antidiabetika (OAD) und inkretinbasierte Therapien werden mindestens am OP-Tag pausiert und nach Beginn der regulären Nahrungsaufnahme fortgesetzt.
- Blutzuckerkontrollen und -einstellung orientieren sich an der führenden Krankenhausdiagnose und deren

Behandlung unter Berücksichtigung der individuellen Stoffwechsellage.
- Das größte Risiko besteht in einer nicht erkannten Hypoglykämie(phase).
- Hyperglykäme Entgleisungen (≥ 12 mmol/l [≥ 216 mg/dl]) gilt es zu vermeiden.

12.1 Übersicht

12.1.1 Diabetes und Krankenhausaufnahme

Weltweit werden jährlich ca. 230 Mio. größere OPs durchgeführt (Weiser et al. 2008). In Deutschland allein werden 35 % der ca. 19 Mio. stationären Patienten operiert und > 50 % von ihnen sind über 60 Jahre alt (Statistisches Bundesamt 2017). Insgesamt wird bei ca. 20 % der Krankenhauspatienten ein Diabetes mindestens als Nebendiagnose erfasst. Vereinzelt wird auch erst durch die Krankenhausbehandlung eine diabetogene Stoffwechsellage neu diagnostiziert. Eine instabile Stoffwechsellage (gehäufte Hypo- und Hyperglykämiephasen) während der stationären Behandlung tragen zur (perioperativen) Mortalitätserhöhung bei (Clement 2019; Moghissi 2010). Aber Vorsicht: Therapieintensivierungen können Unterzuckerungen provozieren und schwere Erkrankungen (Infektion, [OP-]Trauma) eine akute hyperglykäme Dekompensation triggern. Der Einsatz von Glukokortikoiden z. B. zur PONV [Post Operative Nausea and Vomiting]-Prophylaxe präoperativ oder Prednisolon (zur Entzündungshemmung) führen ebenfalls zur Hyperglykämie. In den folgenden Kapiteln werden diabetesspezifische Besonderheiten vor (➤ Kap. 12.2), während (➤ Kap. 12.3) und nach (➤ Kap. 12.4) Krankenhausbehandlung beschrieben. Aufgrund der zahlreichen perioperativen Aspekte wird hierauf schwerpunktmäßig und getrennt eingegangen. Unterschiede im Vorgehen zwischen Typ-1- und Typ-2-Diabetes werden herausgearbeitet. Zusätzlich wird aufgezeigt, a) wo besondere Risiken liegen (➤ Kap. 12.1.2), b) wie die Medikation angepasst werden kann, (➤ Kap. 12.2.2, ➤ Kap. 12.2.3), c) was bei erheblichen Eingriffen in die Stoffwechsellage zu beachten ist (➤ Kap. 12.3.4), und es werden d) Tipps zur Anamnese (➤ Kap. 12.2.1) gegeben.

Die zur Aufnahme ins Krankenhaus korrekte Zuordnung des Diabetestyps ist von besonderer Bedeutung, damit bei absolutem Insulinmangel keine lebensnotwendige Insulingabe vorenthalten wird.

12.1.2 Operation mit Diabetes

Menschen mit einem Diabetes haben ein erhöhtes perioperatives Risiko (Palermo et al. 2019), das im Wesentlichen in der Gefahr von Hypo- und Hyperglykämien, im vermehrten Vorkommen perioperativ auftretender kardiovaskulärer Ereignisse (CDC 2017; Fouchard et al. 2019) sowie in häufigeren Wundheilungsstörungen begründet ist (Martin et al. 2016). Kardiale Ereignisse sind bei Menschen mit Diabetes perioperativ besonders relevant und häufiger im Vergleich zu Menschen ohne Diabetes (6,6–11 % vs. 0,4 %) (Lee et al. 1999). Organfunktionseinschränkungen durch Folgeerkrankungen (➤ Tab. 12.1) sollten beachtet werden (Iglay et al. 2016; An et al. 2019; Lin et al. 2018).

Praxis

Der informierte Patient im Krankenhaus

Sachverhalte, über die für Patient und Behandler Klarheit bestehen sollte:
- Blutglukosewerte und HbA_{1c}
- Form der Glukosekontrolle (CGM vs. „blutige" Glukosemessung)
- Diabetestyp, -dauer
- Folgeerkrankungen
- Medikamentenplan und ggf. Insulintherapieregime
- Vorliegen chronischer Wunden (ggf. mikrobiologische Befunde)

Tab. 12.1 Komorbiditäten bzw. mit Diabetes assoziierte Folgeerkrankungen (in alphabetischer Reihenfolge)

Komorbidität	Perioperativ erhöhtes Risiko durch…
Adipositas	Alveoläre Hypoventilation, OSAS[1]
Arterielle Hypertonie	Blutdruckentgleisungen
Chronische Wunden	Superinfektion, WHS[2], Endokarditis, Sepsis
Kardiomyopathien	Kardiale Dekompensation
Nephropathie	Nierenversagen
Nichtalkoholische Fettlebererkrankung[3]	Leberfunktionsstörung, -versagen
Periphere Polyneuropathie	Lagerungsschäden, WHS[2]
Therapie mit Insulin/insulinotropen OAD	Risiko für Hypoglykämien
Vaskulopathien (Hirn und Augen versorgender Gefäße)	Schlaganfälle, zerebrale Blutungen, perioperatives Delir

[1]Obstruktives Schlaf-Apnoe-Syndrom, [2] Wundheilungsstörung, [3] Metabolic Dysfunction-Associated Steatotic Liver Disease

12.2 Präoperatives Management

12.2.1 Allgemeines

Um perioperative Komplikationen zu minimieren, empfiehlt sich für elektive Eingriffe im Kombination mit ungünstiger Stoffwechseleinstellung eine angemessene Vorbereitung: ≥ 3 Wochen präoperativ Optimierung einleiten, relevante Vorbefunde sichten, Kliniken mit strukturierten Behandlungspfaden (SOP) für OP-begleitendes Diabetes-mellitus-Management und Expertise am Haus bevorzugen (DDG 2018). Patienten sind frühzeitig in die Planung einzubeziehen, da sie häufig eine sehr gute Wahrnehmung ihrer momentanen Stoffwechseleinstellung besitzen und Probleme antizipieren (Coady-Fariborzian et al. 2022).

Praxis

Elektive Eingriffe aufschieben?

Die Empfehlungen, ab wann ein elektiver Eingriff aufgrund unzureichender Stoffwechseleinstellung aufgeschoben werden sollte, sind stark heterogen. Als Anhaltspunkte können gelten:

- Blutzucker im Mittel ≥ 12 mmol/l (≥ 216 mg/dl) (DDG 2018)
- HbA_{1c} > 8 % = Aufschub erwägen (Coady-Fariborzian et al. 2022, Wong et al. 2021), HbA_{1c} > 9 % = Aufschub empfohlen (DDG 2018; Coady-Fariborzian et al. 2022; Wong et al. 2021)
- Azidotische Stoffwechsellage (Typ-1-Diabetes mellitus) (Halkos et al. 2008; Cook et al. 2018; ElSayed et al. 2023)
- Elektrolytdekompensation (Kalium!)
- Akute Nierenfunktionsverschlechterung bei vorbekannter chronischer Nierenfunktionseinschränkung
- Instabiler Stoffwechsel mit Hypoglykämiehäufung

Störungen der „Erythrozyten-Überlebenszeit" (chron. Anämie, relevante Blutverluste, Bluttransfusionen) verfälschen den HbA_{1c}. Die Werte sind dann falsch niedrig bzw. hoch (Starkman et al. 1983). Bespiel: Hämochromatose-Patienten mit periodischen Aderlässen: HbA_{1c} falsch niedrig!

Präoperative Evaluierung

1. Körperliche Belastbarkeit (Metabolic Equivalent of Task [MET], s. u.)
2. Konstitutionsveränderungen in den letzten 6 Monaten (NYHA [CHF]- und CCS [Angina pectoris]-Klassifikation)
3. Mittlere Blutglukosewerte, HbA_{1c}
4. Kreatinin, Harnstoff, Elektrolyte (Kalium), Blut-pH
5. Blutbild, bei Anämie: Eisenstatus
6. Blutungsanamnese, Antikoagulation und Thrombozytenaggregationshemmung
7. Erweiterte Diagnostik nach Einschätzung des kardiovaskulären Risikos (DGAI et al. 2017). METs geben einen Anhalt für die körperliche Belastbarkeit: 1 MET = Grundumsatz in Ruhe, 4 MET = 1 Etage Treppensteigen, 10 MET = sportliche Höchstleistung

Regionalanästhesie

Nervenplexusblockaden, Leitungs-, Spinal- oder Periduralanästhesie bieten den Vorteil der Schmerz- und Stressabschirmung bei geringer Beeinflussung der Homöostase und kurzfristig wieder möglicher Flüssigkeits- und Nahrungsaufnahme (und damit auch der Wiederaufnahme der bisherigen antidiabetischen Medikation). Einem Regionalverfahren sollte daher, soweit möglich, der Vorzug gewährt werden. Antikoagulation bzw. Thrombozytenaggregationshemmung in der Dauermedikation müssen im Vorfeld rückenmarksnaher Verfahren evaluiert werden.

Vollnarkose

Balancierte Anästhesie bezeichnet die Kombination aus Narkotika, Opiaten und Muskelrelaxantien. Viele Wirkstoffe haben vasodilatative und sympathikolytische Eigenschaften, die zu einem Blutdruckabfall führen, der durch eine autonome Polyneuropathie aggraviert sein kann. In der Regel ist dann der Einsatz von Vasopressoren notwendig. Hypnotika (Etomidate, Ketamin) bieten potenziell ein geringes vasodilatatives Profil, besitzen aber andere Nebenwirkungen (z. B. Etomidate: Nebennierenrindeninsuffizienz-Risiko).

12.2.2 Präoperative Aspekte bei Typ-2-Diabetes

Befunde wie Nüchtern-Glukose ≥ 7 mmol/l (≥ 126 mg/dl), Gelegenheits-Plasmaglukose ≥ 11,1 mmol/l (≥ 200 mg/dl) oder ein HbA_{1c} > 6,5 % können im Rahmen der Prämedikationsvisite erstmals auffallen. Dies hat im Hinblick auf eine postoperative Nachsorge und Behandlung Konsequenzen, über die auch die Betroffenen informiert werden müssen.

Beim HbA_{1c}-Befund sind Einflussfaktoren wie Alter, Co-Medikation, Eisenstatus u. a. zu berücksichtigen!

Bisherige Therapie: OAD/Inkretine (➢ Tab. 12.2)

1. SGLT-2-Hemmer optimalerweise 72 Stunden und Metformin am Vorabend der OP absetzen, alle anderen OAD nach der letzten Mahlzeit.

Tab. 12.2 Orale Antidiabetika: Übersicht

Wirkstoff	Unerwünschte Arzneimittelwirkung	Anmerkungen
Metformin	Risiko der Laktatazidose (sehr selten, aber prinzipiell lebensbedrohlich) **Keine** Hypoglykämiegefahr	**Cave:** Nierenfunktion Spätestens am OP-Tag und in der Folge pausieren, bis normale Nahrungsaufnahme wieder möglich ist und nach Kontrolle stabile Nierenfunktion bestätigt wurde
Inkretinbasierte Therapie/ DPP4-Hemmer (z. B. Sitagliptin, Saxagliptin)	Verzögerung der Magen-Darm-Passage mit Übelkeit, Erbrechen, Diarrhö bis Obstipation, selten Niereninsuffizienz oder akute Pankreatitis **Keine** Hypoglykämiegefahr	**Cave:** gastrointestinale Passagestörungen, schwere Niereninsuffizienz, Pankreaserkrankungen Am OP-Tag und in der Folge pausieren, bis normale Nahrungsaufnahme wieder möglich ist und Kontraindikationen ausgeschlossen wurden
SGLT-2-Hemmer/Gliflozine (z. B. Empagliflozin, Dapagliflozin)	Elektrolytentgleisung, Harnwegsinfektionen bis Urosepsis, Dysurie, genitale Mykosen, Dehydratation, Einzelfallberichte zu Ketoazidosen **Keine** Hypoglykämiegefahr	**Cave:** Azidose, Harnableitungsstörungen, Harnwegsinfektionen, Exsikkose 3–4 Tage vor OP und in der Folge pausieren, bis normale Nahrungsaufnahme wieder möglich ist und Kontraindikationen ausgeschlossen wurden
Sulfonylharnstoffe/Glinide (z. B. Glibenclamid, Glimepirid, Repaglinid)	**Hypoglykämierisiko**, insbesondere bei parallel bestehender Niereninsuffizienz	**Cave:** Niereninsuffizienz, längere Nüchternphasen, Leberfunktionsstörungen Am OP-Tag und in der Folge pausieren, bis normale Nahrungsaufnahme wieder möglich ist und Kontraindikationen ausgeschlossen wurden

2. Inkretine (i. d. R. 1×/Woche s. c.): weiterführen. Ausnahme: Positive PONV-Anamnese. Cave: schwache Evidenz!
3. OP-Tag: Alle OAD ausnahmslos pausieren bis zur regulären Nahrungsaufnahme.
   Hinweis Metformin (EMA 2024): „*Metformin muss zur Zeit einer Operation unter Allgemein-, Spinal- oder Epiduralanästhesie abgesetzt werden. Die Therapie darf nicht früher als 48 Stunden nach der Operation oder nach Wiederaufnahme der oralen Ernährung und nur dann wieder aufgenommen werden, wenn die Nierenfunktion erneut kontrolliert wurde und sich als stabil erwiesen hat.*“
4. Großes OP-Ausmaß/Fasten/Abführen: OAD bis auf Weiteres absetzen. Dann: Blutglukosekontrollen und ggf. Insulin.
5. Nachlassende Nieren-, Leberfunktion/Schockzustände/ Gabe von jodhaltigem Kontrastmittel: OAD bis auf Weiteres abgesetzt. Dann: Blutglukosekontrollen und ggf. Insulin.

Nierenfunktionseinschränkungen und Übertherapie (HbA_{1c} ≤ 6,5 %, ≤ 7 % bei „Älteren“) begünstigen das Risiko einer prolongierten Hypoglykämie unter Sulfonylharnstoffen. Daher sollte in der Regel am Vortag der OP auf die abendliche Dosis verzichtet werden.

Bisherige Therapie: Insulin

1. Solange reguläre Nahrungsaufnahme: Insulintherapie bis zum Vorabend der OP.
2. Basalinsuline in unveränderter Dosis (auch am OP-Tag) fortsetzen. Dosisreduktion in Abhängigkeit des Hypoglykämierisikos erwägen.
3. Bolusinsulin oder Mischinsulin: am OP-Tag pausieren, ggf. Anteil der täglichen Gesamtinsulindosis am OP-Tag als Basalinsulin morgens applizieren.
4. Sollte bereits am Vortag der OP Nüchternheit geboten sein, dann gilt das Prozedere wie am OP-Tag.
5. Blutglukosekontrollen am OP-Tag: ≥ 3 Messungen, postoperativ vor Verlegung zurück auf Normalstation: ≥ 1 Blutglukosemessung, ggf. mit anschließender Insulingabe (Insulindosis tendenziell kleiner wählen, da ggf. noch keine reguläre Nahrungsaufnahme möglich ist)

Beispiel

Korrekter Umgang mit der Hausmedikation

65-jähriger Mann, Typ-2-Diabetes seit 9 Jahren, OP: Eingriff an der Prostata. Vorerkrankungen: stabile KHK, arterielle Hypertonie. eGFR 70 ml/min., HbA_{1c} 7,2 %, Nüchtern-Blutzucker: 7–9,5 mmol/l (126–171 mg/dl). Therapie: Metformin 2 × 1 g, Empagliflozin 1 × 25 mg, 20 IE Basalinsulin s. c. zur Nacht.

- Basalinsulin unverändert fortsetzen
- Metformin am OP-Vorabend pausieren
- SGLT-2-Inhbitor 3–4 Tage vor OP-Tag pausieren
- Blutzuckerprofil (7, 12, 17, 21 Uhr) am OP-Tag
- Korrektur mit Normalinsulin s. c. bei Blutzucker > 10 mmol/l (> 180 mg/dl) nach klinikinternem Standard am OP-Tag
- Metformin und SGLT-2-Hemmer pausieren bis Kostfreigabe postoperativ, Nierenfunktion kontrollieren

12.2.3 Präoperative Aspekte bei Typ-1-Diabetes

Der absolute Insulinmangel bedingt die regelmäßige Insulingabe. Wenige Stunden nach Insulinkarenz beginnt die Ketonkörpersynthese und damit die -azidose. Bei intensivierter Insulintherapie oder -pumpe wird die Therapie bis zum Vorabend der OP unverändert beibehalten (Patientenselbstmanagement respektieren). Auf Nüchternphasen muss streng geachtet werden. Am OP-Tag wird die Basalinsulindosis unverändert fortgesetzt. Eine Pumpentherapie kann belassen werden, wenn der Eingriff klein ist und der s. c. Katheter außerhalb des OP-Gebiets liegt. Ansonsten kann die Pumpentherapie durch eine kontinuierliche i. v. Insulingabe (50 IE Normalinsulin/50 ml NaCl 0,9 %, Start mit einer Laufrate von z. B. 0,5 IE/h) ersetzt werden.

12.3 Intraoperatives Management

12.3.1 Allgemeines

Die größten intraoperativen Risiken sind:

- **Ketoazidose bis Coma diabeticum,** wenn bei absolutem Insulinmangel (Typ-1- und pankreopriver Diabetes) in Unkenntnis des Diabetestyps Insulin vorenthalten wird
- **Schwere Hypoglykämie,** wenn bei bisher mit OAD behandelten Typ-2-Diabetes-Patienten i. v. Insulin zur Korrektur eingesetzt wird und starker Blutglukoseabfall resultiert

Alle Maßnahmen zur Blutzuckerkorrektur müssen unter Berücksichtigung des Diabetestyps und situationsgerecht erfolgen, mit „Maß und Ziel". Eine s. c. Insulingabe ist die Ausnahme (bei kurzer, wenig invasiver OP). Größere OPs mit Volumenverschiebungen, Blutverlust, hämodynamischen Veränderungen erfordern die i. v. Insulingabe. Parallel zur intraoperativen Blutzuckerkontrolle muss die Kaliumkontrolle erfolgen (beide Parameter in einer Blutgasanalyse [BGA]).

12.3.2 Intraoperative Aspekte bei Typ-2-Diabetes

Sofern notwendig, erfolgt intraoperativ die Blutzuckerkorrektur durch i. v. Insulin. Die Dosiswahl sollte restriktiv erfolgen, um bei nicht mit Insulin Vorbehandelten heftige BZ-Abfälle zu vermeiden (1 IE Normalinsulin senkt 0,5–2 mmol/l [9–36 mg/dl] in Abhängigkeit von Diabetestyp und Stressstoffwechsel). Repetitive kleinere Insulindosen sind zu bevorzugen. Je umfangreicher die OP, desto engmaschiger müssen die Blutzuckerkontrollen erfolgen (alle 60–90 min).

12.3.3 Intraoperative Aspekte bei Typ-1-Diabetes

Vor Narkoseeinleitung müssen der Zeitpunkt der letzten Insulingabe und der aktuelle Blutzuckerwert bekannt sein. Stoffwechsellabile Patienten sollten gezielt nach der von ihnen in der Regel benötigten Korrekturdosis gefragt werden. Mittels BGA (alle 60–90 min) werden Glukose und Kalium gemessen. Blutzucker-Zielkorridor intraoperativ: 7,8–10 mmol/l (144–180 mg/dl), ab Blutzucker > 10 mmol/l (> 180 mg/dl): i. v. Insulin bzw. Laufrate der Insulinpumpe bzw. des Insulinperfusors anpassen, Blutzucker < 6 mmol/l (< 108 mg/dl): Insulintherapie nicht beenden, sondern Laufrate der Insulinpumpe bzw. des nsulinperfusors adaptieren und ggf. i.v. Glukose substituieren.

Umgang mit der Insulinpumpe während der Operation

Anästhesist und Anästhesiepflege können nur Technik nutzen, zu deren Funktion und Bedienung absolute Klarheit besteht. Bei der Vielzahl der verfügbaren Systeme wird dies in der Praxis kaum realisierbar sein. Bei Unsicherheiten mit der Insulinpumpe muss vor Narkosebeginn die Pumpe abgegeben/abgeschaltet werden. Perioperativ bis zur Wiederaufnahme der regulären Kost erfolgt dann die i. v. Insulingabe, über die die Patienten informiert werden, um bei ihnen das Gefühl der Entmündigung zu vermeiden.

12.4 Postoperatives Management

12.4.1 Behandlungsziele

Ziel der postoperativen Blutzuckeroptimierung ist es, Hyper-, Hypoglykämien und Wundheilungsstörungen zu vermeiden. In den 2000er-Jahren wurden durch multizentrische RCTs die Blutzucker-Zielbereiche an auf Intensivstationen behandelten Patienten mit und ohne Diabetes untersucht.

Ohne signifikanten Vorteil war die „ambitionierte" Blutzuckersenkung (Ziel: < 6,1 mmol/l [< 110 mg/dl]) bezüglich 90-Tage-Mortalität, der Aufenthaltsdauer im Krankenhaus, Beatmungstagen und Nierenersatzverfahren im Vergleich mit der „klassisch" behandelten Gruppe (Ziel: 7,8–10 mmol/l [140–180 mg/dl]). Für den „klassischen" Zielbereich ergab sich perioperativ eine Reduktion an Wundheilungsstörungen. Patienten mit Z. n. kardiopulmonaler Reanimation wiesen ein verbessertes neurologisches Outcome auf, wenn ein Blutzuckerbereich von 8–10 mmol/l (144–180 mg/dl) anstatt tieferer Werte angestrebt wurde (de Vries et al. 2017; Borgquist et al. 2017). Schwere Hypoglykämien müssen perioperativ unbedingt vermieden werden, denn sie erhöhen die Mortalität um den Faktor 2–3. Glukosesubstitution sollte ab Blutzucker < 4 mmol/l (72 mg/dl) erfolgen.

Leichte Hypoglykämien sind in 84 % Prädiktoren einer schweren Hypoglykämie (Blutzucker < 2,2 mmol/l [< 40 mg/dl]) (Moghissi 2010).

Blutzuckerwerte zwischen 6 und 11 mmol/l (100–200 mg/dl) sollten auf Normalstation akzeptiert werden (Nahrungsaufnahme, individuelle Patientensituation inkl. Alter und Komorbiditäten, Trend der Werte beachten!). Die Therapiesteuerung erfolgt mittels Normalinsulin s. c., wenn eine Nahrungsaufnahme nicht möglich ist und damit OADs nicht eingenommen werden.

EVIDENZ

Die NICE-Sugar-Study als multizentrische randomisierte kontrollierte Studie mit 6.104 Teilnehmenden verglich zwischen 2004 und 2008 eine intensivierte (BZ-Ziel: 4,4–6,1 mmol/l [80–110 mg/dl]) mit einer konventionellen (7,8–10 mmol/l [140–180 mg/dl]) Insulintherapie in der Intensivmedizin. Das Ergebnis: Primäre und sekundäre Endpunkte waren nicht signifikant unterschiedlich, aber bezüglich der unerwünschten Nebenwirkungen wurde eine signifikant höhere Rate an Unterzuckerungen in der intensiviert behandelten Gruppe (6,8 vs. 0,5 %) verzeichnet. Seitdem gilt der Blutzucker-Zielbereich 7,8–10 mmol/l (140–180 mg/dl) als akzeptiert.

12.4.2 Wiederaufnahme der bisherigen Therapie

Erlauben Art und Umfang der Operation, dass der Patient postoperativ wieder auf Normalstation verlegt wird, müssen Diabetestyp, aktueller Blutzucker und Insulingaben an die Nachbehandler/das Aufwachraumpersonal mitgeteilt werden. Anweisungen bezüglich weiterer Blutzuckerkontrollen sind schriftlich zu fixieren. Sollte intraoperativ eine i. v. Insulingabe erfolgt sein, muss eine Kontrolle des BZ ≥ 6 h postoperativ erfolgen (Hypoglykämierisiko).

Postoperativ ist eine reguläre Wiederaufnahme der Kost möglich:
- Typ-1-Diabetes: bisherige Therapie wieder aufnehmen
- Typ-2-Diabetes:
  - bisherige Therapie wieder aufnehmen
  - Kontraindikationen für OAD und inkretinbasierte Therapien beachten

Postoperativ ist keine reguläre Wiederaufnahme der Kost möglich
- Typ-1-Diabetes:
  - **Blutzuckerprofil** (6, 11, 17, 22, 2 Uhr)
  - **ICT:** Basal, wie gewohnt, Korrekturinsulin nach Schema s. c.
  - **Insulinpumpentherapie** mit gewohnter Basalrate
- Typ-2-Diabetes:
  - **Blutzuckerprofil** (6, 11, 17 Uhr, ggf. öfter)
  - Korrekturinsulin nach Schema s. c.

Verhalten bei eingeschränktem Kostaufbau: Präprandiales Bolusinsulin zunächst in halber Dosis und bei unsicherer Nahrungsaufnahme Insulingabe nach dem Essen.

12.4.3 Umgang mit Hypoglykämien

Nähert sich der Blutzuckerwert dem unteren Zielbereich (≤ 4 mmol/l [72 mg/dl]), muss Insulin bei Typ-2-Diabetes gestoppt und der Blutzucker häufiger gemessen werden. Bei Typ-1-Diabetes besteht durch Abbruch der Insulinzufuhr ein Ketoazidoserisiko, sodass hier die Insulindosis gesenkt wird, bevor die Applikation ganz gestoppt würde. Sollte eine p. o. Nahrungsaufnahme nicht möglich sein, muss i. v. Glukose substituiert werden. Bei drohender Hypoglykämie muss aber jede Insulinzufuhr zunächst sofort pausiert werden.

Mögliche Ursachen einer Hypoglykämie
- Fehlerquelle Insulinperfusor:
  - Dosierungsverhältnis falsch?
  - Verwechslung: versehentlich Insulin anstatt des „gewollten" Medikaments aufgezogen?
  - Laufrate falsch gewählt?
- Leberausfall und damit fehlende hepatische Glukoneogenese
- Nierenversagen und damit fehlende renale Glukoneogenese/Insulinmetabolismus
- OP Pankreas: ➢ Kap. 12.4.4
- Gabe potenziell hypoglykämieinduzierender OAD

INTERPROFESSIONELLES TEAM

Das perioperative i. v. Insulinregime birgt das Risiko, dass bei Verlegung des Patienten zurück von der Intensiv- auf die Normalstation die Therapie ohne adäquate Umwandlung in s. c. Gaben beendet/reduziert wird. Patienten mit Typ-1-Diabetes sind besonders gefährdet, da sie im höheren Lebensalter „versehentlich" als Typ-2-Diabetes („Altersdiabetes")-Patienten verkannt werden und damit nicht beachtet wird, dass ein absoluter Insulinmangel besteht. Lebenswichtige Insulingaben könnten so potenziell verzögert oder ausgelassen werden. Dokumentation (u. a. des Diabetestyps) und persönliche Übergabe sind daher Pflicht!

12.4.4 Besondere Operationen

Pankreatektomie

Eine Pankreasresektion (Pankreatitis, Trauma, Tumor) führt nach Organverlust zum absoluten Insulinmangel. Die Insulinhalbwertszeit liegt bei ca. 5 Minuten. Nach Abbau des körpereigenen Restinsulins beginnt durch Ketonkörpersynthese die Entwicklung einer Ketoazidose.

Bariatrische Chirurgie

Nach bariatrischer Chirurgie (z. B. Schlauchmagen) kommt es im Verlauf zum gewollten Gewichtsverlust, begleitet von einer ketogenen Stoffwechsellage. Metformin sollte daher ≤ 4 Monate postoperativ nicht eingenommen werden (Aberle et al. 2012). Die Gewichtsabnahme lässt die Insulinresistenz und den -bedarf sinken. Es drohen schwere Unterzuckerungen! Daher: engmaschige Dosisanpassungen und Patientenschulung.

Beispiel

„Synkope" nach Schlauchmagen

53-jährige Frau, Typ-2-Diabetes, Schlauchmagen-OP vor 3 Monaten mit 13 kg Gewichtsverlust. Das erste Mal seit Jahren geht die Patientin ins Hallenbad und „kollabiert" nach dem Schwimmen. Ein Notarzt wird gerufen und bemerkt die eingefallene Bauchdecke und die Laparoskopie-Narben. Wieder bei Bewusstsein berichtet die Patientin von der OP und einem Typ-2-Diabetes und dass sie die Insulindosis seit der OP noch nicht geändert hat. Unterzuckerungen gab es nie, problematisch waren die hohen Blutzuckerwerte. Der jetzt gemessene Blutzucker beträgt 1,7 mmol/l (31 mg/dl). Verabreicht werden 16 g Glukose i. v., und während des Transports zum Krankenhaus tropft Glukose 10 % als Infusion. In der Klinik liegt der Blutzuckerwert bei 3,8 mmol/l (68 mg/dl).

- Fehlende Insulinanpassung in Kombination mit Sport führten zur schweren Hypoglykämie.
- HbA_{1c} 5,4 % (im Krankenhaus gemessen)
- Was nun? Insulin beendet, OAD-Therapie im Verlauf, Patientenschulung
- Nebenbefundlich: 2 von 3 Blutdrucksenkern werden abgesetzt

12.5 Elektive Krankenhausaufnahme in eine konservative Fachabteilung

Etwa die Hälfte der Krankenhausaufnahmen in eine nichtoperative Abteilung erfolgt elektiv. Die in ➤ Kap. 12.1 und ➤ Kap. 12.2 dargestellten Aspekte gelten auch in diesen Fällen. Weitere spezielle Aspekte der Anpassung einer glukosesenkenden Medikation und häufig aufkommende Fragen im Umgang mit Sondersituationen werden im Folgenden erläutert.

12.5.1 Umgang mit Hausmedikation

Insulin Insulinpenpatronen, Fertigpens und Aufziehampullen sind verfügbar. Insulinpenpatronen nur U100-Konzentration. **Cave:** Insulin ist in Fertigpens in U100-, U200- und U300-Dosierungen verfügbar. Eine Umstellung ist regelhaft nicht notwendig (Ausnahme: Diabetes-Neueinstellung). Systeme zur Blutzucker-Selbstkontrolle werden unter stationären Bedingung weiterverwendet. Bei kritisch kranken Patienten wird auf i. v. Insulin umgestellt, dann gelten die in ➤ Kap. 12.4.1 genannten Regeln.

OAD bzw. GLP-1-Rezeptoragonisten-Therapie Die Medikation wird in der Regel unverändert weitergeführt. Nüchternphasen oder Akuterkrankung mit Beeinträchtigung von Leber/Niere müssen beachtet werden. Der Wechsel auf s. c. Insulin muss dann bedarfs- bzw. situationsgerecht erfolgen.

Metformin

- *Metformin und jodhaltiges Kontrastmittel (radiologische Diagnostik, interventionelle Verfahren)*
  Metformin wird renal eliminiert und jodhaltiges Kontrastmittel ist nephrotoxisch.
  a) Bei eGFR ≥ 45 ml/min: weiterhin unveränderte Dosis
  b) Bei eGFR 30–44 ml/min: 48 Stunden vor Kontrastmittelgabe Metformin pausieren und bei Nachweis einer stabilen eGFR wiederbeginnen
  c) Bei Notfalldiagnostik: nach der Untersuchung Metformin für 48 Stunden pausieren
- *Metformin und Nierenfunktionseinschränkung*
  a) Bei eGFR ≥ 30 ml/min und Abwesenheit anderer Risikofaktoren einer Laktatazidose: weiterhin unveränderte Dosis
  b) Bei eGFR 30–45 ml/min: Maximaldosis 1.000 mg/Tag
- *Metformin-assoziierte Laktatazidose (MALA)*
  a) Prävalenz: < 10 Ereignisse pro 100.000 Patientenjahre = sehr selten
  b) Symptome: abdominelle Beschwerden, Skelettmuskelkrämpfe
  c) Nachweis: Azidose + Hyperlaktatämie (> 5 mmol/l) unter Metformin
  d) Vorgehen: Metformin sofort beenden, Hämodialyse bei akutem schwerem Nierenversagen erwägen, Therapie der Grunderkrankung
  e) Faktoren: akutes Nierenversagen (v. a. bei paralleler Exsikkose), Laktatabbaustörung (v. a. Leberversagen), Sepsis, Herz-Kreislauf-Versagen, Organhypoxie bei Schock
  f) Prävention: Schwere Systemerkrankungen und akuter Flüssigkeitsmangel (Exsikkose, Durchfall, Hitzeschlag) bedeuten sofortige Pausierung von Metformin.

Sulfonylharnstoffe (SH) SH sind insulinotrop und bergen das Risiko einer prolongierten Hypoglykämie, wenn die Nierenfunktion reduziert ist und die Nahrungsaufnahme ungesichert ist oder gar ausfällt. SH sind im Krankenhaus nur unter Beachtung der o. g. Situationen einzusetzen. Im Zweifelsfall SH pausieren und nach Krankenhausentlassung wiederbeginnen.

SGLT-2-Hemmer Diese Gruppe hat ein vernachlässigbares Restrisiko bzgl. der Induktion intrinsischer Hypoglykämien. Grundsätzlich sollte sie bei allen schweren Infektionen oder Akuterkrankungen zunächst pausiert werden. **Cave:** Risiko für euglykäme Ketoazidose: Ketoazidosesymptome bei SGLT-2-Hemmer-Einahme erfordern eine Ketonkörpermessung (Blut und Urin) und eine BGA. Schon bei Verdacht sind die SGLT-2-Hemmer sofort abzusetzen. Im Verlauf sollte die Therapie aufgrund der vorteilhaften Endpunktstudien aber wieder aufgenommen werden.

GLP-1-Rezeptoragonisten Auch hier zeigt sich ein nur minimales intrinsisches Hypoglykämierisiko. Aufgrund der günstigen Endpunkt-Datenlage sollte diese Gruppe nicht ohne triftigen Grund abgesetzt werden. Nebenwirkungen betreffen v. a. die verzögerte Magenentleerung mit gastrointestinalen Beschwerden. Daher bei Übelkeit und Erbrechen pausieren.

12.5.2 Koloskopie

Besteht durch eine autonome PNP eine verlängerte Magen- und Darmpassage, dann kann die Koloskopievorbereitung länger als üblich dauern. Für diesen Zeitraum muss beachtet werden: OADs pausieren, Sulfonylharnstoffe 24 Stunden und SGLT-2-Hemmer 72 Stunden vor der Koloskopie absetzen. Metformin, DPP4-Hemmer, Glitazone und GLP-1-Reeptoragonisten so lange einnehmen, wie feste Nahrung aufgenommen wird. Danach werden enteral keine Kohlenhydrate/Eiweiße aufgenommen, sodass kein Hyperglykämierisiko besteht. **Cave:** Bei absolutem Insulinmangel kann nicht auf Insulin verzichten werden, dann gilt: häufigere Blutzuckermessungen, i. v. Glukosesubstitution, Expertenrat hinzuziehen.

12.5.3 Glukokortikoide

Insulinresistenzzunahme und Betazellbeeinträchtigung erzeugen eine Zunahme der Hyperglykämie, die v. a. Hochbetagte, Übergewichtige und Patienten unter Steroidhochdosistherapie betrifft. Die Pharmakokinetik des eingesetzten Wirkstoffs muss beachtet werden. Prednisolon erreicht sein max. Effekt nach 4–8 h, sodass auch in diesem Zeitfenster der Peak-BZ-Spiegel liegt. Regelhaft sind Steigerungen der Insulindosis notwendig („Faustregel": Insulinbedarf steigt ca. 20 %).

12.5.4 Parenterale Ernährung (PEN)

Bei kritisch Kranken, im Rahmen von Operationen mit Unterbrechung der enteralen Achse und bei ungenügender p. o. Ernährung wird PEN häufig passager genutzt. Der hohe Glukoseanteil in den Fertiglösungen führt zur prolongierten Hyperglykämie. Praktikabel zur Blutzuckereinstellung bei laufender PEN sind: a) Insulin i. v. via Perfusor oder b) Insulinzugabe in den industriell vorbereiteten PEN-Beuteln (pro 10 g Kohlenhydrate ca. 1 IE Normalinsulin). Dann gilt aber auch: a) Anpassung des Blutzucker-Messintervalls, b) ein Unterbrechen der PEN bedeutet automatisch auch ein Unterbrechen des Insulinperfusors, c) eine Laufratenänderung der PEN bedeutet automatisch auch eine Anpassung der Laufrate des Insulinperfusors.

12.6 Notfallmäßige Krankenhausaufnahme

Unabhängig vom notfallmäßigen Aufnahmegrund sollte bei bekanntem Diabetes mellitus eine Diabetes-Kurzanamnese (➤ Kap. 12.2) erfolgen. Blutzucker, HbA_{1c} und Nierenfunktion sind zu kontrollieren. Bei Infektkonstellation muss an chronischen Wunden oder ein diabetisches Fußsyndrom gedacht werden, damit eine zielgerichtete Diagnostik (z. B. arterielle Farbduplex-Sonografie zur Demarkierung einer pAVK) und Therapie eingeleitet werden können.

Notfall Hypoglykämie Der Einweisungsgrund „schwere Hypoglykämie" bedeutet: höchste Aufmerksamkeit! Besondere Gefahr droht, wenn der Patienten präklinisch i. v. Glukose bekam und bei Krankenhausaufnahme ein „normaler" Blutzuckerwert vorliegt, denn bei prolongierter Hypoglykämie kommt es rasch zum erneuten Absinken des Blutzuckers mit zum Teil dramatischen Folgen (Krampfanfall, Reanimationspflichtigkeit) selbst im medizinischen Umfeld. Daher sind engmaschige Blutzuckerkontrollen und die klinische Einschätzung des Patienten zwingend. Im Zweifelsfall muss die Glukosesubstitution nahtlos fortgeführt werden, um eine Re-Hypoglykämie auszuschließen. Blutzuckerwerte > 12 mmol/l (> 216/dl) unter Glukoseinfusion werden selbstverständlich toleriert (ggf. Tropfgeschwindigkeit anpassen). Kritisch hinterfragt werden müssen: a) die Häufigkeit leichter/schwerer Hypoglykämien, b) Nierenfunktion und HbA_{1c}, c) Time-in-Range (Übertherapie?!), d) Begleitumstände oder -erkrankungen. Eine stationäre Aufnahme sollte großzügig erwogen werden.

Notfall hyperglykämisches hyperosmolares Syndrom Im Vordergrund steht eine schwere hyperglykäme Dekompensation (Blutzucker > 30 mmol/l, > 540 mg/dl) in Kombination mit einer lebensgefährlichen Exsikkose. Betroffen sind Patienten mit Typ-2-Diabetes. Entscheidend ist die Normalisierung der Serumosmolalität durch Flüssigkeit und Elektrolytersatz, durch welche bereits ohne Insulin der Blutzucker fällt. **Cave:** Schwerwiegende neurologische Komplikationen (Hirnödem, zentrale pontine Myolyse) drohen bei zu aggressiver Blutzuckersenkung. Eine intensivmedizinische Therapie ist obligat.

BRASH-Syndrom Mit diesem Akronym wird seit 2016 die Kombination aus **B**radykardie, Nierenversagen (**R**enal Failure), **A**V-Blockierung, **S**chock und **H**yperkaliämie bezeichnet (Farkas et al. 2020). Pathophysiologisch steigt bei Nierenfunktionsverschlechterung Kalium im Blut an. Hierdurch wird am Herzen die Erregungsweiterleitung am AV-Knoten gebremst. Zahlreiche Medikamente (Betablocker, Kalziumantagonisten) tun dies ebenfalls. Potenziert sich nun die AV-Blockade, so kann der Betroffene sein Herzzeitvolumen (Schlagvolumen × Herzfrequenz) nicht mehr adäquat steigern, um situationsgerecht die Kreislauferfordernisse zu erfüllen. Es entsteht ein Schockzustand mit Minderdurchblutung der Nieren, was deren Funktion weiter reduziert. Hyperglykäme Dekompensation aggraviert diese Situation, da durch osmotische Diurese Flüssigkeit verloren geht, was zusätzlich das Nierenversagen triggert. Das BRASH-Syndrom ist in unserer Versorgungsrealität häufig, seine Komplexität darf nicht unterschätzt werden, daher ist eine intensivmedizinische Aufnahme obligat.

KAPITEL

13 Hypertonietherapie

Jean-François Chenot und Ingo Krenz

Kernaussagen

- Fast alle Menschen mit Typ-2-Diabetes leiden an einer arteriellen Hypertonie.
- Der Bluthochdruck ist der wesentliche Treiber für mikro- und makrovaskuläre Endorganschäden bei (Typ-2-) Diabetespatienten.
- Die Behandlung des Bluthochdrucks führt bei Menschen mit Diabetes zu einer stärkeren Senkung des kardiovaskulären Risikos als die Blutzuckersenkung. Sie führt zu einer relativen Risikoreduktion von ca. 10 % pro Senkung des Blutdrucks um 5–10 mmHg. Die absolute Risikoreduktion hängt vom kardiovaskulären Gesamtrisiko ab.
- Es gibt nicht den einen richtigen Blutdruckwert für Menschen mit Diabetes. Angestrebt wird ein Blutdruckkorridor mit systolischen Werten zwischen 130 und 140 mmHg. Liegt eine Proteinurie vor, werden ggf. etwas niedrigere Werte empfohlen.
- Die arterielle Hypertonie lässt sich gut medikamentös therapieren, wenn nichtmedikamentöse Maßnahmen nicht zum Zielblutdruck führen.
- Medikamente der ersten Wahl sind ACE-Hemmer/AT1-Rezeptorblocker, Thiaziddiuretika und Kalziumantagonisten.
- Thiazide werden in der Hochdrucktherapie zu sehr vernachlässigt. Menschen mit Diabetes sind häufig salz- und wasserüberladen, daher haben Thiazide eine wichtige Stellung in der Hochdrucktherapie dieser Patienten.
- Nichtmedikamentöse Maßnahmen (Gewichtsreduktion, Ausdauersport, salzarme Ernährung und Entspannungsverfahren) helfen bei der Blutdruckeinstellung.
- Vor Beginn der Therapie sollte mit dem Patienten ein Zielwert vereinbart werden, auf den stufenweise hingearbeitet wird.
- Verlässliche Methoden zur Verlaufskontrolle sind Blutdruckselbstmessungen des Patienten und die ambulante Langzeitblutdruckmessung.
- Nach erfolgreicher Einstellung sollte der Blutdruck regelmäßig überprüft werden.

13.1 Epidemiologie und Definition

13.1.1 Epidemiologie

In Deutschland leiden ca. 25 Millionen Menschen an einer arteriellen Hypertonie. Das ist etwa jeder dritte Deutsche. Drei von vier über 70-jährigen Menschen haben Bluthochdruck. Die Frage ist daher nicht, ob auch Menschen mit Diabetes an Hochdruck leiden, sondern vielmehr, ob sie sich von Menschen mit Hypertonie ohne Diabetes mellitus unterscheiden. Worauf muss der Behandler achten? Entwickeln Menschen mit Diabetes den Hochdruck früher? Erleiden sie mehr Endorganschäden? Profitieren sie von anderen Therapiezielen?

Menschen mit Typ-1-Diabetes verhalten sich in der Entwicklung eines arteriellen Hypertonus ähnlich wie die Gesamtbevölkerung. Die Blutdruckwerte beginnen etwa ab dem 30. Lebensjahr zu steigen. Nach 40 Jahren Diabeteslaufzeit, ungefähr um das 60. Lebensjahr, leiden etwa 70 % der Menschen mit Typ-1-Diabetes an einer Hypertonie. Schon in den Jahren vor Manifestation der Hypertonie sind die Blutdruckwerte im Normalbereich leicht höher als bei altersgleichen Personen ohne Diabetes. Der Blutdruck steigt deutlich im engen zeitlichen Zusammenhang mit Auftreten einer Mikroalbuminurie (ACR 30–300 mg/g).

Anders ist die Situation bei Menschen mit Typ-2-Diabetes. Die Prävalenz der Hypertonie bei diesen Personen ist doppelt bis dreifach höher als bei Menschen ohne Diabetes. Etwa 40–50 % dieser Patienten sind bereits bei Diagnosestellung des Diabetes hypertensiv. Im weiteren Verlauf entwickeln annähernd 100 % der Patienten mit Typ-2-Diabetes eine Hypertonie. Es besteht eine enge Assoziation zum Übergewicht und zu kardiovaskulären Endorganschäden.

13.1.2 Definition

Die Diagnose einer arteriellen Hypertonie wird gestellt, wenn der Blutdruck in Praxismessungen mehrfach ≥ 140/90 mmHg, in Selbstmessungen mehrfach ≥ 135/85 mmHg und in der Langzeitblutdruckmessung der Mittelwert über 130/80 mmHg gemessen wurde (BÄK et al. 2023).

Es gibt keine absolute Blutdruckgrenze, die Normotonie von Hypertonie unterscheidet. Der Übergang ist fließend. Blutdruck ist ein Surrogatparameter für das kardiovaskuläre Risiko. Daher ist es für Therapieentscheidungen und Zielwerte wichtig, ob ein Patient bereits Endorganschäden hat und wie hoch das Risiko ist, diese zukünftig zu entwickeln. Die von Fachgesellschaften empfohlenen Grenzwerte sind im stetigen Fluss, sie werden je nach Studienergebnissen und Expertenmeinungen regelmäßig leicht verändert. Die aktuelle Nationale VersorgungsLeitlinie Arterielle Hypertonie definiert einen Grenzwert von ≥ 140/90 mmHg als hypertensiv.

Zur Diagnosestellung sollten nach 5 Minuten ruhigem Sitzen im Abstand von je 2 Minuten 3 Messungen am Oberarm durchgeführt werden. Es wird der Mittelwert der 2. und 3. Messung herangezogen (BÄK et al. 2023). Nur beim ersten Mal soll an beiden Armen gemessen werden, später wird nur am Arm mit den höheren Blutdruckwerten, meist dem dominanten Arm, gemessen. Eine Seitendifferenz von ≥ 20 mmHg systolisch gilt als auffällig und sollte abgeklärt werden. Neben der in der NVL empfohlenen Messung kann auch über eine Langzeitblutdruckmessung oder über Selbstmessungen die Diagnose gestellt werden.

Praxis

Wie wird Bluthochdruck festgestellt?

- Gelegenheitsmessungen in der Praxis oder Apotheke (mehrfach ≥ 140/90 mmHg)
- Selbstmessungen des Patienten (mehrfach ≥ 135/85 mmHg)
- Langzeitblutdruckmessung (ABDM; Mittelwert ≥ 130/80 mmHg)

Bei der Blutdruckselbstmessung müssen nur wenige Regeln beachtet werden (➤ Tab. 13.1). Sie dienen zum einen der Vergleichbarkeit der Messungen, andererseits gibt es einige wenige technische Empfehlungen, die bei Nichtbeachtung zu fehlerhaften Messungen führen.

Wichtig für die Validität der Messungen ist die Wahl der richtigen Manschettengröße. Diese ist abhängig vom Oberarmumfang des Patienten (➤ Tab. 13.2). Bei zu kleiner Manschette werden systematisch zu hohe, bei zu großer Manschette zu niedrige Werte gemessen. Die Standardmanschette ist 12–13 cm breit und ist für einen Oberarmumfang von 22–32 cm geeignet.

Zunehmend wird die ABDM zur Diagnosestellung und Verlaufskontrolle einer arteriellen Hypertonie eingesetzt und auch von Fachgesellschaften empfohlen. Bei der Interpretation der Auswertung orientiert man sich am Gesamtmittelwert. Als Übergang zu einer arteriellen Hypertonie gilt ein Grenzwert von 130/80 mmHg. Besonders wertvoll ist die Information zur Nachtabsenkung. Im Normalfall soll der Blutdruck in der Nacht abfallen (10 % niedrigerer Mittelwert in der Nacht, idealerweise < 120/70 mmHg). Eine aufgehobene Nachtabsenkung ist mit einem erhöhten kardiovaskulären Risiko assoziiert. Zur

Tab. 13.1 Regeln der Blutdruckselbstmessungen

1. Immer zur gleichen Tageszeit messen. Empfohlen wird eine 2× tägliche Messung morgens und abends. Es können auch Messungen am Arbeitsplatz sinnvoll sein.
2. Erst nach 3–5 Minuten ruhigem Sitzen messen.
3. Möglichst mehrfach hintereinander messen (z. B. 3 ×). Es darf die beste der Messungen notiert werden.
4. Die Manschette muss zum Oberarmumfang passen (➤ Tab. 13.2).
5. Die Manschette soll 2 Fingerbreit (2,5 cm) über der Ellenbeuge sitzen.
6. Die Manschette darf nicht zu stramm und nicht zu locker befestigt werden. Ist die Manschette korrekt angelegt, lässt sich noch ein Finger darunter schieben.
7. Wird eine Manschette mit eingebautem Mikrofon oder Stethoskop verwendet, muss dieses über der Arterie platziert werden. Die Arterie liegt an der Innenseite des Oberarms.

Tab. 13.2 Welche Manschettengröße für welchen Oberarmumfang?

Armumfang	Manschettenbreite	Manschettenlänge
< 22 cm	10–12 cm	22 cm
22–32 cm	12–13 cm	35 cm
32–44 cm	15–18 cm	36 cm
45–54 cm	15–18 cm	42 cm

Separation einer primären von einer sekundären Hypertonie eignet sich die aufgehobene Nachtabsenkung nicht.

Bei nachlassender Gefäßreagibilität und insbesondere unter Therapie mit peripheren Vasodilatatoren und Diuretika kann es zu orthostatischen Blutdruckabfällen kommen. Dies passiert bevorzugt bei älteren Patienten und Patienten mit isolierter systolischer Hypertonie. Daher wird empfohlen, gelegentlich den Blutdruck nach der Messung im Sitzen auch im Stehen zu messen, insbesondere wenn der Patient über Schwindel nach dem Aufstehen klagt oder in der ABDM ausgeprägte Blutdruckabfälle auffallen. Ein Blutdruckabfall ≥ 20 mmHg systolisch und ≥ 10 mmHg diastolisch gilt als relevant.

Praxis

Orthostatische Dysregulationen kommen gelegentlich als Nebenwirkung der antihypertensiven Therapie vor. Besonders betroffen sind ältere Patientinnen und Patienten mit isolierter systolischer Hypertonie. Stürze als Folge von Blutdruckabfällen sollten unbedingt vermieden werden. Eine Fraktur als Sturzfolge ist ein einschneidendes Ereignis und hat eine schlechte Prognose. Messen Sie daher bei Risikokandidaten hin und wieder den Blutdruck nach der Messung im Sitzen auch im Stehen. Ein Abfall ≥ 20 mmHg systolisch ist relevant.

Hochdruckformen

Die isolierte systolische Hypertonie (ISH) ist die häufigste Form einer Hypertonie. Sie tritt mit zunehmendem Alter und mit zunehmender Gefäßsteifigkeit auf. Die ISH bringt das höchste kardiovaskuläre Risiko mit sich. Diese Form der Hypertonie lässt sich therapeutisch schwerer angehen, da sich die verlorene Windkesselfunktion medikamentös nicht wiederherstellen lässt.

Ist die Diagnose einer Hypertonie gestellt, sollte im nächsten Schritt die Frage „primäre oder sekundäre Hypertonie?" erwogen werden.

Praxis

Sekundäre Hypertonien sind selten. Denken Sie erst daran, wenn sich der Blutdruck mit mindestens 3 Antihypertensiva unter Einschluss eines Diuretikums nicht befriedigend einstellen lässt.

Eine routinemäßige Untersuchung auf sekundäre Hypertonieformen wird ohne klinische Hinweise nicht empfohlen (BÄK et al. 2023). Unter sekundärer Hypertonie werden diejenigen Hochdruckformen verstanden, bei denen der Bluthochdruck Symptom einer anderen Erkrankung ist. Im engeren Sinne sind dies überwiegend endokrine Erkrankungen (z. B. primärer Hyperaldosteronismus, Phäochromozytom) oder renale Ursachen (renovaskulär oder renoparenchymatös).

Wesentlich häufigere sekundäre Ursachen, auch bei Patienten mit Typ-2-Diabetes, sind jedoch das Schlaf-Apnoe-Syndrom, Alkoholabusus oder blutdrucksteigernde Medikamente (z. B. NSAR, Antidepressiva). Die A-priori-Wahrscheinlichkeit einer primären Hypertonie ist sehr hoch, etwa 95 % der Menschen mit Hypertonie leiden an einer primären Hypertonie. Daher hat es sich in der Praxis bewährt, erst bei nicht befriedigend kontrollierten Blutdruckwerten unter einer 3-fach antihypertensiven Therapie (unter Einschluss eines Diuretikums) eine diagnostische Abklärung sekundärer Hypertonieursachen vorzunehmen.

Es gibt keine gute Evidenz, welche Untersuchungen bei der Erstdiagnose einer arteriellen Hypertonie von Nutzen sind. Leitlinien unterscheiden sich im Umfang der Empfehlungen. In ➤ Tab. 13.3 wird eine Übersicht über Untersuchungen bei der Erstdiagnose gegeben. Die Empfehlungen sind der Nationalen VersorgungsLeitlinie Hypertonie 2023 entnommen (BÄK et al. 2023).

13.2 Bedeutung der Hypertonietherapie

Menschen mit Diabetes profitieren von der Behandlung der arteriellen Hypertonie. Eine Reduktion des Blutdrucks um 5–10 mmHg führt zu einer relativen Senkung des kardiovaskulären Risikos um 10 %, unabhängig von anderen Risikofaktoren. Die absolute Risikoreduktion (ARR) hängt vom individuellen kardiovaskulären Risiko ab (Blood Pressure Lowering Treatment Trialists' Collaboration 2021). Die Frage des richtigen Zielwertes ist ein separates Thema. Eine Erkenntnis dieser und folgender Untersuchungen war, dass insbesondere diejenigen Patienten mit Diabetes mit Ausgangsblutdruckwerten von systolisch über 140 mmHg profitierten. Es fand sich eine sehr einprägsame Beziehung von Blutdrucksenkung zu relativer Risikoreduktion: Eine Blutdrucksenkung um 10 mmHg reduziert die kardiovaskuläre Ereignisrate und die Mortalität um 10–12 %. In der UKPDS war diese Beziehung linear über einen weiten Bereich von Blutdruckwerten. Diese relativ hohe ARR hängt mit dem relativ hohen Ausgangsrisiko der Teilnehmer zusammen (Adler et al. 2000).

Praxis

Der Glukosestoffwechseleinstellung kommt bei der kardiovaskulären Risikoreduktion im Vergleich zur Blutdruckeinstellung eine nachgeordnete Bedeutung zu. Sie hat eine größere Bedeutung bei der Verhinderung mikrovaskulärer Endorganschäden.

Einen gesicherten optimalen Zielwert für Menschen mit Typ-2-Diabetes gibt es nicht. Deswegen macht die NVL Hypertonie Vorschläge für einen Zielkorridor (➤ Abb. 13.1).

In der STENO-2-Studie wurde ein Blutdruck von 132/75 mmHg erreicht (Gaede et al. 2008). In der ACCORD-

13

Tab. 13.3 Überblick zum Vorgehen bei Erstdiagnose einer arteriellen Hypertonie

Untersuchung	Kommentar
Lipidprofil	Notwendig für die kardiovaskuläre Risikoabschätzung
Blutzucker HbA_{1c}	Notwendig für die kardiovaskuläre Risikoabschätzung
TSH	Fakultativ, anlassbezogen bei klinischen Hinweisen
Kreatinin (eGFR)	Notwendig für die Therapieplanung, zum Ausschluss einer Nierenerkrankung und zur kardiovaskulären Risikoabschätzung
Proteinurie mittels Albumin-Kreatinin-Ratio im Urin (uACR bei einer eGFR < 60 ml/min)	Empfohlen zum Nachweis eines Endorganschadens der Nieren (CKD). Notwendig für die Therapieplanung und zum Ausschluss einer Nierenerkrankung. Bei Typ-1-Diabetes Teil des DMP, bei Typ-2-Diabetes seit 2023 kein generelles Screening mehr. Es reicht ein einfacher Urinstix. Ist Eiweiß positiv, laborchemische Bestimmung des Albumin-Kreatinin-Quotienten im Spontanurin, ggf. gleich Laborbestimmung der ACR.
Urinstatus	Hämaturie und Proteinurie. Notwendig zum Ausschluss einer Nierenerkrankung (CKD). Ist Eiweiß positiv, ggf. Bestimmung der uACR, falls nicht schon erfolgt.
Erweiterte Diagnostik	
Leberwerte	Fakultativ, anlassbezogen
EKG	Nicht anlassbezogenes EKG im Sinne eines Screenings hat keinen nachweislichen Nutzen. Das EKG ist ungeeignet, eine linksventrikuläre Hypertrophie auszuschließen. Üblich als Referenz bei späteren kardiovaskulären Problemen.
Echokardiografie	Empfohlen ab RR > 160/100 mmHg und bei langjähriger arterieller Hypertonie zum Nachweis eines Endorganschadens
Nichtinvasive oder invasive Diagnostik einer koronaren Herzerkrankung	Nur bei klinischen Hinweisen
Endokrinologische Evaluation	Bei schwer behandelbarem Bluthochdruck. Nicht in der initialen Diagnostik nötig. Abklärung bei resistenter Hypertonie oder klinischen Hinweisen auf Cushing-Syndrom (starke Gewichtszunahme im letzten Jahr), Hyperaldosteronismus (Hypokaliämie) oder Phäochromozytom (Hochdruckkrisen mit erheblicher Tachykardie).
Ultraschall der Karotiden	Nur bei klinischen Hinweisen, keine Untersuchung im Sinne eines Screenings
Diagnostik Nierenarterienstenose	Nur bei resistenter Hypertonie, plötzlicher Aggravation der Hypertonie, Lungenödem mit Linksherzversagen oder klinischen Hinweisen (z. B. Hypokaliämie). Abklärung durch Spezialisten
Screening auf OSAS (obstruktives Schlafapnoe-Syndrom)	Bei anamnestischen oder klinischen Hinweisen (Fragebogen Epworth Sleepiness Scale oder STOP Bang)

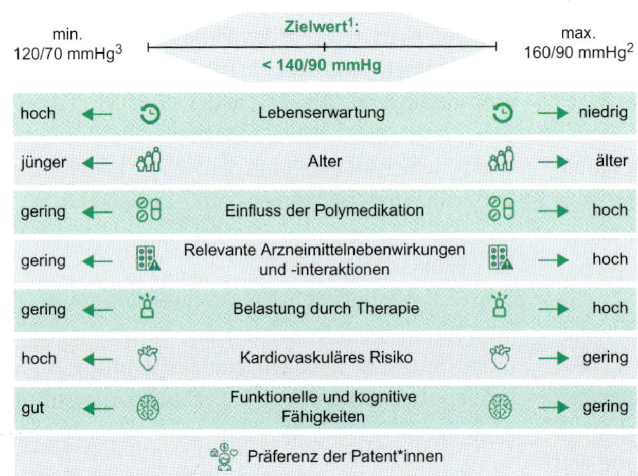

[1] Die Blutdruckzielwerte beziehen sich auf die Ergebnisse der Praxismessung. Es wird empfohlen, für die Heimmessung und den Tagesmittelwert der ambulanten Blutdruckmessung (ABPM) 5 mmHg sowie für den 24-h-Mittelwert der ABPM 10 mmHg zu subtrahieren. Diese Empfehlung bezieht sich nicht auf Werte < 130 mmHg.

[2] Die obere Grenze des Kontinuums stellt einen Kompromiss dar. Weder Patient*innen noch Ärzt*innen sollen sich mit Erreichen dieses Wertes zufriedengeben, wenn die individuellen Einflussfaktoren auch bessere Zielwerte zulassen würden. Ausnahme Bettlägerigkeit.

[3] im Ausnahmefall, negative Effekte nehmen zu.

Abb. 13.1 Entscheidungshilfe für die Blutdruckzielwerte aus der NVL Hypertonie 2023 (mod. nach BÄK et al. 2023) [W867-011]

Studie war eine weitere Blutdrucksenkung in der intensiv behandelten Gruppe auf systolische Werte < 120 mmHg untersucht worden (ACCORD Study Group et al. 2010). Dieser niedrige Blutdruck war mit mehr Komplikationen assoziiert, sodass heute eine Blutdrucksenkung in diesen niedrigen Bereich insbesondere bei kardial vorerkrankten Patienten nicht empfohlen wird. Ein Vergleich der mit der allgemein üblichen Methode gemessenen Praxisblutdrücke mit denen der unüblichen Selbstmessungen in einem abgedunkelten Raum bei Teilnehmern der SPRINT-Studie ergab durchweg Werte, die zwischen 5 und 10 mmHg höher lagen (Drawz et al. 2020).

Als Blutdruckzielwert wird daher momentan von den Fachgesellschaften ein Korridor von systolischen Werten zwischen 130 und 140 mmHg empfohlen. Als Faustregel gilt: Je mehr kardiovaskuläre oder mikrovaskuläre Endorganschäden und/oder je mehr Proteinurie, desto näher sollte der Blutdruck an die Untergrenze dieses Korridors therapiert werden.

13.3 Nichtmedikamentöse und medikamentöse Therapie

Die Hochdrucktherapie besteht im Wesentlichen aus den folgenden zwei Säulen:
1. Nichtmedikamentöse Therapie
2. Medikamentöse Therapie

13.3.1 Nichtmedikamentöse Therapie

Ziel der Blutdrucktherapie bei Hypertonie, insbesondere bei Patienten mit Diabetes, ist die Senkung des kardiovaskulären Risikos. Daher geht es nicht nur um eine Blutdrucksenkung, sondern auch um einen multifaktoriellen Therapieansatz, der auch die anderen kardiovaskulären Risikofaktoren berücksichtigt. Insbesondere die nichtmedikamentösen Maßnahmen wirken sich sowohl positiv auf den Blutdruck als auch auf die Zuckerstoffwechseleinstellung aus. Nichtmedikamentöse Maßnahmen sollten einer medikamentösen Blutdrucktherapie vorangehen und diese immer begleiten. Üblicherweise darf eine Hypertonie bis ≤ 160/90 mmHg für bis zu 6 Monate allein mit nichtmedikamentösen Maßnahmen behandelt werden. Ab einem Grenzwert von 160 mmHg systolisch sollte eine medikamentöse Blutdrucktherapie dringend angeraten werden. In ➤ Tab. 13.4 sind die wichtigsten nichtmedikamentösen Maßnahmen und ihre zu erwartenden Effekte aufgeführt.

Die nichtmedikamentöse Therapie hat die größte Bedeutung in der Behandlung von Menschen mit Hypertonie und niedrigem kardiovaskulärem Risiko. Im Gegensatz zur medikamentösen Therapie liegen für nichtmedikamentöse Maßnahmen nur schwache wissenschaftliche Nachweise über eine Reduktion von kardiovaskulären Endpunkten vor und die praktische Umsetzung gelingt oft unzureichend. Es scheint manchen Menschen leichter zu fallen, ein Medikament einzunehmen.

Tab. 13.4 Erwartbare Effekte nichtmedikamentöser Maßnahmen auf den Blutdruck

Nichtmedikamentöse Maßnahme	Erwartbare Blutdrucksenkung
Körperliche Aktivität an 5 Tagen/Woche für 30 Minuten oder 3 × 1 Stunde/Woche	4–9 mmHg
Kochsalzreduktion auf 5–6 g/Tag	5–8 mmHg
Verzicht auf Alkohol	2–4 mmHg
Gewichtsreduktion pro Kilogramm bei Übergewicht	1–2 mmHg
Rauchstopp	2–5 mmHg

13.3.2 Medikamentöse Therapie

Zur medikamentösen Therapie anderer Risikofaktoren wie Fettstoffwechsel (➤ Kap. 10.3.4), Thrombozytenaggregationshemmung (➤ Kap. 10) sowie zur Behandlung des Diabetes (➤ Kap. 4, ➤ Kap. 5) wird auf die entsprechenden Kapitel verwiesen.

Es stehen vier Medikamentengruppen der ersten Wahl zur Verfügung (➤ Tab. 13.5):
1. ACE-Hemmer
2. AT1-Rezeptorblocker
3. Thiazid- und Thiazid-ähnliche Diuretika
4. Kalziumantagonisten vom Dihydropyridin-Typ

Die wissenschaftliche Datenlage und die Verträglichkeit legen eine Erstlinientherapie mit einem **ACE-Hemmer** oder einem **AT1-Rezeptorblocker** nahe (Reinhart et al. 2023). Zur Steigerung der Adhärenz sollten besonders langwirksame Substanzen eingesetzt werden, z. B. Lisinopril. Metaanalysen legen eine Gleichwertigkeit beider Substanzgruppen oder eine minimale Überlegenheit von ACE-Hemmern nahe. Im kassenärztlichen Bereich wurden in den Arzneimittelvereinbarungen Quoten für den Mindestanteil von ACE-Hemmern in der Medikamentengruppe der RAAS-Hemmer festgelegt. Daher empfiehlt es sich, primär mit einem ACE-Hemmer zu starten. Frühzeitig wird eine Kombinationsbehandlung empfohlen, die zu synergistischen Effekten führt und den Einsatz von Maximaldosierungen – mit der Gefahr von Nebenwirkungen – vermeidet. Für jedes Antihypertensivum gibt es eine optimale blutdrucksenkende Dosis, diese ist z. B. für Ramipril 5 mg (bei Candesartan 16 mg) täglich. Eine Dosisverdopplung auf 10 mg Ramipril bringt nur etwa 2–3 mmHg weitere Blutdrucksenkung und führt zum häufigeren Auftreten von Nebenwirkungen. Daher werden in der Hochdrucktherapie synergistische Kombinationen verwendet. Patienten mit Typ-2-Diabetes neigen zur Salz- und Wasserretention, daher sind in den meisten Fällen Thiaziddiuretika (HCT, Chlorthalidon, Indapamid) ideale Kombinationspartner.

Tab. 13.5 Ausgewählte Blutdruckmedikamente nach Verordnungshäufigkeit und Vorgaben des Medikationskatalogs der Kassenärztlichen Bundesvereinigung* ohne Kombinationen

Substanzgruppe	Dosierung	Kommentar
ACE-Hemmer		
Ramipril*	2,5–10 mg	Reizhusten, Hyperkaliämie, Schwindel, Kreatininanstieg/eGFR-Abfall, angioneurotisches Ödem
Lisinopril*	10–40 mg	
Perindopril	2–8 mg	
ARB (Sartane)		
Candesartan	8–32 mg	Kreatininanstieg/eGFR-Abfall, Hyperkaliämie, selten auch Reizhusten
Telmisartan	40–80 mg	
Losartan	50–100 mg	
Kalziumantagonisten (Dihydropyridine)		
Amlodipin*	5–10 mg	Knöchelödeme, Gesichtsrötung, Palpitationen, Müdigkeit
Lercanidipin	10–20 mg	
Felodipin	2,5–10 mg	
Thiaziddiuretika		
Hydrochlorothiazid*	12,5–25 mg	Hypokaliämie, Hyponatriämie, Harnsäureerhöhung, Muskelkrämpfe Schleifendiuretika sind zur Blutdrucktherapie ungeeignet
Chlorthalidon*	12,5–25 mg	
Indapamid	1,25–2,5 mg	
Betablocker		
Bisoprolol*	2,5–10 mg	Gewichtszunahme, Diabetesinzidenz erhöht, Bradykardie, Husten, Verschlimmerung Psoriasis
Metoprolol*	47,5–195 mg	
Nebivolol	2,5–5 mg	
Aldosteronantagonisten		
Spironolacton	12,5–25 mg	Hyperkaliämie, Gynäkomastie, Impotenz, Haarausfall, Muskelschmerzen
Eplerenon (Reserve bei UAW durch Spironolacton)	25–50 mg	
Reserveantihypertensiva		
Moxonidin	0,2–0,6 mg	Keine Endpunktstudien, die eine verringerte kardiovaskuläre Morbidität oder Mortalität belegen
Clonidin	300–1.200 mg	
Doxazosin (Alpha-Blocker)	2–8 mg	
Dihydralazin	25–100 mg	

UAW = unerwünschte Arzneimittelwirkung

* Für Blutdruckmedikamente gibt die Kassenärztlichen Bundesvereinigung einen Medikationskatalog heraus (https://www.kbv.de/html/medikationskatalog.php), in dem die Wirkstoffe in 3 Gruppen – Standard, Reserve und nachrangig zu verordnen – eingeteilt sind. Kassenärzte sind vertraglich verpflichtet, primär Standardwirkstoffe zu verordnen. Wird eine bestimmte Quote an Nichtstandardwirkstoffen verordnet, ist dies ein Aufgreifkriterium für eine Wirtschaftlichkeitsprüfung.

Praxis

Schauen Sie sich die Knöchel- und Unterschenkel Ihrer Diabetespatienten an und suchen Sie aktiv nach Wassereinlagerungen. Oft werden Sie periphere Ödeme finden. Diese Information sagt Ihnen, dass der Patient Salz und Wasser retiniert und Sie die Salzausscheidung mit einem Thiazid fördern müssen. Dann wird auch der Blutdruck sinken.

Diuretika sind diejenigen Antihypertensiva, die in der Hochdrucktherapie häufig vernachlässigt und zu wenig eingesetzt werden. Schleifendiuretika sind keine Antihypertensiva und sollten nur bei Patienten mit einer Niereninsuffizienz (Kreatinin-Clearance < 30 ml/min) oder einer schweren Herzinsuffizienz ein Thiaziddiuretikum ersetzen.

Die Bewertung der Unterschiede zwischen HCT (Halbwertzeit ca. 15 h) und Chlortalidon (Halbwertzeit ca. 40 h) wird intensiv diskutiert (Hripcsak et al. 2020; Ishani et al. 2022). Die NVL-Hypertonie schreibt hierzu: „Die antihypertensive Wirksamkeit von thiazidartigen Diuretika (Chlorthalidon/Indapamid) wird insgesamt besser bewertet als die von Hydrochlorothiazid in der üblichen Dosierung. Die Rate an unerwünschten Wirkungen (UAW) wurde als nicht signifikant verschieden beurteilt" (BÄK et al. 2023).

In Deutschland stehen keine Kombinationspräparate von ACE-Hemmer/AT1-Rezeptorblocker mit Chlorthalidon zur Verfügung. Daher empfehlen wir, im ersten Schritt eher ein Kombinationspräparat aus einem RAAS-Blocker plus HCT (Menschen mit Diabetes benötigen fast immer 25 mg) einzusetzen und erst bei unzureichender Blutdrucksenkung auf Chlorthalidon zu wechseln.

Ein Roter Handbrief hat im Jahr 2019 darauf hingewiesen, dass es unter HCT in Beobachtungsstudien vermehrt zu epithelialem Hautkrebs gekommen ist. Fachgesellschaften sehen darin aber keinen Grund, eine bestehende Therapie abzubrechen oder bei gegebener Indikation auf eine andere Substanz auszuweichen.

Praxis

Kombinationspräparate sind oft teurer als die Verordnung der Einzelsubstanzen und können daher in der kassenärztlichen Versorgung ein Verstoß gegen das Wirtschaftlichkeitsgebot (§ 12 SGB V) sein. Abzuwägen ist dies gegen die bessere Compliance durch Reduktion der Tablettenzahl.

Im Gegensatz zu Schleifendiuretika führen Thiazide wegen der längeren Wirkzeit nicht zu einer für den Patienten spürbar verstärkten Diurese. In den ersten 3–4 Tagen der Therapie verliert der Patient 2–4 kg Körpergewicht (Wasser), dann stellt sich ein neues stabiles Gleichgewicht ein und der Patient scheidet wieder die Menge Flüssigkeit aus, die er zu sich nimmt. Diese Medikamente werden nicht wegen der diuretischen Wirkung, sondern wegen der andauernden Entsalzung verordnet. Ob dies tatsächlich der antihypertensive Effekt ist, ist bisher noch nicht endgültig geklärt.

In den Untersuchungen zur Adhärenz mit Blutdruckmedikamenten schneiden die Thiazide am schlechtesten ab (Ferreira et al. 2024). Nach einem Jahr nimmt nur noch weniger als die Hälfte der Patienten diese Medikamentengruppe regelmäßig ein. Das liegt einerseits daran, dass Diuretika einen schlechten Ruf haben, anderseits haben die Medikamente für den Patienten gelegentlich spürbare Nebenwirkungen wie Muskelkrämpfe, Auslösung von Gichtanfällen und vermehrtes Durstgefühl. Zu den unangenehmen Nebenwirkungen gehören die Elektrolytstörungen. Von diesen ist die Hypokaliämie die häufigste, selten tritt eine Hyponatriämie auf. Für diese gibt es eine gut identifizierbare Risikogruppe: ältere leichtgewichtige Frauen. Es wird daher empfohlen, 2–3 Wochen nach Beginn der Diuretikatherapie die Elektrolyte zu kontrollieren. Elektrolytstörungen sind im ambulanten Bereich aber deutlich seltener als im stationären.

Praxis

Diuretika sind eine Klasse von Antihypertensiva, die zu selten eingesetzt wird. Erklären Sie Ihren Patienten, dass sie diese Medikamente nicht zum Entwässern, sondern zum Entsalzen einnehmen sollen. Das kann die Akzeptanz erhöhen.

Sollte mit einer Zweifachtherapie der Blutdruckzielwert nicht erreicht sein, käme im nächsten Schritt bei Patienten ohne Proteinurie ein **Kalziumantagonist** vom Dihydropyridin-Typ zum Einsatz. Diese Medikamentengruppe gehört zu den sehr gut verträglichen und stoffwechselneutralen Antihypertensiva. Das Standardpräparat aus dieser Gruppe ist Amlodipin. Es gibt Kombinationspräparate von Amlodipin sowohl mit Ramipril als auch mit Candesartan. Die häufigste Nebenwirkung von Amlodipin sind Knöchelödeme. Diese treten bei Frauen in bis zu 15 %, bei Männern in bis zu 6 % auf (Vouri et al. 2019).

Die nächste Eskalationsstufe bei weiterhin nicht befriedigend eingestelltem Blutdruck wäre bei Patienten ohne Diabetes mellitus Spironolacton (25–50 mg) (Chen et al. 2020). Da Diabetespatienten häufig eine renale Ausscheidungsschwäche (hyporeninämischer Hypoaldosteronismus) für Kalium aufweisen und ohnehin bei hochnormalen Kaliumwerten leben, ist bei dieser Medikation besondere Vorsicht geboten. Nur bei Serum-Kalium-Werten < 4,5 mmol/l sollte an Spironolacton gedacht werden. Bei Patienten mit schwerer Herzinsuffizienz, nach Myokardinfarkt oder mit großer Proteinurie ist Spironolacton nachgewiesen lebensverlängernd oder schiebt die Notwendigkeit der Dialyse auf. Hier kann trotz hochnormaler Kaliumwerte ein Behandlungsversuch mit Spironolacton in reduzierter Dosis (z. B. 12,5 mg tgl. oder 3–4 × pro Woche 25 mg) unternommen werden. Zum Schutz vor einer Hyperkaliämie sollten gleichzeitig ein weiteres Diuretikum (meist Thiazid) gegeben und die Kaliumwerte regelmäßig überprüft werden (2 Wochen nach Beginn der Therapie, danach alle 3 Monate). Kommt Spironolacton nicht in Betracht, ist insbesondere bei Menschen mit Diabetes und Proteinurie Moxonidin das nächste Antihypertensivum. Moxonidin erhält den Vorzug vor z. B. Betablockern, da es die Proteinurie senkt, Betablocker nicht.

Der nichtsteroidale Aldosteron-Antagonist Finerenone hat in Studien den Blutdruck nicht signifikant gesenkt. Er ist daher keine Alternative zu Spironolacton, bei unzureichend eingestelltem Blutdruck.

Betablocker sind schlechtere Blutdrucksenker im Vergleich zu den bisher genannten Substanzen. Es fehlen für die Monotherapie Endpunktstudien, die eine gute Wirksamkeit und eine Reduktion von kardiovaskulären Endpunkten belegen (Wiysonge et al. 2017). Sie kommen daher vor allem zum Einsatz, wenn dies durch Begleiterkrankungen (z. B. systolische Herzinsuffizienz, KHK, Vorhofflimmern), die von einer Therapie mit einem Betablocker profitieren, sinnvoll ist.

13.3.3 Praktisches Vorgehen

Folgendes praktisches Vorgehen bei der Ersteinstellung einer arteriellen Hypertonie wird empfohlen:

- Beginnen Sie mit einem ACE-Hemmer in mittlerer Dosis. Ist der Blutdruck in mehrfachen Messungen vor Einleitung der medikamentösen Therapie über 20 mmHg systolisch und 10 mmHg diastolisch über dem von Ihnen festgelegten Zielwert, beginnen Sie sofort mit einer Kombination zweier Antihypertensiva, in der Regel einem RAAS-Blocker plus Thiazid (z. B. Ramipril+HCT, Perindopril+Indapamid, Candesartan+HCT). Es dauert ca. 4 Wochen, bis der Blutdruck sein niedrigstes Niveau erreicht hat. Idealerweise sollte dann eine Langzeitblutdruckmessung durchgeführt werden. Die zweitbeste Methode wären Selbstmessungen des Patienten.
- Ist der Blutdruck noch nicht im Zielbereich, wird die Medikation um einen Kalziumantagonisten (z. B. Amlodipin 5–10 mg) erweitert und erneut eine Kontrolle der Einstellung nach 8–10 Wochen vorgenommen.
- Ist der Blutdruck weiterhin nicht im Zielbereich, wird im nächsten Schritt HCT gegen Chlorthalidon (Hygroton) ausgetauscht und erneut eine Kontrolle vereinbart.
- Ist der Blutdruck unter einer Dreifachkombination bei angenommener Therapieadhärenz unter Einschluss eines potenten Diuretikums weiterhin nicht im Zielbereich, spricht man von einer resistenten Hypertonie. Dies kann eine Indikation für eine Überweisung zum Hypertensiologen (meist Nephrologe oder Kardiologe) sein. Wenn keine Kontraindikationen bestehen, ist Spironolacton der nächste Schritt.

Praxis

Der Patient bemerkt, wenn die Blutdruckwerte sinken. Häufig treten dann vorübergehende Symptome wie Schwindel, Abgeschlagenheit, Lustlosigkeit und Müdigkeit auf. Dies sind keine Nebenwirkungen, die zum Absetzen der Medikation führen sollten. Bereiten Sie Ihre Patienten auf diese normale Reaktion des Körpers vor. Diese Symptome verschwinden nach Gewöhnung an das neue, niedrigere Blutdruckniveau.

Ist der Blutdruck im Zielbereich, sollten jährliche Kontrollen, idealerweise mit einer ABD-Messung oder Selbstmessprotokollen, vereinbart werden. Hintergrund dieser Empfehlung ist, dass die Blutdruckwerte mit dem Alter und auch mit Gewichtszunahme steigen. Die Hochdrucktherapie muss dann angepasst werden.

Diabetespatienten mit Proteinurie

Die Behandlung von Diabetespatienten mit Proteinurie, z. B. im Rahmen einer diabetischen Nephropathie, stellt eine Besonderheit dar. Blutdrucksenker lassen sich bei Patienten mit Proteinurie in drei Gruppen unterteilen:

1. Blutdrucksenker mit antiproteinurischer Wirkung
2. Blutdrucksenker, die die Proteinurie nicht beeinflussen
3. Blutdrucksenker, die die Proteinurie verstärken

Zur ersten Gruppe gehören ACE-Hemmer, AT1-Rezeptorblocker, Thiazide, Spironolacton, Moxonidin und Clonidin, Verapamil und Diltiazem. In die zweite Gruppe gehören Betablocker. Die dritte Gruppe besteht aus den Vasodilatatoren Amlodipin, Lercanidipin, Doxazosin, Minoxidil.

> Auch die SGLT-2-Inhibitoren, die formal keine Antihypertensiva sind, bei Proteinurie aber häufig indiziert sind, führen zu einer Blutdrucksenkung von 3–5 mmHg.

Bei Patienten mit Proteinurie ist neben der sehr guten Blutdruckeinstellung ein weiteres therapeutisches Ziel, die Proteinurie so weit wie möglich zu reduzieren. Der Verfall der Nierenfunktion lässt sich durch diese Maßnahme verlangsamen, im besten Fall sogar auf das Maß des natürlichen Abbaus der Nierenfunktion (1 %/Jahr) reduzieren. Es werden daher bei Diabetespatienten mit Hochdruck und Proteinurie bevorzugt Antihypertensiva eingesetzt, die gleichzeitig eine antiproteinurische Wirkung haben, und es werden insbesondere diejenigen Antihypertensiva vermieden, die die Proteinurie steigern. Mehr zu diesem Thema findet sich in ➤ Kap. 9.2.

KAPITEL

14 Diabetes und Schwangerschaft

Andreas Klinge, Karl Horvath und Gerlies Treiber

Kernaussagen

- Bei Frauen kann ein Diabetes erstmalig in der Schwangerschaft auftreten. Hierbei handelt es sich dann zumeist um einen Gestationsdiabetes, der mit der Geburt des Kindes häufig wieder verschwindet.
- Frauen, die schon vor Eintritt der Schwangerschaft an einem Typ-1- oder Typ-2-Diabetes erkrankt sind, benötigen bereits präkonzeptionell sowie während der Schwangerschaft eine besondere Betreuung.

14.1 Gestationsdiabetes

14.1.1 Definition: Was ist GDM?

Als Gestationsdiabetes (GDM) wird eine Glukosetoleranzstörung bezeichnet, die erstmalig während der Schwangerschaft diagnostiziert wird. Diese kann während der Schwangerschaft neu auftreten oder bereits vor Beginn der Schwangerschaft unerkannt bestanden haben. Die Ausprägung kann von einer geringen Glukosetoleranzstörung bis zu einem manifesten Diabetes mellitus reichen (DDG, DGGG 2018).

14.1.2 Pathophysiologie: Wie entsteht ein GDM?

Eine vermehrte Sekretion von kontrainsulinären Hormonen durch die Plazenta (z. B. Östrogen, Progesteron, humanes Planzentalactogen, Cortisol) führt während der Schwangerschaft, beginnend ab dem 2. Trimenon, physiologischerweise zu einer Insulinresistenz. Dies kann durch Übergewicht der Mutter noch weiter verstärkt sein. Besteht nun zusätzlich eine eingeschränkte Funktion der β-Zellen, können diese nicht genug Insulin zur Verfügung stellen, um die Insulinresistenz auszugleichen. Als Folge kommt es zur Hyperglykämie.

14.1.3 Epidemiologie: Wie häufig kommt ein GDM vor?

Angaben zur Häufigkeit von GDM variieren weltweit stark (Cundy et al. 2017). So hängt die Häufigkeit der Diagnose unter anderem von der ethnischen Zusammensetzung und Risikokonstellation der untersuchten Bevölkerung, den eingesetzten Tests, der Teststrategie und den für eine Diagnose festgelegten Grenzwerten ab. Für Deutschland liegt eine Auswertung des Instituts für Qualität und Transparenz im Gesundheitswesen (IQTiG) zu den Geburten im Jahr 2017 vor. Ein GDM trat bei 5,9 % der Mütter auf. Legt man in der HAPO (Hyperglycemia and Adverse Pregnancy Outcome)-Studie (HAPO 2008) die aktuellen Diagnosegrenzwerte nach IADPSG (International Association of the Diabetes in Pregnancy Study Group) zugrunde, ergibt sich eine durchschnittliche Häufigkeit von 17,8 % mit einer Streuung von 9,3 % bis 25,2 %. (Die unterschiedliche Häufigkeit ist sowohl auf die regionalen Unterschiede als auch auf eine überwiegende Teilnahme hochspezialisierter Zentren in der Studie zurückzuführen.)

Eine weltweite Zunahme der Häufigkeit der GDM-Diagnosen während der letzten Jahre ist einerseits durch die Zunahme von Risikofaktoren wie Adipositas, geringer körperlicher Aktivität und Zunahme des mütterlichen Alters bedingt. Andererseits spielen aber auch Änderungen der Diagnosekriterien eine wesentliche Rolle.

14.1.4 Diagnose/Screening: Wie wird GDM festgestellt?

Im Jahr 2012 wurde in Deutschland – anders als in vielen anderen Ländern – ein generelles Screening auf Gestationsdiabetes eingeführt. Dieses Screening war und ist umstritten, zu Nutzen und potenziellem Schaden siehe die Ausführungen unten.

Die Diagnose eines Gestationsdiabetes wird mittels standardisiertem 75 g oGTT gestellt. Wird eines der diagnostischen Kriterien in ➤ Tab. 14.1 erreicht, wird die Diagnose GDM gestellt.

Tab. 14.1 Diagnosekriterien für einen Gestationsdiabetes (Blutglukose im venösen Plasma)

Zeitpunkt	mg/dl	mmol/l
Nüchtern	≥ 92	≥ 5,1
Nach 1 Stunde	≥ 180	≥ 10,0
Nach 2 Stunden	≥ 153	≥ 8,5

Die Diagnose GDM umfasst sowohl Frauen mit einem manifesten Diabetes mellitus als auch Frauen mit milder Hyperglykämie. Die Diagnose „manifester Diabetes mellitus" bzw. „während der Schwangerschaft festgestellter Diabetes mellitus" erfolgt zu jedem Zeitpunkt während der Schwangerschaft, wenn die Diagnosekriterien erfüllt sind, die auch außerhalb der Schwangerschaft gelten (➤ Kap. 1.2). Wird ein manifester Diabetes mellitus vor der 20. Schwangerschaftswoche (SSW) diagnostiziert, sollte er als vorbestehender Diabetes mellitus klassifiziert werden. Eine Typisierung sollte weiterführend erfolgen.

Laut Mutterschaftsrichtlinie ist in Deutschland ein Screening (➤ Abb. 14.1) auf das Vorliegen eines GDM in der 24. bis 27(+6). Schwangerschaftswoche vorgesehen. Dabei erfolgt erst ein 50 g Glukose-Belastungstest (GCT) unabhängig vom Zeitpunkt der letzten Mahlzeit. Beträgt die Blutglukosekonzentration 1 Stunde nach Trinken der Glukoselösung 7,5 mmol/l (135 mg/dl) oder mehr, wird in einem zweiten Schritt der diagnostische 75 g oGTT angeschlossen (Cundy et al. 2017).

Die Deutsche Diabetes Gesellschaft und die Deutsche Gesellschaft für Gynäkologie und Geburtshilfe sowie die Österreichische Diabetes Gesellschaft empfehlen in ihren Leitlinien ein einzeitiges Screening mittels 75 g oGTT zwischen der 24. und 27(+6). SSW. Die Empfehlung wird unter anderem mit dem Fehlen von aktuellen Daten zur Sensitivität des 50 g GCT begründet.

In einem 2021 publizierten RCT wurde ein einzeitiges mit einem zweizeitigen Screening verglichen. Hier zeigte sich eine Verdopplung der Inzidenz des Gestationsdiabetes (8,5 % vs. 16,5 %) durch das einzeitige Screening. Ein Vorteil für mütterliche oder kindliche Endpunkte wurde dabei nicht gefunden.

Für Frauen mit erhöhtem Risiko (Evaluierung bei der Erstvorstellung) für einen Diabetes mellitus oder GDM (➤ Tab. 14.2) wird das Screening bereits in der Frühschwangerschaft durch Bestimmung der Nüchtern-Blutglukose bzw. des HbA_{1c} empfohlen. Bei einer in einer Zweitmessung bestätigten Nüchtern-Blutglukose ≥ 5,1 mmol/l (≥ 92 mg/dl) oder einem HbA_{1c} von 5,9–6,5 % wird ein 75 g oGTT angeschlossen. Ein Screening sollte auch jederzeit bei klinischem Verdacht (Makrosomie, Glukosurie, Diabetessymptome) auf das Vorliegen eines GDM erfolgen.

EVIDENZ

Die IADPSG-Grenzwerte beruhen ausschließlich auf Surrogatparametern (erhöhte C-Peptidkonzentration in der Nabelschnur, Geburtsgewicht über der 90. Perzentile [LGA], kindliche Fettgewebsmasse über der 90. Perzentile). Durch das Heranziehen dieser Surrogatparameter werden mehr Schwangere mit der Diagnose GDM belegt, als dies bei Verwendung patientenrelevanter Endpunkte der Fall wäre, und es werden überproportional viele Schwangere mit niedrigem Risiko für patientenrelevante Komplikationen identifiziert.

Bisher gibt es keinen RCT, in dem die Effekte eines Screenings auf GDM mit einem Vorgehen ohne Screening verglichen wurden. Eine sichere Aussage zur Wirksamkeit von Screening auf GDM kann daher nicht erfolgen.

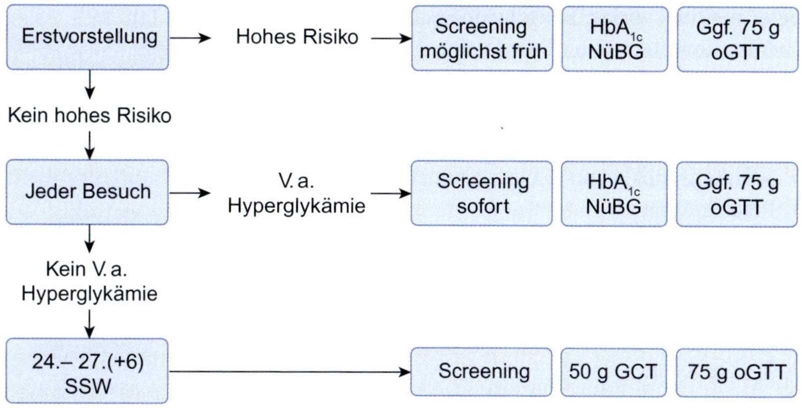

NüBG (obligate Zweitmessung)	≥ 92 mg/dl (5,1 mmol/l)	GDM
	≥ 126 mg/dl (7,0 mmol/l)	Manifester DM
HbA_{1c}	5,9–6,4% (39–46 mmol/mol)	75 g oGTT
	≥ 6,5% (48 mmol/mol)	Manifester DM
50 g GCT	1 h ≥ 135 mg/dl (7,5 mmol/l)	75 g oGTT
	1 h ≥ 200 mg/dl (11,1 mmol/l)	Manifester DM
75 g oGTT	nü ≥ 92 mg/dl/126 mg/dl (5,1–7,0 mmol/l)	GDM/manifester DM
	1 h ≥ 180 mg/dl (10 mmol/l)	GDM
	2 h ≥ 153 mg/dl/200 mg/dl (8,5/11,1 mmol/l)	GDM/manifester DM

Abb. 14.1 Screening/Diagnose GDM [P843/L143]

Die Diagnosestellung in den Studien, in denen günstige Effekte einer spezifischen GDM-Therapie gezeigt wurden, erfolgte im Rahmen eines zweizeitigen Screenings. Der Nutzennachweis einer spezifischen GDM-Therapie ist deshalb auf Schwangere beschränkt, bei denen die Diagnosestellung ebenso in einem zweizeitigen Verfahren erfolgt. Ob Frauen mit Diagnosestellung auf Basis eines alleinigen 75 g oGTT in gleicher Weise von einer spezifischen GDM-Therapie profitieren, bleibt offen. Die IADPSG GDM-Diagnosekriterien sowie die im zweistufigen Ansatz verwendeten Screening- und Diagnosekriterien wurden nicht aus Daten der ersten Schwangerschaftshälfte abgeleitet, sodass die Diagnose von GDM in der ersten Schwangerschaftshälfte mittels dieser Werte nicht als evidenzbasiert angesehen werden kann (Horvath et al. 2010).

14.1.5 Potenzielle Komplikationen: Welche Risiken bestehen bei GDM?

Bei Hyperglykämie besteht ein erhöhtes Risiko für unterschiedliche Komplikationen während der Schwangerschaft und perinatal für Mutter und Kind. Dieses Risiko ist jedoch wesentlich vom Ausmaß der Hyperglykämie abhängig. Während Frauen mit einem manifesten Diabetes mellitus ein hohes Risiko zeigen, ist dieses bei Frauen, bei denen die Hyperglykämie geringer ausgeprägt ist, deutlich niedriger. So ist bei milder Hyperglykämie das Mortalitäts- und Fehlbildungsrisiko nicht höher als bei Frauen in der allgemeinen Bevölkerung.

Tab. 14.2 Risikofaktoren für die Entstehung eines Diabetes mellitus oder GDM

Risikofaktoren
• GDM in einer früheren Schwangerschaft
• Gestörte Glukosetoleranz oder Nüchtern-Glukose 5,6 mmol/l (≥ 100 mg/dl)
• Kongenitale fetale Fehlbildungen in einer früheren Schwangerschaft
• Geburtsgewicht > 4.500 g bei einer früheren Schwangerschaft
• Totgeburt
• Habitueller Abortus (> 3 Fehlgeburten hintereinander)
• Diabetessymptome
• Adipositas (BMI ≥ 30 kg/m^2)
• Alter über 35 Jahre
• Metabolisches Syndrom
• Vaskuläre Erkrankungen
• Typ-2-Diabetes bei erstgradigen Verwandten
• Ethnie (arabisch, asiatisch, lateinamerikanisch)

Die Assoziation zwischen der Blutglukosekonzentration im 75 g oGTT und möglichen Komplikationen wurde in der HAPO-Studie untersucht. Eingeschlossen waren Frauen, bei denen eine Hyperglykämie, aber noch kein manifester Diabetes mellitus vorlag. Für folgende Schwangerschafts- und Geburtskomplikationen wurde eine Assoziation zwischen steigenden Blutglukosekonzentrationen und der Häufigkeit ihres Auftretens gefunden:

- Primäre Sectio
- Schulterdystokie und Geburtstraumata
- Präeklampsie
- Aufnahme auf eine neonatale Intensivstation
- Neonatale Hyperbilirubinämie
- Neonatale Hypoglykämie
- Geburtsgewicht über der 90. Perzentile (LGA)
- Frühgeburten

Die ausgeprägteste Assoziation bestand zwischen einer erhöhten Blutglukosekonzentration und einem erhöhten Geburtsgewicht. Rund ein Viertel der Kinder von Frauen mit Blutglukosekonzentrationen in der höchsten Hyperglykämie-Kategorie hatten ein Geburtsgewicht über der 90. Perzentile (LGA). Der Zusammenhang zwischen ansteigender Blutglukosekonzentration und Komplikationen erfolgte linear ohne Hinweis auf einen Grenzwert.

Die Häufigkeit, mit der einzelne Komplikationen bei Frauen mit GDM in der HAPO-Studie auftraten, ist in ➤ Tab. 14.3 angeführt.

Für Frauen mit GDM besteht überdies ein erhöhtes Risiko für das Auftreten eines manifesten Diabetes mellitus Typ 2 später im Leben.

EVIDENZ

Für Frauen mit einer Hyperglykämie unterhalb der Diagnoseschwelle eines manifesten Diabetes mellitus gilt:
Der am stärksten mit der Blutglukosekonzentration assoziierte Endpunkt, das Gewicht des Fetus bzw. ein Geburtsgewicht über der 90. Perzentile (LGA), ist ein Surrogatparameter ohne wesentlichen eigenen Krankheitswert. Seine Bedeutung liegt darin, dass er einen Risikofaktor für das Auftreten einer Schulterdystokie, von Geburtstraumen, z. B. Klavikulafraktur oder Verletzungen des Plexus brachialis, und einer erhöhten Sectiorate darstellt. Allerdings tritt eine Schulterdystokie auch bei Makrosomie nur selten auf. In der HAPO-Studie war dies bei 9 von 1.000 Schwangeren der Fall. Bei jeder 5. Frau trat nachfolgend ein Geburtstrauma auf. Diese Traumata wiederum heilen meist folgenlos aus. Bleibende Komplikationen sind selten. Hinsichtlich der Häufigkeit der Sectiorate zeigten sich zwischen den Studienzentren große Schwankungen, was die Vermutung zulässt, dass die Sectiorate in erster Linie von der lokalen Indikationsstellung abhängt.
Dieselben Komplikationen, die durch erhöhte Blutglukosekonzentrationen verursacht werden, treten auch bei adipösen Frauen und bei Frauen mit übermäßiger Gewichtszunahme während der Schwangerschaft gehäuft auf. Dabei hat das mütterliche Körpergewicht einen größeren Einfluss als die Blutglukosekonzentration. Das mütterliche Körpergewicht stellt daher eine wesentliche potenzielle Störgröße dar. Wurde in der HAPO-Studie der mütterliche BMI berücksichtigt, war der Einfluss der mütterlichen Hyperglykämie auf das Geburtsgewicht und die Kaiserschnittrate erheblich abgeschwächt.
Die überwiegende Zahl (> 97 %) der durch Schulterdystokie komplizierten Entbindungen und die Mehrzahl der Fälle von Präeklampsie (> 95 %) treten bei Frauen ohne Gestationsdiabetes auf (ÖDG 2019).

Tab. 14.3 Häufigkeit von Komplikationen – HAPO-Studie

Komplikationen	Häufigkeit	Anzahl der Frauen mit der jeweiligen Komplikation/1.000
Mutter		
Primäre Sectio	16 %	160
Präeklampsie	4,8 %	48
Kind		
Neonatale Hypoglykämie	2,1 %	21
Schulterdystokie und/oder Geburtstrauma	1,3 %	13
Schulterdystokie	0,9 %	9
Aufnahme auf eine neonatale Intensivstation	8,0 %	80
Hyperbilirubinämie	8,3 %	83

14.1.6 Therapie: Wie wird GDM behandelt?

Nach der Diagnosestellung wird die Therapie in erster Linie im Sinne einer adäquaten Ernährung und körperlichen Aktivität (nach Ausschluss von Kontraindikationen) begonnen. Ziel ist dabei die Senkung der Blutglukosekonzentration unter die empfohlenen Zielwerte und die Vermeidung einer übermäßigen Gewichtszunahme während der Schwangerschaft (➤ Tab. 14.4).

Hinsichtlich der Dauer der körperlichen Aktivität reichen die Empfehlungen von zumindest 3 × 30 Minuten pro Woche bis 150 Minuten pro Woche. Die Intensität sollte gering bis mittelgradig sein.

Empfohlen wird eine Ernährung mit hohem Ballaststoffanteil und niedrigem glykämischem Index sowie ausreichendem Proteinanteil. Auf eine ausreichende Versorgung mit Vitaminen und Nährstoffen sollte geachtet werden. Die Nahrungsaufnahme sollte auf zumindest 5–6 Mahlzeiten pro Tag aufgeteilt werden und eine Spätmahlzeit enthalten.

Bei adipösen Schwangeren kann eine geringe Kalorienrestriktion sinnvoll sein. Eine Hungerketose sollte vermieden werden. Ob eine beschränkte Gewichtsreduktion während der

Tab. 14.4 Zielwerte Blutglukose und Gewichtszunahme

Blutglukose	
Nüchtern/präprandial	< 5,3 mmol/l (< 95 mg/dl)
1 h postprandial	< 7,8 mmol/l (< 140 mg/dl)
2 h postprandial	< 6,7 mmol/l (< 120 mg/dl)
Zunahme des Körpergewichts abhängig vom BMI vor der Schwangerschaft	
BMI < 18,5 kg/m²	13–18 kg
BMI 18,5 bis 24,9 kg/m²	11–16 kg
BMI 25,0 bis 29,9 kg/m²	7–11 kg
BMI ≥ 30 kg/m²	5–9 kg

Schwangerschaft bei adipösen Frauen vor- oder nachteilige Effekte hat, ist aktuell unsicher.

Wird durch Lifestylemaßnahmen keine auseichende Blutglukosesenkung erreicht, sollte zusätzlich eine medikamentöse Therapie begonnen werden. Dies ist bisher fast immer eine Insulintherapie. Bis vor wenigen Jahren gab es keine Daten zu einer Therapie mit oralen Antidiabetika. Dies hat sich durch zahlreiche Publikationen geändert, die eine Insulintherapie mit einer Metformintherapie verglichen haben. Es ist zu erwarten, dass deswegen die Metformintherapie bei Frauen mit einem Gestationsdiabetes Einzug in die gerade in Überarbeitung befindliche deutsche Leitlinie finden wird.

Bei einer Insulintherapie richten sich Dosis und Strategie nach den individuellen Gegebenheiten. Die Frauen sollten dann ihren Blutzuckerspiegel 4 × täglich, 1 × nüchtern, 3 × postprandial, messen. (Je nach Therapie kann die Zahl der täglichen Blutglukosebestimmungen variieren. Um eine möglichst geringe Belastung der Schwangeren zu erreichen, sollte die Frequenz auf das erforderliche Minimum beschränkt werden.) Das Körpergewicht sollte wöchentlich gemessen und dokumentiert werden.

Zusätzlich werden regelmäßige geburtshilfliche Kontrollen mit biometrischen Bestimmungen zum Größenwachstum des Fetus empfohlen. Zeigt sich trotz Erreichen der Blutglukosegrenzwerte oder bei grenzwertigen Blutglukosemesswerten eine zu starke Größen- bzw. Gewichtszunahme des Fetus, sollte eine pharmakologische Therapie begonnen bzw. intensiviert werden.

Neben der bisher einzig in Leitlinien empfohlenen Insulintherapie besteht die Möglichkeit einer blutglukosesenkenden Therapie mit Metformin. Zum Vergleich dieser beiden Therapien sind in den letzten Jahren mehrere RCTs sowie auch gute Metaanalysen veröffentlicht worden. Dabei zeigten sich zugunsten einer Metformintherapie durchweg eine Reduktion schwerer neonataler Hypoglykämien, eine geringere Rate von postpartalen Verlegungen der Kinder auf die Neugeborenen-Intensivstation, eine geringere Rate von maternalen Hypoglykämien, eine geringere Sectiorate und eine geringere Gewichtszunahme der Mutter während der Schwangerschaft. Die in früheren Studien erhöhte Anzahl an Frühgeburten bestätigte sich in neueren Metaanalysen nicht. Die Langzeiteffekte einer Metformintherapie sind aktuell noch nicht vollständig untersucht. In vorliegenden Untersuchungen finden sich Hinweise darauf, dass die Metformintherapie in der Schwangerschaft möglicherweise zu einer stärkeren Gewichtszunahme im Kindes- und Jugendalter führt.

In den meisten Studien wurde mit einer Metformindosis von 2 × 500 mg pro Tag begonnen und eine tägliche Dosis von 2 × 1.000 mg pro Tag angestrebt. Bei etwa 16 % der untersuchten Frauen war im Verlauf doch eine Insulintherapie notwendig.

Metformin ist in Deutschland und Österreich bei Frauen mit einem vorbestehenden Typ-2-Diabetes für die blutglukosesenkende Therapie während der Schwangerschaft möglich. Für die Behandlung des Gestationsdiabetes ist eine Metformintherapie als Off-Label-Verordnung nach Aufklärung der Patientinnen möglich. Metformin ist in der Schwangerschaft nicht kontraindiziert.

Glibenclamid zeigte in Studien nachteilige Effekte. Eine Therapie mit Sulfonylharnstoffen wird nicht empfohlen.

EVIDENZ

Die Effekte einer spezifischen GDM-Therapie im Vergleich zur Routinebehandlung in der Schwangerschaft wurden in mehreren Studien untersucht. In diese Studien waren vor allem Frauen mit milder Hyperglykämie eingeschlossen. Die spezifische GDM-Therapie bestand aus diätischen Interventionen bzw. Verabreichung von Insulin, einem geburtshilflichen Monitoring und bei Bedarf geburtshilflichen Interventionen.

Durch die Therapie konnte die Zahl der durch Schulterdystokie komplizierten Geburten und die Zahl der Kinder mit erhöhtem Gewicht (Makrosomie, LGA) statistisch signifikant vermindert werden. Kein statistisch signifikanter Unterschied zeigte sich für die Endpunkte mütterliche und kindliche Mortalität, primäre Sectio, Präeklampsie, Entwicklung eines Diabetes mellitus später im Leben der Mutter, Notwendigkeit einer intensivmedizinischen Betreuung der Neugeborenen, Geburtstraumata und fetale Wachstumsretardierung (SGA). Bei der Schulterdystokie handelt es sich um eine geburtshilfliche Notsituation, die eine Intervention notwendig macht, die aber überwiegend komplikationslos gelöst werden kann und häufig ohne weitere unerwünschte Folgen bleibt. In der HAPO-Studie traten bei 19 % der Schulterdystokien Geburtstraumata wie Klavikulafrakturen oder Verletzungen des Plexus brachialis auf. Diese wiederum heilen meist ohne bleibende Schäden aus. Makrosomie und LGA sind Surrogatparameter ohne wesentlichen eigenen Krankheitswert. Ihre Bedeutung liegt darin, dass sie Risikofaktoren für das Auftreten weiterer Komplikationen, z. B. Schulterdystokie oder Geburtstraumata, sind. Von diesen potenziellen weiteren Komplikationen konnte in den Studien jedoch nur die Häufigkeit der Schulterdystokie günstig beeinflusst werden.

Legt man die Studienresultate zugrunde, kann zum Ausmaß des Therapieeffekts festgehalten werden: Eine Schulterdystokie bzw. ein Geburtsgewicht über der 90. Perzentile kann bei jeder 48. bzw. 12. Frau, die anstelle der Routinebetreuung eine spezifische GDM-Therapie erhält, verhindert werden. Das heißt, hinsichtlich der Vermeidung einer Schulterdystokie profitiert von 48 spezifisch behandelten Frauen eine. Für 47 ändert sich das Outcome gegenüber einer Routinebetreuung nicht.

14.1.7 Nachsorge: Was ist nach der Geburt zu beachten?

Unmittelbar nach der Geburt nimmt die Insulinresistenz rasch ab. Postpartal muss daher der Insulinbedarf neu evaluiert und die Therapie angepasst werden.

Da GDM einen bisher nicht diagnostizierten Prädiabetes, Typ-2-Diabetes, MODY oder sogar einen sich entwickelnden Typ-1-Diabetes darstellen kann, sollten betroffene Frauen 4–12 Wochen postpartal mit einem 75 g oGTT auf das Vorliegen eines manifesten Diabetes mellitus oder eine Glukoseintoleranz getestet und ggf. eine entsprechende Therapie eingeleitet werden. Wird postpartal keine Glukosestoffwechselstörung diagnostiziert, sollte mindestens alle 3 Jahre ein Screening auf die Entwicklung eines Typ-2-Diabetes mellitus oder einer gestörten Stoffwechsellage erfolgen.

Vor einer neuerlichen Schwangerschaft sollte ein Screening auf das Vorliegen einer Störung des Glukosestoffwechsels erfolgen, um ggf. eine blutglukosesenkende Therapie zur Reduktion des Risikos für angeborene Fehlbildungen einleiten zu können (Cundy et al. 2017).

14.2 Schwangerschaft und Diabetes Typ 1

INTERPROFESSIONELLES TEAM

Schwangerschaften bei präkonzeptionell bekanntem Typ-1- und Typ-2-Diabetes sind Risikoschwangerschaften und bedürfen einer gemeinsamen Betreuung durch spezialisierte Diabetologen, Geburtsmediziner und Neonatologen in enger Kooperation mit Hebammen, Augenärzten und anderen Fachgebieten.

14.2.1 Präkonzeptionelle Stoffwechseleinstellung/Zielparameter

Eine präkonzeptionelle Beratung ist sinnvoll, da in geplanten Schwangerschaften das Fehlbildungsrisiko aufgrund gezielter Beratung, optimierter Stoffwechseleinstellung und verbesserter Blutglukose-Selbstkontrollen geringer ist als in ungeplanten. Präkonzeptionell wird eine normnahe Stoffwechseleinstellung mit einem HbA_{1c} < 7 % für mindestens 3 Monate angestrebt. Abhängig von der präkonzeptionellen Stoffwechseleinstellung ist das Risiko für Frühaborte und Fehlbildungen erhöht im Vergleich zu dem stoffwechselgesunder Frauen und ist darüber hinaus assoziiert mit mikrovaskulären Komplikationen, Adipositas und unzureichender perikonzeptioneller Folsäuresubstitution. Ein diabetesspezifischer Fehlbildungstyp existiert nicht. Bei Frauen mit einem Typ-1-Diabetes mit einem präkonzeptionellen HbA_{1c} von > 7,9 % steigt das Risiko für kongenitale Fehlbildungen sowie für intrauterinen oder neonatalen kindlichen Tod signifikant an. Bei einem präkonzeptionellen HbA_{1c} bis 7,9 % liegt es bei etwa 4 %, bei einem HbA_{1c} von 8,0–8,9 % bei etwa 5 %, bei einem HbA_{1c} von > 9 % bei etwa 8 % und bei HbA_{1c}-Werten ≥ 10 % bei etwa 11 % (Murphy et al. 2021). Numerische Chromosomenanomalien treten bei diabetischen Schwangerschaften nicht gehäuft auf.

Die Blutglukose- sowie Sensorglukosezielwerte nach Eintritt der Schwangerschaft sind in ➤ Tab. 14.5 zusammengefasst. Von besonderer Bedeutung für das kindliche Wachstum, das Geburtsgewicht und damit für perinatale Risiken sind postprandiale Blutglukosewerte (nach 1 oder 2 Stunden). Der HbA_{1c}-Wert sollte alle 4–6 Wochen bestimmt werden und im Referenzbereich für Gesunde liegen.

Tab. 14.5 Zielwerte Schwangerschaft Typ-1-Diabetes

Blutglukose	mg/dl	mmol/l
Nüchtern/präprandial	65–95	3,6–5,3
1 h postprandial	< 140	< 7,8
2 h postprandial	< 120	< 6
Vor dem Schlafen	90–120	5,0–6,6
Nachts 2:00–4:00 Uhr	> 65	> 3,6
Mittlere Blutglukose (MBG)	90–110	5,0–6,1
HbA_{1c}	**%**	**mmol/mol**
Alle 4–6 Wochen	< 6	< 42
Sensorglukose		
7,8 mmol/l (> 140 mg/dl)	< 25 %	
Zielbereich: 3,5–7,8 mmol/l (63–140 mg/dl)	> 70 %	
3,5 mmol/l (< 63 mg/dl)	< 4 %	
3,0 mmol/l (< 54 mg/dl)	< 1 %	

EVIDENZ

Die kapillaren Zielwerte der Blutglukose während der Schwangerschaft bei Diabetes beruhen vorrangig auf Experten- und Konsensusmeinungen diverser Fachgesellschaften und berücksichtigen die in der Schwangerschaft physiologisch niedrigeren prä- und postprandialen Werte und ein niedrigeres HbA_{1c}-Niveau. Die in den Leitlinien geforderten Blutglukoseziele werden bei schwangeren Frauen mit Typ-1-Diabetes oft nicht erreicht, die Rate an Fehlbildungen, Komplikationen und LGA-Kindern ist deswegen weiterhin deutlich erhöht. Mittlerweile sind Glukosesensoren weit verbreitet und eine kontinuierliche Glukosemessung (CGM) führt zu höherer Zeit im Zielbereich und neonatale Outcomes konnten verbessert werden. CGMS-basierende Glukoseziele für die Zeit im Zielbereich zwischen 3,5 und 7,8 mmol/l (63 und 140 mg/dl) > 70 % bzw. > 7,8 mmol/l (> 140 mg/dl) < 25 % für Schwangerschaften mit Typ-1-Diabetes sind noch von limitierter Evidenz (Battelino et al. 2019).

14.2.2 Stoffwechselverlauf und Insulinbedarf

Ein Fokus auf die Ernährungstherapie ist erforderlich, um das Glukosemanagement zu optimieren, wobei der Schwerpunkt auf dem Timing und der Qualität gesunder Mahlzeiten und Snacks sowie einer genauen Kohlenhydratberechnung liegt. Die Insulintherapie ist laufend an die wechselnden Erfordernisse im Schwangerschaftsverlauf anzupassen, um eine normnahe glykämische Stoffwechsellage zu erreichen und aufrechtzuerhalten. Physiologische hormonelle und metabolische Veränderungen in der Schwangerschaft führen zu einer vorübergehenden Zunahme der Insulinempfindlichkeit in der 8.–15. SSW, während in der 2. Schwangerschaftshälfte eine charakteristische Insulinresistenz zunehmenden Insulinbedarf um 50–100 % auszeichnet. Limitiert wird die normnahe Glukosekontrolle durch das mütterliche Hypoglykämierisiko vor allem im 1. Trimenon der Schwangerschaft (DDG 2021). Nachteilige Auswirkungen auf die Embryogenese sind nicht bekannt, es fehlen aber Langzeitnachbeobachtungen der Kinder bezüglich ihrer psychomotorischen Entwicklung. Daher müssen individuelle Zielvereinbarungen bei gehäuften schweren Hypoglykämien, Hypoglykämiewahrnehmungsstörung sowie problematischem sozialem Umfeld getroffen werden.

Risikofaktoren für schwere Hypoglykämien

- Anamnese von schweren Hypoglykämien im Jahr vor der Schwangerschaft
- Hypoglykämiewahrnehmungsstörung
- Lange Diabetesdauer
- Niedriges HbA_{1c} in der Frühschwangerschaft
- Blutzuckerschwankungen (≤ 3,9 mmol/l oder ≥ 10,0 mmol/l bzw. ≤ 70 mg/dl oder ≥ 180 mg/dl)
- Insulinüberkorrektur zwischen den Mahlzeiten

Die intensivierte Insulintherapie (ICT; funktionelle Insulintherapie) und die Therapie mit Insulinpumpen (CSII) stellen die optimalen Therapieformen dar und sind als gleichwertig anzusehen. Schwangere, die auf die kurzwirksamen Insulinanaloga Insulin aspart oder lispro sowie auf das langwirksame Insulinanalogon Insulin detemir eingestellt sind, können diese weiterverwenden. Insulin glargin sowie auch Insulin degludec können bei präkonzeptionell zielgerechter Einstellung weiterverwendet werden. Mit Insulin glulisin liegen wenige Erfahrungen vor.

EVIDENZ

In einer vordefinierten Analyse der CONCEPTT-Studie haben Frauen ohne CSII eine bessere glykämische Kontrolle, und die Rate an Schwangerschaftshypertonie, neonatalen Hypoglykämien und Aufenthalten auf der neonatalen Intensivstation war geringer. Jedoch wurden Frauen mit einem HbA_{1c} < 6,5 % bei Eintritt der Schwangerschaft in dieser Studie nicht eingeschlossen. In der Praxis wird die CSII-Therapie eher bei Patientinnen mit Hypoglykämieproblemen und vorliegenden diabetischen Folgeerkrankungen zum Erreichen der Stoffwechselziele eingesetzt. Die Insulinpumpentherapie erfordert in der Schwangerschaft eine zusätzliche Schulung zur Handhabung der Katheterstellen, -wechsel Bolusrechnereinstellungen und Alarmgrenzen. AID-Systeme (automatisierte Insulindosierung) zeigen eine verbesserte mütterliche glykämische Kontrolle (insbesondere nachts) während der Schwangerschaft. Es fehlen Studien, die uns helfen, jene Frauen zu selektieren, die eindeutig von einer Insulinpumpentherapie sowie einem AID-System in der Schwangerschaft profitieren (Diabetes Canada Clinical Practice Guidelines Expert Committee et al. 2018; Feig et al. 2018).

14.2.3 Geburt

Mit Einsetzen der Wehentätigkeit sinkt der Insulinbedarf drastisch ab. Nach Eintreten der Wehen bzw. bei Einleitung der Geburt oder Vorbereitung einer Sectio wird die Basalrate reduziert bzw. kein Basisinsulin mehr verabreicht, sondern nurmehr mit kurzwirkendem Insulin korrigiert. Die Pumpentherapie kann bis zum Ende der Geburt, auch bei operativer Entbindung, unter Anpassen der Basalrate fortgesetzt werden. Die Indikation zur Einleitung und zur Sectio erfolgt nach geburtshilflichen Kriterien; die Schwangerschaft soll jedoch nicht über den Entbindungstermin hinausgehen. Bei der Entscheidung zur frühzeitigen Einleitung bei Makrosomie sind die Ungenauigkeit der ultrasonografischen Bestimmung des Schätzgewichtes und das erhöhte Risiko für eine Sectio ohne signifikante Verringerung der Schulterdystokierate zu bedenken. Ab einem Schätzgewicht von 4.500 g wird eine primäre Sectio durchgeführt.

Blutglukosezielwerte unter der Geburt sollen bei 4,4–7,2 mmol/l (80–130 mg/dl) liegen. Mütterliche Hyperglykämien können unter der Geburt die Stimulation der fetalen Insulinproduktion sowie das Risiko für eine subpartale Azidose und neonatale Hypoglykämie steigern. Eine Hypoglykämie der Mutter kann zum Nachlassen der Wehentätigkeit führen. Unter der Geburt sind 1- bis 2-stündliche Blutglukosekontrollen bei der Schwangeren angezeigt, mit entsprechender Insulindosisanpassung. Durch ein im Kreißsaal verfügbares interdisziplinär zentruminternes Behandlungsschema mit Anweisungen zur Insulindosisanpassung sollen mütterliche Hypo- oder Hyperglykämien sowie starke Schwankungen der Blutglukose unter der Geburt vermieden werden.

14.2.4 Postpartaler Insulinbedarf

Postpartal sind die Algorithmen der funktionellen Insulintherapie individuell neu anzupassen. In den ersten 24 Stunden nach der Entbindung sollte die Applikation von langwirksamem Insulin zurückhaltend erfolgen, da ein hohes Hypoglykämierisiko besteht. Als Orientierung wird die Insulindosierung vor der Schwangerschaft minus 20 % bei guter präkonzeptioneller Einstellung oder sonst der Bedarf vor der Entbindung minus 50 % genommen; dies gilt auch für die weitere Anpassung der Basalrate bei CSII. Bei stillenden Frauen muss damit gerechnet werden, dass bis zu 25 % weniger Insulin benötigt wird.

14.2.5 Kontrolle von Folgeerkrankungen

Diabetische Retinopathie

Sie ist die häufigste mikrovaskulare Komplikation bei Schwangerschaften mit Typ-1-Diabetes. Die Schwangerschaftshormone beeinflussen die Entwicklung bzw. den Progress von vorhandenen Läsionen, abhängig vom präkonzeptionellen Ausgangsbefund, perikonzeptionellen HbA_{1c}-Niveau, vorhandener arterieller Hypertonie, diabetischer Nephropathie, Anämie, Raucherstatus und längerer Diabeteslaufdauer. In den sehr seltenen Fällen des Fortschreitens einer schweren nichtproliferativen oder proliferativen Retinopathie können sowohl eine panretinale Lasertherapie als auch eine Vitrektomie in der Schwangerschaft bzw. unmittelbar post partum notwendig werden. Augenärztliche Kontrollen sollen vor der geplanten Schwangerschaft, sofort nach Diagnose der Schwangerschaft, anschließend alle 3 Monate bis zur Geburt bzw. bei Erstmanifestation und/oder Progression der diabetischen Retinopathie in der Schwangerschaft monatlich bzw. in Absprache mit dem Augenarzt durchgeführt werden.

Diabetische Nephropathie

Die diabetische Nephropathie ist mit erhöhten fetalen und maternalen Risiken verbunden, vor allem ab einem Serumkreatininwert ab 133 µmol/l (ab 1,5 mg/dl), einer Nephropathie ab Stadium 3 (Kreatinin-Clearance < 60 ml/min × 1,73 m^2) und schwer einstellbarer arterieller Hypertonie (Ringholm et al. 2016). Die Nephropathiestadien 1a/1b sind mit einen erhöhten Präeklampsie- und Frühgeburtenrate assoziiert. Eine Nephropathie ab Stadium 3 nach KDOQI ist mit einem hohen Risiko für Frühgeburt, Wachstumsretardierungen, intrauterinen Fruchttod, perinatale/neonatale Mortalität sowie psychomotorische Retardierungen im Kindesalter assoziiert. Außerdem besteht ein erhebliches mütterlich-soziales Risiko nach der Geburt: Progression zur dialysepflichtigen Nephropathie und erhöhte Mortalität noch vor Erreichen des Erwachsenenalters ihrer Kinder.

In der Schwangerschaft ist am Beginn jedes Trimenons ein Albumin-Screening mit gleichzeitiger Messung von Harnkreatinin zu empfehlen (Mikroalbuminurie: 30–300 mg/g Kreatinin, Makroalbuminurie: > 300 mg/g Kreatinin). Die frühzeitige Einleitung bzw. Intensivierung der antihypertensiven Therapie sowie die Gabe von Aspirin reduzieren das Risiko für Präeklampsien.

Diabetische Neuropathie

Eine Schwangerschaft per se führt nicht zum Neuauftreten oder zur Progression neuropathischer Veränderungen, jedoch können eine diabetische Gastroparese oder eine orthostatische Hypotonie im Rahmen einer autonomen Neuropathie den Verlauf der Schwangerschaft komplizieren. Bei geplanter Schwangerschaft und einer Diabetesdauer > 10 Jahre soll erhoben werden, ob es Hinweise für eine diabetische Gastroparese, eine orthostatische Hypotonie oder Hypoglykämiewahrnehmungsstörungen gibt.

Makroangiopathie

Höhere Risiken bestehen vor allem bei Frauen mit präkonzeptionell bekannter koronarer Herzerkrankung, arterieller Hypertonie, Nephropathie, Raucherinnen sowie bei Vorliegen einer langen Diabetesdauer und eines höheren Lebensalters. Eine individuelle Risikoabschätzung in Zusammenarbeit mit dem Kardiologen ist notwendig.

14.3 Schwangerschaft und Diabetes Typ 2

Typ-2-Diabetes mellitus in der Schwangerschaft tritt aufgrund steigender Adipositasprävalenz im gebärfähigen Alter immer häufiger auf. Das betrifft Frauen mit vorbestehendem Diabetes Typ 2 sowie schwangere Frauen, die während der Schwangerschaft die diagnostischen Kriterien eines manifesten Typ-2-Diabetes haben bzw. ein vorbestehender Diabetes überhaupt erst neu entdeckt wurde. Neben den Risiken der Hyperglykämie werden solche Schwangerschaften durch adipositasbedingte Risiken sowie durch höheres mütterliches Alter und chronische Hypertonie verbunden mit asymptomatischen vaskulären Begleiterkrankungen kompliziert. Frauen mit Migrationshintergrund sowie Frauen aus niedrigen sozialen Schichten machen einen beträchtlichen Teil der Frauen mit Typ-2-Diabetes aus, insbesondere bei jener Gruppe, die vor der Gravidität unzureichend behandelt wurde.

14.3.1 Präkonzeptionelle Stoffwechseleinstellung/Zielparameter

Wenn Frauen mit Diabetes – unabhängig vom Diabetestyp – schwanger werden möchten, sollten sie diese Schwangerschaft planen, da eine ungeplante Schwangerschaft und eine fehlende normnahe Stoffwechseleinstellung eine entscheidende Rolle für kongenitale Fehlbildungen und eine erhöhte perinatale Mortalität und Morbidität spielen. Bis zu 95 % der Frauen mit Typ-2-Diabetes mellitus werden jedoch ungeplant schwanger, eine Folsäuresupplementation erfolgt noch seltener als bei Typ-1-Diabetes. Das Risiko für angeborene Herzfehler in Schwangerschaften mit Typ-2-Diabetes ist vergleichbar mit dem bei Typ-1-Diabetes. Präkonzeptionelle Beratung und Betreuung werden empfohlen. Dabei sind die Begleitrisiken (diabetische Folgeerkrankungen, chronischer Hypertonus, Hyperlipidämie, Nikotinabusus, metabolische Lebererkrankung, PCOS) zu analysieren.

Es gelten dieselben Blutglukose- und HbA_{1c}-Zielwerte wie bei Frauen mit Typ-1-Diabetes oder GDM. Sulfonylharnstoffe, Gliptine, SGLT-2-Inhibitoren, GLP-1-Rezeptoragonisten, ACE-Hemmer sowie Statine sind während der Schwangerschaft nicht zugelassen und sind entsprechend bei Kinderwunsch abzusetzen bzw. umzustellen. Der Einsatz von Metformin in der Schwangerschaft kann bei starker Insulinresistenz erfolgen. Bei der Umstellung einer oralen antidiabetischen Therapie auf Insulin bei Planung der Schwangerschaft kann als Orientierungshilfe mit 0,3–0,5 IE/kg Körpergewicht als Gesamtinsulindosis begonnen werden.

EVIDENZ

Der Anteil Schwangerer mit einem Typ-2-Diabetes steigt. Eine Differenzierung ist aus den zur Verfügung stehenden Daten in Deutschland und in Österreich nicht möglich. Eine Studie aus Kanada zeigt, dass 26 von 1.000 Frauen mit GDM einen bisher nicht diagnostizierten Diabetes hatten. Typ-2-Diabetes darf bei Schwangeren nicht bagatellisiert werden. Die perinatalen Risiken sind mit dem von Typ-1-Diabetes vergleichbar, wobei Daten basierend auf einer 5-Jahres-Kohorte aus England eine höhere Rate an perinatalen Todesfällen zeigen (Typ-2-Diabetes: 11,2 pro 1.000 Lebendgeburten, Typ-1-Diabetes: 7,4 pro 1.000 Lebendgeburten)

14.3.2 Stoffwechselverlauf und Insulinbedarf

Die Ernährungstherapiemaßnahmen basieren auf jenen des GDM. Eine bestehende Metformintherapie sollte fortgeführt werden. Andere Antidiabetika (Sulfonylharnstoffe, DPP4-Inhibitoren, SGLT-2-Inhibitoren, GLP-1-Agonisten) müssen hingegeben abgesetzt werden und es muss, wenn nicht bereits gegeben, Metformin eingesetzt werden. Bei Frauen mit einem Typ-2-Diabetes ist die Behandlung mit Metformin in der Schwangerschaft von der Zulassung gedeckt (gilt aktuell nur für Glucophage®).

Sollte eine Therapie mit Metformin allein nicht ausreichen, die Stoffwechselziele zu erreichen, sollte eine Insulintherapie begonnen werden. Die Dosierung der Insulintherapie ist individuell anhand der Blutglukosetageprofile (7-Punkt-Profile) zu ermitteln. Bei adipösen Schwangeren mit Diabetes Typ 2 kann der Bedarf vor allem in der 2. Schwangerschaftshälfte auch mehr als 2 IE Insulin pro kg Körpergewicht betragen. Derzeit gibt es keine Hinweise dafür, dass die passagere Gabe hoher Insulindosen wie bei massiver Insulinresistenz infolge Adipositas bei Schwangeren mit Typ-2-Diabetes eine ungünstige Auswirkung auf Mutter oder Kind haben. Bei Frauen mit Diabetes Typ 2 und Sprachschwierigkeiten (hoher Anteil an Frauen mit Migrationshintergrund) oder bei sozialen Gründen ist oft die konventionell intensivierte Therapieform, ähnlich wie bei Frauen mit GDM, durchzuführen. Diese besteht meist in einer getrennten Gabe von basalem und prandialem Insulin oder auch Mischinsulin mit einem ausreichenden Anteil an kurzwirksamem Insulin. Die Glukosekontrolle bei Frauen mit Typ-2-Diabetes ist häufig einfacher als bei Frauen mit Typ-1-Diabetes zu erreichen. Das Risiko für schwere Hypoglykämien und diabetische Ketoazidosen ist deutlich geringer als bei Diabetes Typ 1 in der Schwangerschaft.

14.3.3 Geburt

Blutglukosezielwerte unter der Geburt sind gleich wie bei Frauen mit Typ-1-Diabetes und sollen bei 4,4–7,2 mmol/l (80–130 mg/dl) liegen. Mit Beginn der Wehentätigkeit kommt es auch zum Absinken der Blutglukosewerte. Eine Korrektur mit kurzwirksamem Insulin unter der Entbindung ist bei Typ-2-Diabetes selten notwendig. Eine Einleitung ist bei Überschreitung des errechneten Entbindungstermins vorzunehmen, und eine Sectio erfolgt primär oder sekundär nur aus geburtsmedizinischen Indikationen. Die Entbindung aller Schwangeren mit Diabetes Typ 1 oder Typ 2 (mit Insulintherapie) muss in Deutschland in einem Perinatalzentrum mindestens Level 2 geplant werden (Richtlinie des Gemeinsamen Bundesausschusses der Ärzte und Krankenkassen).

14.3.4 Postpartaler Insulinbedarf

Direkt postpartal ist die Fortsetzung der Insulintherapie bei Frauen mit Typ-2-Diabetes nur selten notwendig, jedoch sind weitere Blutzuckerkontrollen zu empfehlen, um jene Frauen, die trotz Stillen erhöhte Blutzuckerwerte entwickeln, entsprechend wieder mit einer Insulintherapie zu versorgen. Bei stillenden Frauen mit Diabetes Typ 2 sollte eine Therapie mit Sulfonylharnstoffen vermieden werden.

14.3.5 Kontrolle von Folgeerkrankungen

Die Kontrolle von Folgeerkrankungen orientiert sich nach Diabeteslaufdauer und Vorliegen von weiteren Risikofaktoren und ist ähnlich durchzuführen wie bei Typ-1-Diabetes. Eine frühzeitige Gabe von ASS zur Prävention von Präeklampsie ist wie bei Diabetes Typ 1 zu evaluieren.

KAPITEL

15

Monique Böde und Anke Bahrmann

Multimedikation und Therapiedeeskalation

Kernaussagen

- Zwei Drittel der Menschen mit Diabetes sind älter als 65 Jahre, ein Großteil davon hat Komorbiditäten.
- Multimedikation erhöht das Risiko für Arzneimittelinteraktionen und senkt die Therapieadhärenz.
- Therapieziele für Ältere sollten an Komorbiditäten, funktionelle und kognitive Fähigkeiten sowie Unterstützungsmöglichkeiten durch Angehörige angepasst werden.
- Die Vermeidung von Akutkomplikationen wie Hyperglykämiesymptomen und schweren Hypoglykämien hat höchste Priorität.
- Fazit: Therapiedeeskalation und altersangepasste Zielbereiche können die Therapieadhärenz steigern, Arzneimittelinteraktionen reduzieren, Kosten einsparen und die Patientenzufriedenheit steigern.

15.1 Multimedikation

DEFINITION

Multimedikation bezeichnet die gleichzeitige Einnahme von 5 oder mehr Dauermedikamenten.

15.1.1 Gründe für Multimedikation

Beispiel

Eine 79-Jährige mit Diabetes Typ 2, Hypertonie, COPD, Osteoporose und Arthrose müsste gemäß Leitlinien 12 (!) unterschiedliche Medikamente in 19 Dosierungen zu 5 Tageszeiten nehmen (Boyd et al. 2005). Dazu kommen 14 nichtpharmakologische Vorgehensweisen, die teilweise gegenläufig sind. Arzneimittelinteraktionen sind dabei noch nicht beachtet.

Die vielfältigen Gründe für Multimedikation können am Patienten, im System oder bei den Medikamenten selbst liegen (➤ Tab. 15.1). Neben unerreichten Zielbereichen und Komorbiditäten spielen auch Verordnungskaskaden eine Rolle. Beispielsweise können unter antihypertensiven Kalziumantagonisten periphere Ödeme als Nebenwirkung auftreten, die fälschlicherweise mit Diuretika behandelt werden. Manche Kombinationstherapien erreichen aber auch überadditive Effekte.

Finanzielle Anreize können Überdiagnose und Übertherapie fördern: Quartalstermine im DMP Diabetes werden besser vergütet als die einer Person mit Glukosetoleranzstörung. Das kann dazu führen, dass Personen mit einmalig erhöhter Glukose oder fehlender Altersanpassung des HbA_{1c} (➤ Kap. 1, ➤ Tab. 1.1) die Fehldiagnose Diabetes erhalten, ins DMP eingeschrieben werden und ggf. sogar eine Therapie begonnen wird.

Im Rahmen von Komorbiditäten und diabetischen Folgeerkrankungen sind Vorstellungen bei verschiedenen Fachdisziplinen notwendig. Ein ganzheitlicher Ansatz sowie eine zentrale Koordination, z. B. über Hausärztin oder Hausarzt,

Tab. 15.1 Gründe für Multimedikation

Patient	Pharmakologie	System
• Zielbereich nicht erreicht • Multiple Symptome • Komorbiditäten • Pflegebedürftigkeit • Psychische Störungen	• Wirkungsverstärkung • Behandlungskaskade	• Übertherapie • Kommunikationsdefizite • Mehrere Behandler • Tendenz zur Spezialisierung

sowie eine interdisziplinäre Kommunikationskultur können helfen, unnötige Multimedikation zu reduzieren.

15.1.2 Gründe gegen Multimedikation

Mit der Anzahl der Präparate und Komplexität der Einnahme nehmen Einnahmefehler zu und die Therapieadhärenz ab. Kognitive Einschränkungen können den Effekt verstärken. Unerwünschte Arzneimittelwirkungen (UAW) treten häufiger auf. Bei der Diabetestherapie müssen altersadaptierte Ziele für HbA_{1c} beachtet werden. Bei zu starker Blutglukosesenkung besteht Hypoglykämiegefahr. Weitere UAW sind Nierenfunktionsstörungen, bis zum akuten Nierenversagen, Volumenverlust, kognitive Einschränkungen bis zum Delir, Schwindel und Sturzneigung. Die Effekte werden mit zunehmendem Alter und Anzahl der Medikamente schwieriger voraussagbar (➤ Tab. 15.2).

Zusätzlich gibt es weitreichende negative Folgen fürs System. Unnötige Kosten entstehen, direkt und indirekt. Direkt steigen die Kosten für die Verordnung der Medikamente und z. B. zusätzlicher Blutzuckerteststreifen (im Falle einer ICT vs. CT). Außerdem steigen die Kosten bei erhöhtem Pflegeaufwand, z. B. aufgrund häufigerer Blutzuckermessungen pro Tag, Blistern und/oder Verabreichung mehrerer Medikamente, wenn hier Unterstützung nötig ist. Ggf. müssen häufigere ärztliche Konsultationen erfolgen, z. B. zur Anpassung der Therapie. Indirekt steigen die Kosten und negativen Folgen aufgrund ambulanter oder stationärer Behandlung der bereits oben genannten UAW. Es kann zusätzliche Diagnostik nötig werden. Mit Hypoglykämie assoziierte Stürze und Frailty können Hospitalisierungen und Langzeitfolgen verursachen.

Viele Faktoren können auch seitens der Patienten die Therapieadhärenz besonders im hohen Lebensalter und bei Multimorbidität senken (➤ Tab. 15.3).

Tab. 15.2 Gründe gegen Multimedikation

Patient	Pharmakologie	System
• Einnahmefehler • Patientenpräferenz • Kognitive Einschränkungen • Sturzneigung • Compliance • Schaden	• Medikamenteninteraktion • Vermehrt UAW • Überdosierung	• Unnötige Kosten • Hospitalisierung • Zusatzdiagnostik

Tab. 15.3 Übersicht häufiger Probleme in der Diabetestherapie geriatrischer Patientinnen und Patienten (nach Bahrmann et al. 2012)

Problem	Folgen
Depression	• Therapiefehler • Schlechte Stoffwechseleinstellung
Kognitive Störungen, Konzentrationsstörungen, Demenz	• Unregelmäßige Nahrungsaufnahme • Unregelmäßige oder falsche Tabletteneinnahme/Insulininjektion (vergessen/doppelt) • Schulung der Patienten eingeschränkt/nicht möglich
Untergewicht	• Erhöhte Mortalität • Veränderter Bedarf an Medikamentendosierungen • Erhöhtes Risiko von Unterzuckerungen
Veränderungen des Seh-/Geruchs-/Geschmacksvermögens	• Spritzfehler bei Insulininjektion • Fehlerhafte Tabletteneinnahme • Stürze bei eingeschränktem Sehen • Untergewicht durch Appetitlosigkeit
Schlechter Zahnstatus	• Untergewicht • Zahnfleischentzündungen • Kaustörungen
Mundtrockenheit	• Tabletten können nicht oder nur schlecht geschluckt werden
Inkontinenz	• Verstärkt bei schlechter Stoffwechseleinstellung • Erhöhte Sturzgefahr bei nächtlichem Wasserlassen
Multimedikation	• Erhöhtes Risiko für Nebenwirkungen wie z. B. Stürze, Konzentrationsstörungen
Schlechtere Feinmotorik	• Therapiefehler
Schmerzen	• Bewegungstherapie erschwert, depressive Verstimmungen – adäquate Schmerzmedikamente erhöhen die Lebensqualität!
Multimorbidität	• Beispielsweise degenerative Gelenkerkrankungen oder diabetische Polyneuropathie erschweren Bewegungstherapie und erhöhen Sturzneigung

15.1.3 Umgang mit Multimedikation

Wenn eine Therapieeskalation notwendig ist, sollten wir mit einem Präparat in niedriger Dosierung starten, den Effekt abwarten und die Medikation ggf. nur langsam steigern, um frühzeitig eventuelle UAW zu realisieren („Start low and go slow!"). Zudem sollten wir die Organfunktionen im Blick behalten und ggf. eine Dosisanpassung vornehmen. Insbesondere die Exsikkose im Alter führt zur Abnahme der Nierenfunktion und sollte regelmäßig geprüft werden. Die Kombination mehrerer Medikamente mit potenziell negativem Effekt auf die Nierenfunktion sollte vermieden werden (z. B. NSAR,

Diuretika, ACE-Hemmer, Röntgenkontrastmittel und Metformin/SGLT-2-Inhibitoren).

Außerdem sollten wir uns stets fragen, ob die Indikationen für alle Medikamente noch bestehen und ob ein Nutzen für die Person in ihrer verbleibenden Lebenszeit erwartet werden kann oder ob wir sie unter Umständen nur gefährden.

15.2 Therapiedeeskalation

DEFINITION

Therapiedeeskalation bedeutet eine Verschmälerung der Behandlung bzw. das aktive Reduzieren der verabreichten Medikamente in Menge und/oder Anzahl oder eine Vereinfachung der Anwendung.

LEITLINIEN

DEGAM Leitlinie Multimedikation

Wie in der DEGAM Leitlinie Multimedikation (DEGAM 2021) beschrieben, kann der in ➤ Abb. 15.1 dargestellte Prozess helfen, Möglichkeiten der Therapiedeeskalation zu prüfen und umzusetzen.

15.2.1 Risikostratifizierung

Das Umsetzen therapeutischer Empfehlungen im Alltag ist vor allem für Menschen mit kognitiven, sensorischen und/oder motorischen Defiziten erschwert. Diese Fähigkeiten nehmen mit dem Alter ab, v. a. bei Vorliegen einer Demenzerkrankung. Als schneller, übergreifender Test zur Prüfung der Fähigkeiten zur selbstständigen Insulintherapie eignet sich der Geldzähltest nach Nikolaus.

Praxis

Geldzähltest nach Nikolaus

Die Person wird gebeten, einen definierten Geldbetrag von 9,80 € in Münzen und Scheinen aus einem vorbereiteten Portemonnaie zu nehmen und zu zählen. Knapp 80 % der älteren Patienten, die dies innerhalb von 45 Sekunden schafften, waren fähig, 3 Monate nach Teilnahme an einem strukturierten Behandlungs- und Schulungsprogramm die Insulininjektion selbstständig durchzuführen.
Bereits ab 45 Sekunden Dauer besteht das Risiko für eine Hilfsbedürftigkeit und ab 70 Sekunden für eine erhebliche Hilfsbedürftigkeit.

Von einer Therapiedeeskalation profitieren aber nicht nur die Menschen mit Einschränkungen, sondern auch die rüstigen Menschen, die oftmals von mehr Lebensqualität und Zufriedenheit berichten, wenn eine Therapie deeskaliert wurde.

15.2.2 Tools zur Therapiedeeskalation

Eine Therapiedeeskalation ist notwendig, wenn die negativen Effekte der Therapie auf Sicherheit und Lebensqualität überwiegen oder das individuelle Therapieziel unterschritten wird (➤ Tab. 15.4).

Bei älteren Menschen besteht teilweise nicht nur eine Überversorgung mit Medikamenten, sondern auch eine Unterversorgung (= unterlassene Therapie trotz Indikation). Die Unterversorgung betrifft vor allem kardioprotektive Medikamente, während bei der Übermedikation häufig z. B. Antipsychotika zu finden sind.

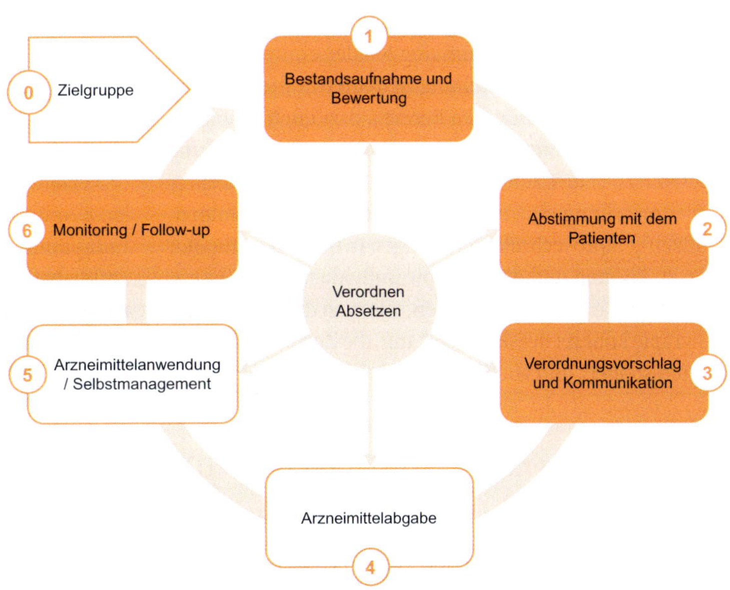

Abb. 15.1 Der Medikationsprozess (aus DEGAM 2021) [F430-024]

Tab. 15.4 Hilfreiche Tools zur Therapiedeeskalation

Tool	Erklärung
Start-/Stopp-Kriterien	Das Tool unterscheidet je nach Organ- und Funktionssystem abzusetzende Medikamente (80 Stopp-Kriterien für potenziell inadäquate Medikamente) sowie anzusetzende Medikamente (34 Start-Kriterien).
PRISCUS-Liste	Die Liste stellt nach Substanzklassen potenziell inadäquate Medikamente im höheren Lebensalter dar und gibt Hinweise zu Bedenken, Alternativen und Maßnahmen, falls diese Medikamente weiter angewendet werden sollen.
FORTA-Kriterien	Dies ist eine Liste der am häufigsten chronisch verwendeten Pharmaka bei älteren Menschen, dargestellt nach Indikationsgebieten. Es handelt sich um einen Expertenkonsens, bei dem das Nutzen-Risiko-Verhältnis bei älteren Menschen bewertet wird. Sie ist als App verfügbar.
DOSING	Informationsdatenbank zur Arzneimittelsicherheit und -anwendung bei eingeschränkter Nierenfunktion
ARRIBA-Diabetes	Das ARRIBA Modul zu Diabetes Typ 2 ermittelt die Präferenzen der Diabetespatienten, gewichtet die Intensität der Therapie und macht Vorschläge zur Deeskalation oder Eskalation.
NVL-Patientenblätter	Das Infoblatt „Typ-2-Diabetes – Wie soll der Blutzucker eingestellt sein?" gibt Orientierung über individuelle HbA_{1c}-Ziele und absolute Zahlen zum Nutzen einer intensiven HbA_{1c}-Senkung.

15.2.3 Therapiedeeskalation konkret: Fallbeispiele

Im ambulanten Bereich, vor allem in der Allgemeinmedizin, hat man den Vorteil, seine Patientinnen und Patienten oftmals gut zu kennen und diese regelmäßig wieder einbestellen zu können. Eine Therapieumstellung bedeutet in diesem Fall, oftmals konträr zum stationären Bereich, dass auch Probleme besprochen werden können, die erst in der Routineanwendung der Therapie zu Hause auffallen. Folglich sollte während einer Therapieumstellung eine engmaschige Begleitung erfolgen, um frühzeitig Stoffwechselentgleisungen in beide Richtungen erfassen zu können und die Therapie individuell anzupassen.

Die Beispiele aus der Praxis zeigen, wie man die antidiabetische Therapie konkret deeskalieren kann, die Zufriedenheit der Beteiligten steigert und auch noch unnötige Kosten einspart.

Fallbeispiel 1: Therapiedeeskalation bei akutem Nierenversagen

Vorgeschichte: 80-jährige Frau mit Diabetes Typ 2 ohne Folgeerkrankungen, Adipositas, arterieller Hypertonie, chronischem Schmerzsyndrom, Hypothyreose. Alleinlebend; Angehörige in der Nähe.

Dauermedikation: Metformin 1.000 mg, Amlodipin 10 mg, Enalapril 10 mg, Bisoprolol 2,5 mg, Moxonidin 0,3 mg, Pantoprazol 40 mg, L-Thyroxin 25 µg, Tapentadol 3 × 150 mg, Pregabalin 3 × 75 mg, Metamizol 1 g bei Bedarf.

HbA_{1c} 7,0 %.

Akutereignis: Stationäre Therapie bei Sepsis mit *Staph.-aureus*-Bakteriämie, septischer Enzephalitis und akutem Nierenversagen (GFR von 60 ml/min/1,73m² auf 40 ml/min/1,73m²). Gute Rekonvaleszenz und Rehabilitation.

Therapiedeeskalation: Metformin im akuten Nierenversagen pausiert, nach Krankenhausentlassung Auslassversuch besprochen wegen niedrigem HbA_{1c}, reduzierter Lebenserwartung und fehlender Folgeerkrankungen.

Outcome: Nur leichter Anstieg des HbA_{1c} auf 8,0 %, stabil seit über 1 Jahr, keine erneute orale antidiabetische Medikation benötigt, damit erfolgreiche Therapiedeeskalation. Nierenfunktion stabil. Weiterhin keine diabetischen Folgeerkrankungen. Zufriedenheit von Patientin und Hausärztin gesteigert.

Wenn man über die Deeskalation einer medikamentösen Therapie nachdenkt, kann man gleichfalls überlegen, ob weitere, nichtmedikamentöse therapeutische Maßnahmen eingeleitet werden können, z. B. eine Patientenschulung bzw. Änderungen des Lebensstils.

Fallbeispiel 2: Therapiedeeskalation nach Schulung der Patientin

Vorgeschichte: 50-jährige Frau, berufstätig, alleinstehend. Hypothyreose, Hypertonie, Hypercholesterinämie, obstruktives Schlafapnoesyndrom, Angsterkrankung.

Akutereignis: Erstvorstellung mit entgleistem symptomatischem Diabetes Typ 2 unter 2 × 500 mg Metformin Monotherapie. Blutzucker nicht messbar. HbA_{1c} 10,9 %. Krankenhauseinweisung, zunächst Therapieeskalation.

Entlass- und Dauermedikation: Metformin 2 × 1.000 mg, Sitagliptin 50 mg, Empagliflozin 25 mg. Nebivolol 5 mg, Valsartan 320 mg, Indapamid 2,5 mg, Lercarnidipin 10 mg, Atorvastatin 20 mg, L-Thyroxin 75 µg.

Verlauf und Therapiedeeskalation: Engmaschige ambulante Anbindung **nach Entlassung.** Bei Hypotonie schrittweise Indapamid pausiert und Lercarnidipin halbiert. Unter der antidiabetischen Dreifachkombination sinkt das HbA_{1c} bereits **nach 2 Wochen** auf 9,7 % und die Blutglukose ist in Selbstmessungen meist im Zielbereich. *(Bei Therapieumstellung können 50 Blutzuckerstreifen verordnet werden.)* Beginn der **Patientenschulung.** Absetzen Sitagliptin. **4 Wochen später** HbA_{1c} mit 7,2 % im Zielbereich, höchster postprandialer Wert 8,4 mmol/l (151 mg/dl). Empagliflozin wird beendet. **10 Wochen poststationär** liegt das HbA_{1c} bei 6,4 %. Die Metformindosis wird reduziert.

Outcome: 18 Monate nach der hyperglykämen Entgleisung und Teilnahme an der Strukturierten Schulung liegt das HbA_{1c} unter Metformin-Monotherapie (mit 1 × 500 mg) stabil im

Zielbereich um die 7,0 %. Die Patientin hat 10 kg Gewicht reduziert und viel über ihren Körper und ihre Erkrankungen gelernt.

Fallbeispiel 3: Therapiedeeskalation ICT auf CT

Vorgeschichte: Erstvorstellung eines 75-jährigen Mannes beim ambulanten Endokrinologen wegen Typ-2-Diabetes mit diabetischer Polyneuropathie. Unter einer antidiabetischen Fünffachkombination, d. h. ICT mit 2 Analoginsulinen (Liprolog®, Levemir®) sowie Semaglutid, Empagliflozin und Metformin, lag das HbA_{1c} bei 6,6 % und damit unterhalb des Zielbereiches für sein Alter. Die Gewebeglukose wurde mit einem Sensor gemessen. Time-in-Range (TIR)[1] laut Sensor: 68 %, Zeit > 10 mmol/l (180 mg/dl): 31 %, Durchschnitt der Gewebsglukosemessung: 9,2 mmol/l (166 mg/dl) (➤ Abb. 15.2).

Therapiedeeskalation: Abstimmung mit dem Patienten zur 2-maligen Gabe eines Kombinationsinsulins (vor Frühstück und Abendessen) im Sinne einer CT. Semaglutid beendet. Fortführung Metformin und Empagliflozin.

Outcome: Patient zufrieden mit neuer Therapie. HbA_{1c} im Zielbereich. Keine neuen Symptome. Nur noch ein Insulinpen, keine Verwechslungsgefahr. Insulin muss seltener gespritzt werden, die tägliche Berechnung von Insulineinheiten entfällt, die Kosten für Verbrauchsmaterialien sind reduziert. *(Über eine Deeskalation der Selbstkontrolle bei reduziertem Hypoglykämierisiko sollte in einem zweiten Schritt verhandelt werden.)* (➤ Abb. 15.3)

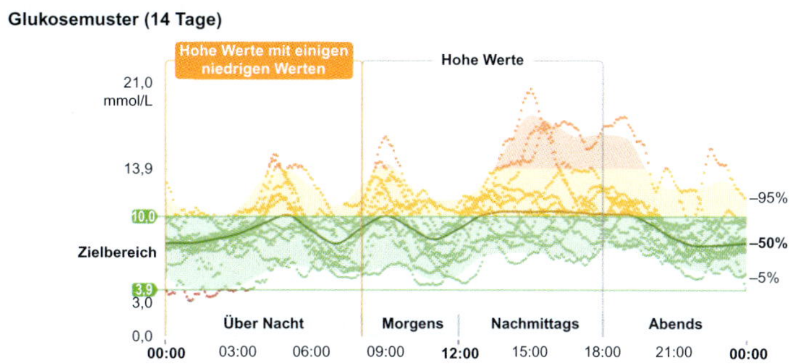

Abb. 15.2 Muster der kontinuierlichen Gewebsglukosemessungen über 14 Tage **vor** Therapiedeeskalation. Der Glukoseverlauf ist häufig gleichmäßig, unterliegt aber auch Schwankungen mit großer Spannweite, mehrfach nächtliche Hypoglykämie. (AGP-Bericht Libre View, Firma Abbot, Foto: Monique Böde) [M1472]

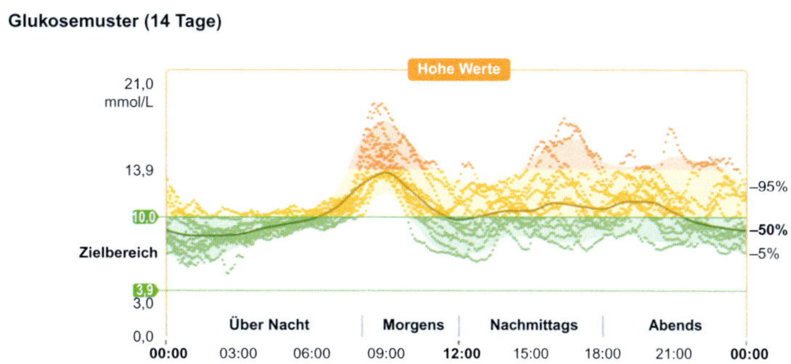

Abb. 15.3 Muster der kontinuierlichen Gewebsglukosemessungen über 14 Tage **nach** Therapiedeeskalation. Die Gewebsglukose zeigt weniger Variation, sie steigt nicht höher an als vor der Therapiedeeskalation. Es gab keine Unterzuckerung mehr. Die niedrigsten Werte liegen weiter entfernt von einer Unterzuckerung. (AGP-Bericht Libre View, Firma Abbot, Foto: Monique Böde) [M1472]

[1] Die Zeit im Zielbereich, engl. „time in range" (TIR), wird vom Sensor bei der Auslesung automatisch mit angegeben. Sie meint den Anteil der Werte in dem technisch voreingestellten Zielbereich. Dieser kann vom individuellen Zielbereich abweichen. Wir empfehlen deshalb – soweit technisch möglich – die Anpassung des Zielbereiches im Messgerät, um Missverständnisse zu vermeiden.

Literatur

Kapitel 1

Ahlqvist E, Storm P, Käräjämäki A et al. Novel subgroups of adult-onset diabetes and their association with outcomes: a data-driven cluster analysis of six variables. Lancet Diabetes Endocrinol. 2018; 6(5): 361–369. doi: 10.1016/S2213-8587(18)30051-2

Bundesärztekammer (BÄK). Richtlinien der Bundesärztekammer zur Qualitätssicherung laboratoriumsmedizinischer Untersuchungen. 2022. Aus: https://www.bundesaerztekammer.de/fileadmin/user_upload/BAEK/Themen/Qualitaetssicherung/_Bek_BAEK_RiLi_QS_laboratoriumsmedizinischer_Untersuchungen.pdf (letzter Zugriff: 30.11.2024). doi: 10.3238/arztebl.2019.rili_baek_QS_Labor20222511

Gong Q, Zhang P, Wang J et al. Da Qing Diabetes Prevention Study Group. Morbidity and mortality after lifestyle intervention for people with impaired glucose tolerance: 30-year results of the Da Qing Diabetes Prevention Outcome Study. Lancet Diabetes Endocrinol. 2019; 7(6): 452–461. doi: 10.1016/S2213-8587(19)30093-2

Krogvold L, Mynarek IM, Ponzi E et al. Pleconaril and ribavirin in new-onset type 1 diabetes: a phase 2 randomized trial. Nat Med. 2023; 29(11): 2902–2908. doi: 10.1038/s41591-023-02576-1

Landgraf R, Heinemann L, Schleicher E et al. Definition, Klassifikation, Diagnostik und Differenzialdiagnostik des Diabetes mellitus: Update 2022. Die Diabetologie. 2023. 19(1): 44–55. doi: 10.1007/s11428-022-00997-z

Masuch A, Friedrich N, Roth J, Nauck M, Müller UA, Petersmann A. Preventing misdiagnosis of diabetes in the elderly: age-dependent HbA1c reference intervals derived from two population-based study cohorts. BMC Endocr Disord. 2019; 19(1): 20. doi: 10.1186/s12902-019-0338-7

Perrett KP, Jachno K, Nolan TM, Harrison LC. Association of Rotavirus Vaccination With the Incidence of Type 1 Diabetes in Children. JAMA Pediatr. 2019; 173(3): 280–282. doi: 10.1001/jamapediatrics.2018.4578. Erratum in: JAMA Pediatr. 2019; 173(9): 895. doi: 10.1001/jamapediatrics.2019.2523

Roth J, Müller N, Lehmann T, Heinemann L, Wolf G, Müller UA. HbA1c and Age in Non-Diabetic Subjects: An Ignored Association? Exp Clin Endocrinol Diabetes. 2016; 124(10): 637–642. doi: 10.1055/s-0042-105440

Kapitel 2

Action to Control Cardiovascular Risk in Diabetes Study Group (ACCORD); Gerstein HC, Miller ME, Byington RP et al. Effects of intensive glucose lowering in type 2 diabetes. N Engl J Med. 2008; 358(24): 2545–2559. doi: 10.1056/NEJMoa0802743

ADVANCE Collaborative Group; Patel A, MacMahon S, Chalmers J et al. Intensive blood glucose control and vascular outcomes in patients with type 2 diabetes. N Engl J Med. 2008; 358(24): 2560–2572. doi: 10.1056/NEJMoa0802987

Afzal S, Tybjærg-Hansen A, Jensen GB, Nordestgaard BG. Change in Body Mass Index Associated With Lowest Mortality in Denmark, 1976–2013. JAMA. 2016; 315(18): 1989–1996. doi: 10.1001/jama.2016.4666

Amarenco P, Kim JS, Labreuche J et al. Treat Stroke to Target Investigators. A Comparison of Two LDL Cholesterol Targets after Ischemic Stroke. N Engl J Med. 2020; 382(1): 9–19. doi: 10.1056/NEJMoa1910355

Bundesärztekammer (BÄK), Kassenärztliche Bundesvereinigung (KBV), Arbeitsgemeinschaft der Wissenschaftlichen Medizinischen Fachgesellschaften (AWMF). Nationale VersorgungsLeitlinie (NLV) Typ-2-Diabetes. AWMF-Registern-Nr. nvl-0001. Version 3.0, 2023. doi: 10.6101/AZQ/000503. Aus: https://www.leitlinien.de/themen/diabetes/version-3 (letzter Zugriff: 30.11.2024).

Cheng YJ, Imperatore G, Geiss LS et al. Trends and Disparities in Cardiovascular Mortality Among U. S. Adults With and Without Self-Reported Diabetes, 1988–2015. Diabetes Care. 2018; 41(11): 2306–2315. doi: 10.2337/dc18-0831

Clinical Guidelines Committee of the American College of Physicians (ACP), Qaseem A, Wilt TJ, Kansagara D et al. Hemoglobin A1c Targets for Glycemic Control With Pharmacologic Therapy for Nonpregnant Adults With Type 2 Diabetes Mellitus: A Guidance Statement Update From the American College of Physicians. Ann Intern Med. 2018; 168(8): 569–576. doi: 10.7326/M17-0939

Deutsche Diabetes Gesellschaft (DDG). S3-Leitlinie Therapie des Typ-1-Diabetes. 2. Aufl. 2018. AWMF-Registernr. 057-013. Aus: https://www.ddg.info/fileadmin/user_upload/05_Behandlung/01_Leitlinien/Evidenzbasierte_Leitlinien/2018/S3-LL-Therapie-Typ-1-Diabetes-Auflage-2-Langfassung-09042018.pdf (letzter Zugriff: 30.11.2024).

Deutsche Gesellschaft für Allgemeinmedizin und Familienmedizin (DEGAM). Typ-2-Diabetes. DEGAM-Anwenderversion als Addendum zur Nationalen VersorgungsLeitlinie Typ-2-Diabetes. 2021. AWMF-Registernr. nvl-001. Aus: https://www.degam.de/files/Inhalte/Leitlinien-Inhalte/Dokumente/Beteiligungen%20Leitlinien/NVL-001_Typ-2-Diabetes/oeffentlich/nvl001_DEGAM%20LL%20DIABETES%20Anwenderversion_final_07-06-2022.pdf (letzter Zugriff: 30.11.2024).

Duckworth W, Abraira C, Moritz T, Reda D, Emanuele N, Reaven PD et al. VADT Investigators. Glucose control and vascular complications in veterans with type 2 diabetes. N Engl J Med. 2009; 360(2): 129–139. doi: 10.1056/NEJMoa0808431. Erratum in: N Engl J Med. 2009; 361(10): 1028. Erratum in: N Engl J Med. 2009; 361(10): 1024–1025. doi: 10.1056/NEJMc096250

Gaede P, Vedel P, Larsen N, Jensen GV, Parving HH, Pedersen O. Multifactorial intervention and cardiovascular disease in patients with type 2 diabetes. N Engl J Med. 2003; 348(5): 383–393. doi: 10.1056/NEJMoa021778

Hagiwara N, Kawada-Watanabe E, Koyanagi R, Arashi H, Yamaguchi J, Nakao K et al. Low-density lipoprotein cholesterol targeting with pitavastatin + ezetimibe for patients with acute coronary syndrome and dyslipidaemia: the HIJ-PROPER study, a prospective, open-label, randomized trial. Eur Heart J. 2017; 38(29): 2264–2276. doi: 10.1093/eurheartj/ehx162.

Hemmingsen B, Lund SS, Gluud C, Vaag A, Almdal TP, Hemmingsen C et al. Targeting intensive glycaemic control versus targeting conventional glycaemic control for type 2 diabetes mellitus. Cochrane Database Syst Rev. 2013; (11): CD008143. doi: 10.1002/14651858.CD008143.pub3. Update in: Cochrane Database Syst Rev. 2015; (7): CD008143. doi: 10.1002/14651858.CD008143.pub4

Hong SJ, Lee YJ, Lee SJ, Hong BK, Kang WC, Lee JY et al. LODESTAR Investigators. Treat-to-Target or High-Intensity Statin in Patients With Coronary Artery Disease: A Randomized Clinical Trial. JAMA. 2023; 329(13): 1078–1087. doi: 10.1001/jama.2023.2487

Look AHEAD Research Group; Wing RR, Bolin P, Brancati FL, Bray GA, Clark JM, Coday M et al. Cardiovascular effects of intensive lifestyle intervention in type 2 diabetes. N Engl J Med. 2013; 369(2): 145–1454. doi: 10.1056/NEJMoa1212914. Erratum in: N Engl J Med. 2014; 370(19): 1866.

Marso SP, Bain SC, Consoli A, Eliaschewitz FG, Jódar E, Leiter LA et al. SUSTAIN-6 Investigators. Semaglutide and Cardiovascular Outcomes in Patients with Type 2 Diabetes. N Engl J Med. 2016; 375(19): 1834–1844. doi: 10.1056/NEJMoa1607141

Marso SP, Daniels GH, Brown-Frandsen K, Kristensen P, Mann JF, Nauck MA et al. LEADER Steering Committee; LEADER Trial Investigators. Liraglutide and Cardiovascular Outcomes in Type 2 Diabetes. N Engl J Med. 2016; 375(4): 311–322. doi: 10.1056/NEJMoa1603827

Ohkubo Y, Kishikawa H, Araki E, Myata T, Isamu S, Motoyoshi S et al. Intensive insulin therapy prevents the progression of diabetic microvascular complications in Japanese patients with type 2 diabetes mellitus: A randomized prospective 6-year study. Diabetes Research and Clinical Practice. 1995; 28(4): 103–117. doi:10.1016/0168-8227(95)01064-K

Stratton IM, Adler AI, Neil HA, Matthews DR, Manley SE, Cull CA et al. Association of glycaemia with macrovascular and microvascular complications of type 2 diabetes (UKPDS 35): prospective observational study. BMJ. 2000; 321(7258): 405–412. doi: 10.1136/bmj.321.7258.405

Tancredi M, Rosengren A, Svensson AM, Kosiborod M, Pivodic A, Gudbjörnsdottir S et al. Excess Mortality among Persons with Type 2 Diabetes. N Engl J Med. 2015; 373(18): 1720–1732. doi: 10.1056/NEJMoa1504347

UK Prospective Diabetes Study (UKPDS) Group. Intensive blood-glucose control with sulphonylureas or insulin compared with conventional treatment and risk of complications in patients with type 2 diabetes (UKPDS 33). UK Prospective Diabetes Study (UKPDS) Group. Lancet. 1998; 352(9131): 837–853. Erratum in: Lancet. 1999; 354(9178): 602. https://pubmed.ncbi.nlm.nih.gov/9742976/ (letzter Zugriff: 16.11.2024).

Zaccardi F, Dhalwani NN, Papamargaritis D, Webb DR, Murphy GJ, Davies MJ et al. Nonlinear association of BMI with all-cause and cardiovascular mortality in type 2 diabetes mellitus: a systematic review and meta-analysis of 414,587 participants in prospective studies. Diabetologia. 2017; 60(2): 240–248. doi: 10.1007/s00125-016-4162-6

Zinman B, Wanner C, Lachin JM, Fitchett D, Bluhmki E, Hantel S et al. EMPA-REG OUTCOME Investigators. Empagliflozin, Cardiovascular Outcomes, and Mortality in Type 2 Diabetes. N Engl J Med. 2015; 373(22): 2117–2128. doi: 10.1056/NEJMoa1504720

Kapitel 3

Blond MB, Færch K, Herder C, Ziegler D, Stehouwer CDA. The prediabetes conundrum: striking the balance between risk and resources. Diabetologia. 2023; 66(6): 1016–1023. doi: 10.1007/s00125-023-05890-y

Bundesärztekammer (BÄK), Kassenärztliche Bundesvereinigung (KBV), Arbeitsgemeinschaft der Wissenschaftlichen Medizinischen Fachgesellschaften (AWMF). Nationale VersorgungsLeitlinie Typ-2-Diabetes, Ergänzung zu Version 3: Kapitel Nicht-medikamentöse Therapie, 2024. Aus: https://register.awmf.org/de/leitlinien/detail/nvl-001 (letzter Zugriff: 11.3.2025).

Boulé NG, Haddad E, Kenny GP, Wells GA, Sigal RJ. Effects of exercise on glycemic control and body mass in type 2 diabetes mellitus: a meta-analysis of controlled clinical trials. JAMA. 2001; 286(10): 1218–1227. doi: 10.1001/jama.286.10.1218

Cai H, Li G, Zhang P, Xu D, Chen L. Effect of exercise on the quality of life in type 2 diabetes mellitus: a systematic review. Qual Life Res. 2017; 26(3): 515–530. doi: 10.1007/s11136-016-1481-5

Knowler WC, Barrett-Connor E, Fowler SE, Hamman RF, Lachin JM, Walker EA et al. Diabetes Prevention Program Research Group. Reduction in the incidence of type 2 diabetes with lifestyle intervention or metformin. N Engl J Med. 2002; 346(6): 393–403. doi: 10.1056/NEJMoa012512

Lindström J, Louheranta A, Mannelin M, Rastas M, Salminen V, Eriksson J et al. Finnish Diabetes Prevention Study Group. The Finnish Diabetes Prevention Study (DPS): Lifestyle intervention and 3-year results on diet and physical activity. Diabetes Care. 2003; 26(12): 3230–3236. doi: 10.2337/diacare.26.12.3230

Look AHEAD Research Group; Wing RR, Bolin P, Brancati FL, Bray GA, Clark JM, Coday M et al. Cardiovascular effects of intensive lifestyle intervention in type 2 diabetes. N Engl J Med. 2013; 369(2): 145–154. doi: 10.1056/NEJMoa1212914. Erratum in: N Engl J Med. 2014; 370(19): 1866.

Madsen KS, Chi Y, Metzendorf MI, Richter B, Hemmingsen B. Metformin for prevention or delay of type 2 diabetes mellitus and its associated complications in persons at increased risk for the development of type 2 diabetes mellitus. Cochrane Database Syst Rev. 2019; 12(12): CD008558. doi: 10.1002/14651858.CD008558.pub2

Sigal RJ, Kenny GP, Wasserman DH, Castaneda-Sceppa C. Physical activity/exercise and type 2 diabetes. Diabetes Care. 2004; 27(10): 2518–2539. doi: 10.2337/diacare.27.10.2518

Soleimani Tapehsari B, Alizadeh M, Khamseh ME, Seifouri S, Nojomi M. Physical Activity and Quality of Life in People with Type 2 Diabetes Mellitus: A Randomized Controlled Trial. Int J Prev Med. 2020; 11: 9. doi: 10.4103/ijpvm.IJPVM_202_18

Thomas DE, Elliott EJ, Naughton GA. Exercise for type 2 diabetes mellitus. Cochrane Database Syst Rev. 2006; 2006(3): CD002968. doi: 10.1002/14651858.CD002968.pub2

Yates T, Edwardson CL, Henson J, Gray LJ, Ashra NB, Troughton J et al. Walking Away from Type 2 diabetes: a cluster randomized controlled trial. Diabet Med. 2017; 34(5): 698–707. doi: 10.1111/dme.13254

Kapitel 4

Bain SC, Mosenzon O, Arechavaleta R, Bogdański P, Comlekci A, Consoli A et al. Cardiovascular safety of oral semaglutide in patients with type 2 diabetes: Rationale, design and patient baseline characteristics for the PIONEER 6 trial. Diabetes Obes Metab. 2019; 21(3): 499–508. doi: 10.1111/dom.13553

Bonora BM, Avogaro A, Fadini GP. Sodium-glucose co-transporter-2 inhibitors and diabetic ketoacidosis: An updated review of the literature. Diabetes Obes Metab. 2018; 20(1): 25–33. doi: 10.1111/dom.13012

Boussageon R, Supper I, Bejan-Angoulvant T, Kellou N, Cucherat M, Boissel JP et al. Reappraisal of metformin efficacy in the treatment of type 2 diabetes: a meta-analysis of randomised controlled trials. PLoS Med. 2012; 9(4): e1001204. doi: 10.1371/journal.pmed.1001204

Bundesärztekammer (BÄK), Kassenärztliche Bundesvereinigung (KBV), Arbeitsgemeinschaft der Wissenschaftlichen Medizinischen Fachgesellschaften (AWMF). Nationale VersorgungsLeitlinie (NLV) Typ-2-Diabetes. AWMF-Register-Nr. nvl-001. Version 3.0, 2023. doi: 10.6101/AZQ/000503. Aus: https://www.leitlinien.de/themen/diabetes/version-3 (letzter Zugriff: 30.11.2024).

Bundesärztekammer (BÄK), Kassenärztliche Bundesvereinigung (KBV), Arbeitsgemeinschaft der Wissenschaftlichen Medizinischen Fachgesellschaften (AWMF). NVL Typ-2-Diabetes – Patientenblätter. 2024. https://www.leitlinien.de/themen/diabetes/patientenblaetter (letzter Zugriff: 4.12.2024)

Cheng M, Ren L, Jia X, Wang J, Cong B. Understanding the action mechanisms of metformin in the gastrointestinal tract. Front Pharmacol. 2024; 15: 1347047. doi: 10.3389/fphar.2024.1347047

Frías JP, Auerbach P, Bajaj HS, Fukushima Y, Lingvay I, Macura S et al. Efficacy and safety of once-weekly semaglutide 2·0 mg versus 1·0 mg in patients with type 2 diabetes (SUSTAIN FORTE): a double-blind, randomised, phase 3B trial. Lancet Diabetes Endocrinol. 2021; 9(9): 563–574. doi: 10.1016/S2213-8587(21)00174-1

Green JB, Bethel MA, Armstrong PW, Buse JB, Engel SS, Garg J et al. TECOS Study Group. Effect of Sitagliptin on Cardiovascular Outcomes in Type 2 Diabetes. N Engl J Med. 2015; 373(3): 232–242. doi: 10.1056/NEJMoa1501352. Erratum in: N Engl J Med. 2015; 373(6): 586. doi: 10.1056/NEJMx150029. PMID: 26052984

Institut für Qualität und Wirtschaftlichkeit im Gesundheitswesen (IQWiG) Rapid Report A17-09 1.0 23.08.2017 Bewertung der Studie LEADER zu Liraglutid. https://www.iqwig.de/download/a17-09_bewertung-der-studie-leader-zu-liraglutid_rapid-report_v1-0.pdf (letzter Zugriff: 4.12.2024)

Müller UA, Farker K, Kerner W, Mühlbauer B (2018) Sulfonylharnstoffe in der Therapie des Typ-2-Diabetes. In: Arzneiverordnung in der Praxis. Band 45. 1166–122. https://www.akdae.de/fileadmin/user_upload/akdae/Arzneimitteltherapie/AVP/Artikel/201803/116.pdf

Nicholls SJ, Bhatt DL, Buse JB, Prato SD, Kahn SE, Lincoff AM et al. SURPASS-CVOT investigators. Comparison of tirzepatide and dulaglutide on major adverse cardiovascular events in participants with type 2 diabetes and atherosclerotic cardiovascular disease: SURPASS-CVOT design and baseline characteristics. Am Heart J. 2024; 267: 1–11. doi: 10.1016/j.ahj.2023.09.007

Perkovic V, Tuttle KR, Rossing P, Mahaffey KW, Mann JFE, Bakris G et al. FLOW Trial Committees and Investigators. Effects of Semaglutide on Chronic Kidney Disease in Patients with Type 2 Diabetes. N Engl J Med. 2024; 391(2): 109–121. doi: 10.1056/NEJMoa2403347

Rosenstock J, Kahn SE, Johansen OE, Zinman B, Espeland MA, Woerle HJ et al. CAROLINA Investigators. Effect of Linagliptin vs Glimepiride on Major Adverse Cardiovascular Outcomes in Patients With Type 2 Diabetes: The CAROLINA Randomized Clinical Trial. JAMA. 2019; 322(12): 1155–1166. doi: 10.1001/jama.2019.13772. Erratum in: JAMA. 2019; 322(21): 2138. doi: 10.1001/jama.2019.19012

Ueda P, Svanström H, Melbye M, Eliasson B, Svensson AM, Franzén S et al. Sodium glucose cotransporter 2 inhibitors and risk of serious adverse events: nationwide register based cohort study. BMJ 2018; 363: k4365. doi: 10.1136/bmj.k4365

UK Prospective Diabetes Study (UKPDS) Group. Intensive blood-glucose control with sulphonylureas or insulin compared with conventional treatment and risk of complications in patients with type 2 diabetes (UKPDS 33). UK Prospective Diabetes Study (UKPDS) Group. Lancet. 1998; 352(9131): 837–853. Erratum in: Lancet. 1999; 354(9178): 602. https://pubmed.ncbi.nlm.nih.gov/9742976/ (letzter Zugriff: 30.11.2024).

Wanner C, Inzucchi SE, Lachin JM, Fitchett D, von Eynatten M, Mattheus M et al. EMPA-REG OUTCOME Investigators. Empagliflozin and Progression of Kidney Disease in Type 2 Diabetes. N Engl J Med. 2016; 375(4): 323–334. doi: 10.1056/NEJMoa1515920

Zelniker TA, Wiviott SD, Raz I, Im K, Goodrich EL, Furtado RHM et al. Comparison of the Effects of Glucagon-Like Peptide Receptor Agonists and Sodium-Glucose Cotransporter 2 Inhibitors for Prevention of Major Adverse Cardiovascular and Renal Outcomes in Type 2 Diabetes Mellitus. Circulation. 2019; 139(17): 2022–2031. doi: 10.1161/CIRCULATIONAHA.118.038868

Zinman B, Wanner C, Lachin JM, Fitchett D, Bluhmki E, Hantel S et al. EMPA-REG OUTCOME Investigators. Empagliflozin, Cardiovascular Outcomes, and Mortality in Type 2 Diabetes. N Engl J Med. 2015; 373(22): 2117–2128. doi: 10.1056/NEJMoa1504720

Kapitel 5

Bundesärztekammer (BÄK), Kassenärztliche Bundesvereinigung (KBV), Arbeitsgemeinschaft der Wissenschaftlichen Medizinischen Fachgesellschaften (AWMF). Nationale VersorgungsLeitlinie Typ-2-Diabetes. AWMF-Register-Nr. nvl-001. Version 3.0, 2023. doi: 10.6101/AZQ/000503. Aus: https://www.leitlinien.de/themen/diabetes/version-3 (letzter Zugriff: 30.11.2024).

Holman RR, Thorne KI, Farmer AJ, Davies MJ, Keenan JF, Paul S et al. 4-T Study Group. Addition of biphasic, prandial, or basal insulin to oral therapy in type 2 diabetes. N Engl J Med. 2007; 357(17): 1716–1730. doi: 10.1056/NEJMoa075392

Kloos C, Burghardt K, Müller UA, Kramer G, Müller N, Wolf G et al. Reduction of Severe Hypoglycaemia in People with Type 2 Diabetes after a Structured Inpatient Intervention. Exp Clin Endocrinol Diabetes. 2021; 129(8): 587–592. doi: 10.1055/a-0983-1559

Kapitel 6

Pala L, Dicembrini I, Mannucci E. Continuous subcutaneous insulin infusion vs modern multiple injection regimens in type 1 diabetes: an updated meta-analysis of randomized clinical trials. Acta Diabetol. 2019; 56(9): 973–980. doi: 10.1007/s00592-019-01326-5

Kapitel 7

Arend F, Müller UA, Schmitt A, Voigt M, Kuniss N. Overestimation of Risk and Increased Fear of Long-term Complications of Diabetes in People with Type 1 and 2 Diabetes. Exp Clin Endocrinol Diabetes. 2019; 127(10): 645–652. doi: 10.1055/a-0977-2667

Bundesärztekammer (BÄK), Kassenärztliche Bundesvereinigung (KBV), Arbeitsgemeinschaft der Wissenschaftli chen Medizinischen Fachgesellschaften (AWMF). Nationale VersorgungsLeitlinie Typ-2-Diabetes, Ergänzung zu Version 3: Kapitel Nicht-medikamentöse Therapie, 2024. Aus: https://register.awmf.org/de/leitlinien/detail/nvl-001 (letzter Zugriff: 11.3.2025).

Deakin T, McShane CE, Cade JE, Williams RD. Group based training for self-management strategies in people with type 2 diabetes mellitus. Cochrane Database Syst Rev. 2005; (2): CD003417. doi: 10.1002/14651858.CD003417.pub2. Update in: Cochrane Database Syst Rev. 2015; (6): CD003417. doi: 10.1002/14651858.CD003417.pub3

Deutsche Diabetes Gesellschaft (DDG). Anerkannte Schulungs- und Behandlungsprogramme nach den Richtlinien der Deutschen Diabetes-Gesellschaft (DDG). 2019. Aus: https://www.ddg.info/fileadmin/user_upload/05_Behandlung/02_Zertifizierung/6_Schulungsprogramme/20200120_Liste_anerkannter_Schulungs-_und_Behandlungsprogramme_DDG_2019_2.pdf (letzter Zugriff: 30.11.2024).

Deutsches Institut für Normung (DIN). Testsysteme für die In-vitro-Diagnostik – Anforderungen an Blutzuckermesssysteme zur Eigenanwendung bei Diabetes mellitus (ISO 15197:2013); Deutsche Fassung EN ISO 15197:2015. Aus: https://www.din.de/de/mitwirken/normenausschuesse/nagesutech/veroeffentlichungen/wdc-beuth:din21:240790833 (letzter Zugriff: 17.11.2024).

Funnell MM. Quality of Life and Insulin Therapy in Type 2 Diabetes Mellitus. Insulin. 2008; 3(1): 31–36. doi: 10.1016/S1557-0843(08)80009-7

Malanda UL, Welschen LM, Riphagen II, Dekker JM, Nijpels G, Bot SD. Self-monitoring of blood glucose in patients with type 2 diabetes mellitus who are not using insulin. Cochrane Database Syst Rev. 2012; 1:CD005060. doi: 10.1002/14651858.CD005060.pub3

Nordrheinische Gemeinsame Einrichtung. Disease-Management-Programme GbR. Qualitätsbericht 2022. Disease-Management-Programme in Nordrhein. Aus: https://www.kvno.de/fileadmin/shared/pdf/online/quali/KVNO_DMP_Qualitaetsbericht_2022.pdf (letzter Zugriff: 30.11.2024).

Schlüter S, Deiss D, Gehr B, Lange K, von Sengbusch S, Thomas A et al. Glucose Measurement and Control in Patients with Type 1 or Type 2 Diabetes. Exp Clin Endocrinol Diabetes. 2022; 130(S 01): S19–S38. doi: 10.1055/a-1624–3282

Schlüter S, Deiss D, Gehr B, Lange K, von Sengbusch S, Thomas A et al. DDG-Praxisempfehlung. Glukosemessung und -kontrolle bei Patienten mit Typ-1- oder Typ-2-Diabetes. Diabetologie und Stoffwechsel 2023; 18(S 02): S114–S135. doi: 10.1055/a-2075–9968

Kapitel 8

Bundesärztekammer (BÄK), Kassenärztliche Bundesvereinigung (KBV), Arbeitsgemeinschaft der Wissenschaftlichen Medizinischen Fachgesellschaften (AWMF). Nationale VersorgungsLeitlinie Typ-2-Diabetes. AWMF-Register-Nr. nvl-001. Version 3.0, 2023. doi: 10.6101/AZQ/000503. Aus: https://www.leitlinien.de/themen/diabetes/version-3 (letzter Zugriff: 30.11.2024).

Deutsche Gesellschaft für Wundheilung und Wundbehandlung (DGfW). S3-Leitlinie Lokaltherapie schwerheilender und/oder chronischer Wunden aufgrund von peripherer arterieller Verschlusskrankheit, Diabetes Mellitus oder chronischer venöser Insuffizienz. AWMF-Registernr. 091-001. Version 2.1, 2023. Aus: https://register.awmf.org/de/leitlinien/detail/091-001 (letzter Zugriff: 29.11.2024).

Morbach S, Eckhard M, Koller A, Lobmann R, Müller E, Reike H et al. DDG-Praxisempfehlung. Diabetisches Fußsyndrom. Diabetologie und Stoffwechsel. 2023; 18(S 02): S381–S392. doi: 10.1055/a-2076-0273

Nordrheinische Gemeinsame Einrichtung. Disease-Management-Programme GbR. Qualitätsbericht 2022. Disease-Management-Programme in Nordrhein. Aus: https://www.kvno.de/fileadmin/shared/pdf/online/quali/KVNO_DMP_Qualitaetsbericht_2022.pdf (letzter Zugriff: 30.11.2024).

Schaper NC, van Netten JJ, Apelqvist J, Bus SA, Fitridge R, Game F et al. IWGDF Editorial Board. Practical guidelines on the prevention and management of diabetes-related foot disease (IWGDF 2023 update). Diabetes Metab Res Rev. 2024; 40(3): e3657. doi: 10.1002/dmrr.3657

Wolf G, Müller N, Busch M, Eidner G, Kloos C, Hunger-Battefeld W et al. Diabetic foot syndrome and renal function in type 1 and 2 diabetes mellitus show close association. Nephrol Dial Transplant. 2009; 24(6): 1896–1901. doi: 10.1093/ndt/gfn724

Young MJ, Boulton AJ, MacLeod AF, Williams DR, Sonksen PH. A multicentre study of the prevalence of diabetic peripheral neuropathy in the United Kingdom hospital clinic population. Diabetologia. 1993; 36(2): 150–154. doi: 10.1007/BF00400697

Zentralinstitut für die kassenärztliche Versorgung in Deutschland (ZI). Ergebnisse der Disease-Management-Programme in Nordrhein-Westfalen 2021. Tabellenband. Aus: https://www.zi.de/fileadmin/Downloads/Themen/Evaluation/qsb/QSB21NRW_Tabellenband_neu.pdf (letzter Zugriff: 30.11.2024).

Ziegler D, Keller J, Maier C, Pannek J. DDG-Praxisempfehlung. Diabetische Neuropathie. Diabetologie und Stoffwechsel 2023; 18(S 02): S355–S369. doi: 10.1055/a-2076-0232

Kapitel 9

Adam WR, O'Brien RC. A justification for less restrictive guidelines on the use of metformin in stable chronic renal failure. Diabet Med. 2014; 31(9): 1032–1038. doi: 10.1111/dme.12515

Amann K, Velden J, Büttner M. Neue Klassifikation der diabetischen Nephropathie. Nephrologe. 2013; (8): 503–510. doi:10.1007/s11560-012-0725-9

American Diabetes Association (ADA). Standards of medical care in diabetes 2014. Diabetes Care. 2014; 37, Suppl 1: S14–80. doi: 10.2337/dc14-S014

Blum M, Kloos C, Müller N, Mandecka A, Berner R, Bertram B et al. Prävalenz der diabetischen Retinopathie. Studie bei Versicherten der Deutschen Betriebskrankenkasse 2002–2004 [Prevalence of diabetic retinopathy. Check-up program of a public health insurance company in Germany 2002–2004]. Ophthalmologe. 2007; 104(6): 499–500, 502–504. doi: 10.1007/s00347-007-1522-0

Böhler S, Pittrow D, Pieper L, Klotsche J, Huppertz E, Stridde E et al. Diabetes mellitus in der primärärztlichen Versorgung: Häufigkeit von mikro- und makrovaskulären Komplikationen – Ergebnisse der DETECT Studie. 41. Jahrestagung der Deutschen Diabetes Gesellschaft (DDG). Diabetologie und Stoffwechsel 2006; 1(S1): 1–A315. doi: 10.1055/s-2006-944040

Bomholt T, Feldt-Rasmussen B, Butt R, Borg R, Sarwary MH, Elung-Jensen T et al. Hemoglobin A1c and Fructosamine Evaluated in Patients with Type 2 Diabetes Receiving Peritoneal Dialysis Using Long-Term Continuous Glucose Monitoring. Nephron. 2022; 146(2): 146–152. doi: 10.1159/000519493

Boughton CK, Tripyla A, Hartnell S, Daly A, Herzig D, Wilinska ME et al. Fully automated closed-loop glucose control compared with standard insulin therapy in adults with type 2 diabetes requiring dialysis: an open-label, randomized crossover trial. Nat Med. 2021; 27(8): 1471–1476. doi: 10.1038/s41591-021-01453-z. Erratum in: Nat Med. 2021; 27(10): 1850. doi: 10.1038/s41591-021-01504-5.

Busch M, Wanner C, Wolf G. KDIGO-Leitlinie zur Behandlung des Diabetes mellitus bei chronischer Nierenerkrankung – Update 2022. Nephrologie. 2023; 18(3): 160–170. doi: 10.1007/s11560-023-00647-5

Claessen H, Kvitkina T, Narres M, Trautner C, Zöllner I, Bertram B et al. Markedly Decreasing Incidence of Blindness in People With and Without Diabetes in Southern Germany. Diabetes Care. 2018; 41(3): 478–484. doi: 10.2337/dc17–2031

Cleemen C, Müller N, Lehmann T, Voigt UA, Meller D, Kloos C et al. Prevalence of Impairment of Visual Acuity and Severity of Retinopathy in Patients with Diabetes Mellitus. Exp Clin Endocrinol Diabetes. 2022; 130(10): 652–659. doi: 10.1055/a-1752-0024

Cole JB, Florez JC. Genetics of diabetes mellitus and diabetes complications. Nat Rev Nephrol. 2020; 16(7): 377–390. doi: 10.1038/s41581-020-0278-5

Do DV, Wang X, Vedula SS, Marrone M, Sleilati G, Hawkins BS et al. Blood pressure control for diabetic retinopathy. Cochrane Database Syst Rev. 2015; 1: CD006127. doi: 10.1002/14651858.CD006127.pub2. Update in: Cochrane Database Syst Rev. 2023; 3: CD006127. doi: 10.1002/14651858.CD006127

Doshi SM, Friedman AN. Diagnosis and Management of Type 2 Diabetic Kidney Disease. Clin J Am Soc Nephrol. 2017; 12(8): 1366–1373. doi: 10.2215/CJN.11111016

Deutsche Gesellschaft für Allgemeinmedizin und Familienmedizin (DEGAM) S3-Leitlinie zur Versorgung von nicht-dialysepflichtigen Menschen mit Nierenerkrankungen in der Hauarztpraxis. AWMF-Registernr. 053-048, 2019. Aus: https://register.awmf.org/de/leitlinien/detail/053-048 (letzter Zugriff: 4.1.2025).

Eknoyan G, Lameire N, Eckardt KU, Kasiske BL. KDIGO Clinical Practice Guideline for Acute Kidney Injury. Kidney International Supplements. 2012; 2(1). https://kdigo.org/wp-content/uploads/2016/10/KDIGO-2012-AKI-Guideline-English.pdf (letzter Zugriff: 30.11.2024).

Eknoyan G, Lameire N, Eckardt KU. KDIGO Clinical practice guideline for the evaluation and management of chronic kidney disease. Kidney International Supplements. 2013; 3(1): 5–14. https://kdigo.org/wp-content/uploads/2017/02/KDIGO_2012_CKD_GL.pdf (letzter Zugriff: 30.11.2024)

Gansevoort RT, Correa-Rotter R, Hemmelgarn BR, Jafar TH, Heerspink HJ, Mann JF et al. Chronic kidney disease and cardiovascular risk: epidemiology, mechanisms, and prevention. Lancet. 2013; 382(9889): 339–352. doi: 10.1016/S0140-6736(13)60595-4

Gerdes C, Müller N, Wolf G, Busch M. Nephroprotective Properties of Antidiabetic Drugs. J Clin Med. 2023; 12(10): 3377. doi: 10.3390/jcm12103377

Groeneveld Y, Tavenier D, Blom JW, Polak BCP. Incidence of sight-threatening diabetic retinopathy in people with Type 2 diabetes mellitus and numbers needed to screen: a systematic review. Diabet Med. 2019; 36(10): 1199–1208. doi: 10.1111/dme.13908

Hammes HP, Lemmen KD, Bertram B. Diabetische Retinopathie und Makulopathie. Diabetologie und Stoffwechsel. 2023; 18(S 02): S348–S354. doi: 10.1055/a-2076-0217

Hammes HP, Welp R, Kempe HP, Wagner C, Siegel E, Holl RW; DPV Initiative – German BMBF Competence Network Diabetes Mellitus. Risk Factors for Retinopathy and DME in Type 2 Diabetes-Results from the German/Austrian DPV Database. PLoS One. 2015; 10(7): e0132492. doi: 10.1371/journal.pone.0132492

Hesse L, Grüßer M, Hoffstadt K, Jörgens V, Hartmann P, Kroll P. Populationsbezogene Erhebung zur diabetischen Retinopathie in Wolfsburg. Ophthalmologe. 2001; 98(11), 1065–1068. doi: 10.1007/s003470170026

Keel S, Xie J, Foreman J, van Wijngaarden P, Taylor HR, Dirani M. The Prevalence of Diabetic Retinopathy in Australian Adults with Self-Reported Diabetes: The National Eye Health Survey. Ophthalmology. 2017; 124(7): 977–984. doi: 10.1016/j.ophtha.2017.02.004

Kellerer M, Wanner C. Nierenerkrankungen bei Diabetes mellitus Typ 2: Überblick und Implementierung der Leitlinien, Positionspapiere und Praxisempfehlungen zur Diagnostik und Überwachung. Inn Med. 2023; 64(12): 1211–1217. doi: 10.1007/s00108-023-01610-1

Kidney Disease: Improving Global Outcomes (KDIGO) CKD Work Group: Stevens PE, Ahmed SB, Carrero JJ, Foster B, Francis A, Hall RK et al. KDIGO 2024 Clinical Practice Guideline for the Evaluation and Management of Chronic Kidney Disease. Kidney Int. 2024; 105(4S): S117–S314. doi: 10.1016/j.kint.2023.10.018

Liebisch M, Wolf G. AGE-Induced Suppression of EZH2 Mediates Injury of Podocytes by Reducing H3K27me3. Am J Nephrol. 2020; 51(9): 676–692. doi: 10.1159/000510140

Löffler I, Wolf G. Diabetische Nephropathie. Geschlechtsspezifische Aspekte bei der Genese. Nephrologie aktuell. 2023; 27(06): 252–260. doi: 10.1055/a-2046-0361

Lovshin JA, Lytvyn Y, Lovblom LE, Katz A, Boulet G, Bjornstad P et al. Retinopathy and RAAS Activation: Results From the Canadian Study of Longevity in Type 1 Diabetes. Diabetes Care. 2019; 42(2): 273–280. doi: 10.2337/dc18–1809

Martínez-Castelao A, Navarro-González JF, Górriz JL, de Alvaro F. The Concept and the Epidemiology of Diabetic Nephropathy Have Changed in Recent Years. J Clin Med. 2015; 4(6): 1207–1216. doi: 10.3390/jcm4061207

Nangaku M, Wanner C. Not only incretins for diabetic kidney disease-beneficial effects by DPP-4 inhibitors. Kidney Int. 2021; 99(2): 318–322. doi: 10.1016/j.kint.2020.08.037

Nazarzadeh M, Bidel Z, Canoy D, Copland E, Wamil M, Majert J et al. Blood Pressure Lowering Treatment Trialists' Collaboration. Blood pressure lowering and risk of new-onset type 2 diabetes: an individual participant data meta-analysis. Lancet. 2021; 398(10313): 1803–1810. doi: 10.1016/S0140–6736(21)01920-6

Neal B, Perkovic V, Matthews DR. Canagliflozin and Cardiovascular and Renal Events in Type 2 Diabetes. N Engl J Med. 2017; 377(21): 2099. doi: 10.1056/NEJMc1712572

Nicholas SB. Structural Predictors of Renal Function Decline. Clin J Am Soc Nephrol. 2016; 11(2): 202–204. doi: 10.2215/CJN.13431215

Niewczas MA, Pavkov ME, Skupien J, Smiles A, Md Dom ZI, Wilson JM et al. A signature of circulating inflammatory proteins and development of end-stage renal disease in diabetes. Nat Med. 2019; 25(5): 805–813. doi: 10.1038/s41591-019-0415-5

Nordrheinische Gemeinsame Einrichtung. Disease-Management-Programme GbR. Qualitätsbericht 2016. Disease-Management-Programme in Nordrhein. Aus: https://www.kvno.de/fileadmin/shared/pdf/print/berichte/dmp-berichte/qualbe_dmp16.pdf (letzter Zugriff: 30.11.2024).

Ortiz A, Fernandez-Fernandez B. Atrasentan: The Difficult Task of Integrating Endothelin A Receptor Antagonists into Current Treatment Paradigm for Diabetic Kidney Disease. Clin J Am Soc Nephrol. 2021; 16(12): 1775–1778. doi: 10.2215/CJN.13601021

Petersmann A, Müller-Wieland D, Müller UA, Landgraf R, Nauck M, Freckmann G et al. Definition, Classification and Diagnosis of Diabetes Mellitus. Exp Clin Endocrinol Diabetes. 2019; 127(S 01): S1–S7. doi: 10.1055/a-1018–9078

Raum P, Lamparter J, Ponto KA, Peto T, Hoehn R, Schulz A et al. Prevalence and Cardiovascular Associations of Diabetic Retinopathy and Maculopathy: Results from the Gutenberg Health Study. PLoS One. 2015; 10(6): e0127188. doi: 10.1371/journal.pone.0127188. Erratum in: PLoS One. 2015; 10(9): e0139527. doi: 10.1371/journal.pone.0139527

Ritz E, Viberti GC, Ruilope LM, Rabelink AJ, Izzo JL Jr, Katayama S et al. Determinants of urinary albumin excretion within the normal range in patients with type 2 diabetes: the Randomised Olmesartan and Diabetes Microalbuminuria Prevention (ROADMAP) study. Diabetologia. 2010; 53(1): 49–57. doi: 10.1007/s00125-009-1577-3

Rossing P, Caramori ML, Chan JCN, Heerspink HJL, Hurst C, Khunti K et al. Kidney Disease: Improving Global Outcomes (KDIGO) Diabetes Work Group. KDIGO 2022 Clinical Practice Guideline for Diabetes Management in Chronic Kidney Disease. Kidney Int. 2022; 102(5S): S1–S127. doi: 10.1016/j.kint.2022.06.008

Seufert J, Laubner K. Outcome-Studien zu SGLT-2-Inhibitoren [Outcome studies on SGLT-2 inhibitors]. Internist (Berl). 2019; 60(9): 903–911. German. doi: 10.1007/s00108-019-0656-x

Shichiri M, Kishikawa H, Ohkubo Y, Wake N. Long-term results of the Kumamoto Study on optimal diabetes control in type 2 diabetic patients. Diabetes Care. 2000; 23 Suppl 2: B21–29.

Voigt M, Schmidt S, Lehmann T, Köhler B, Kloos C, Voigt UA et al. Prevalence and Progression Rate of Diabetic Retinopathy in Type 2 Diabetes Patients in Correlation with the Duration of Diabetes. Exp Clin Endocrinol Diabetes. 2018; 126(9): 570–576. doi: 10.1055/s-0043-120570

Wang B, Wang F, Zhang Y, Zhao SH, Zhao WJ, Yan SL et al. Effects of RAS inhibitors on diabetic retinopathy: a systematic review and meta-analysis. Lancet Diabetes Endocrinol. 2015; 3(4): 263–274. doi: 10.1016/S2213-8587(14)70256-6. Erratum in: Lancet Diabetes Endocrinol. 2015; 3(4): e3.

Wilkinson-Berka JL, Suphapimol V, Jerome JR, Deliyanti D, Allingham MJ. Angiotensin II and aldosterone in retinal vasculopathy and inflammation. Exp Eye Res. 2019; 187: 107766. doi: 10.1016/j.exer.2019.107766

Yau JW, Rogers SL, Kawasaki R, Lamoureux EL, Kowalski JW, Bek T et al. Meta-Analysis for Eye Disease (META-EYE) Study Group. Global prevalence and major risk factors of diabetic retinopathy. Diabetes Care. 2012; 35(3): 556–564. doi: 10.2337/dc11-1909

Zhang X, Saaddine JB, Chou CF, Cotch MF, Cheng YJ, Geiss LS et al. Prevalence of diabetic retinopathy in the United States, 2005–2008. JAMA. 2010; 304(6): 649–656. doi: 10.1001/jama.2010.1111

Zoungas S, Arima H, Gerstein HC, Holman RR, Woodward M, Reaven P et al. Collaborators on Trials of Lowering Glucose (CONTROL) group. Effects of intensive glucose control on microvascular outcomes in patients with type 2 diabetes: a meta-analysis of individual participant data from randomised controlled trials. Lancet Diabetes Endocrinol. 2017; 5(6): 431–437. doi: 10.1016/S2213-8587(17)30104-3

Kapitel 10

Arzneimittelkommission der deutschen Ärzteschaft (AkdÄ). Medikamentöse Cholesterinsenkung zur Vorbeugung kardiovaskulärer Ereignisse. Version 2.0, 2023. Aus: https://www.akdae.de/fileadmin/user_upload/akdae/Arzneimitteltherapie/LF/PDF/Cholesterinsenkung.pdf (letzter Zugriff: 30.11.2024).

Bundesärztekammer (BÄK), Kassenärztliche Bundesvereinigung (KBV), Arbeitsgemeinschaft der Wissenschaftlichen Medizinischen Fachgesellschaften (AWMF). Nationale VersorgungsLeitlinie Typ-2-Diabetes. Version 3.0, 2023. AWMF-Registernr. nlv-001. doi: 10.6101/AZQ/000503. Aus: https://www.leitlinien.de/themen/diabetes/version-3 (letzter Zugriff: 29.11.2024)

Bundesärztekammer (BÄK), Kassenärztliche Bundesvereinigung (KBV), Arbeitsgemeinschaft der Wissenschaftlichen Medizinischen Fachgesellschaften (AWMF). Nationale VersorgungsLeitlinie Chronische KHK. AWMF-Registernr. nlv-004. Version 7.0, 2024. Aus: https://www.leitlinien.de/themen/khk (letzter Zugriff: 29.11.2024).

Davies MJ, D'Alessio DA, Fradkin J, Kernan WN, Mathieu C, Mingrone G et al. Management of Hyperglycemia in Type 2 Diabetes, 2018. A Consensus Report by the American Diabetes Association (ADA) and the European Association for the Study of Diabetes (EASD). Diabetes Care. 2018; 41(12): 2669–2701. doi: 10.2337/dci18-0033

Deutsche Gesellschaft für Allgemeinmedizin und Familienmedizin (DEGAM). S3-Leitlinie Schlaganfall. AWMF-Registernr. 053-011, Version 3.3, 2020. Aus: https://register.awmf.org/de/leitlinien/detail/053-011 (letzter Zugriff: 29.11.2024).

Deutsche Gesellschaft für Angiologie (DGA). S3-Leitlinie Diagnostik, Therapie und Nachsorge der peripheren arteriellen Verschlusskrankheit. AWMF-Registernr. 065-003. Version 4.3, 2024. Aus: https://register.awmf.org/de/leitlinien/detail/065-003 (letzter Zugriff: 30.11.2024).

Deutsche Gesellschaft für Neurologie (DGN), Deutsche Schlaganfall-Gesellschaft (DSG). Akuttherapie des ischämischen Schlaganfalls. Version 5.1, 2022. AWMF-Registernr. 030-046. Aus: https://register.awmf.org/de/leitlinien/detail/030-046 (letzter Zugriff: 30.11.2024).

Deutsche Gesellschaft für Neurologie (DGN), Haensch CA. Diagnostik und Therapie der erektilen Dysfunktion. Leitlinien für Diagnostik und Therapie in der Neurologie. Entwicklungsstufe S1, 2018. Nicht aktualisiert. Aus: https://dgn.org/leitlinie/diagnostik-und-therapie-der-erektilen-dysfunktion (letzter Zugriff: 29.11.2024).

Deutsche Gesellschaft für Urologie (DGU). Diagnostik und Therapie von Libido- und Erektionsstörungen. Entwicklungsstufe 1, 2001. Nicht aktualisiert. Aus: https://www.awmf.org/uploads/tx_szleitlinien/043-031.pdf (letzter Zugriff: 29.11.2024).

International Working Group on the Diabetic Foot (IWGDF). Practical guidelines on the prevention and management of diabetes-related foot disease. IWGDF 2023 update. 2023. Aus: https://iwgdfguidelines.org/wp-content/uploads/2023/07/IWGDF-2023-01-Practical-Guidelines.pdf (letzter Zugriff: 30.11.2024).

Kouidrat Y, Pizzol D, Cosco T, Thompson T, Carnaghi M, Bertoldo A et al. High prevalence of erectile dysfunction in diabetes: a systematic review and meta-analysis of 145 studies. Diabet Med. 2017; 34(9): 1185–1192. doi: 10.1111/dme.13403

Malavige LS, Levy JC. Erectile dysfunction in diabetes mellitus. J Sex Med. 2009; 6(5): 1232–1247. doi: 10.1111/j.1743–6109.2008.01168.x

Nolan CJ, Ruderman NB, Kahn SE, Pedersen O, Prentki M. Response to Comments on Nolan et al. Insulin Resistance as a Physiological Defense Against Metabolic Stress: Implications for the Management of Subsets of Type 2 Diabetes. Diabetes 2015; 64: 673–686. Diabetes. 2015; 64(10): e38–9. doi: 10.2337/dbi15-0002

Pyrgidis N, Mykoniatis I, Haidich AB, Tirta M, Talimtzi P, Kalyvianakis D et al. The Effect of Phosphodiesterase-type 5 Inhibitors on Erectile Function: An Overview of Systematic Reviews. Front Pharmacol. 2021; 12: 735708. doi: 10.3389/fphar.2021.735708

Shah MS, Brownlee M. Molecular and Cellular Mechanisms of Cardiovascular Disorders in Diabetes. Circ Res. 2016; 118(11): 1808–1829. doi: 10.1161/CIRCRESAHA.116.306923

Kapitel 11

Christiaens A, Henrard S, Zerah L, Dalleur O, Bourdel-Marchasson I, Boland B. Individualisation of glycaemic management in older people with type 2 diabetes: a systematic review of clinical practice guidelines recommendations. Age Ageing. 2021; 50(6): 1935–1942. doi: 10.1093/ageing/afab157

Deutsche Diabetes Gesellschaft (DDG). S3-Leitlinie Therapie des Typ-1-Diabetes. Version 5.1, 2023. AWMF-Registernummer: 057-013. Aus: https://register.awmf.org/de/leitlinien/detail/057-013 (letzter Zugriff: 29.11.2024).
Diabetes Canada Clinical Practice Guidelines Expert Working Group: Lega IC, Yale JF, Chadha A, Paty B, Roscoe R, Snider M et al. Diabetes Canada Clinical Practice Guidelines Steering Committee: Bajaj HS, Barnes T, Gilbert J, Honshorst K, Kim J, Lewis J et al. Hypoglycemia in Adults. Can J Diabetes. 2023; 47(7): 548–559. doi: 10.1016/j.jcjd.2023.08.003
McCall AL, Lieb DC, Gianchandani R, MacMaster H, Maynard GA, Murad MH et al. Management of Individuals With Diabetes at High Risk for Hypoglycemia: An Endocrine Society Clinical Practice Guideline. J Clin Endocrinol Metab. 2023; 108(3): 529–562. doi: 10.1210/clinem/dgac596. Erratum in: J Clin Endocrinol Metab. 2023; 108(3):e44. doi: 10.1210/clinem/dgac737

Kapitel 12

Aberle J, Reining F, Dannheim V, Flitsch J, Klinge A, Mann O. Metformin after bariatric surgery – an acid problem. Exp Clin Endocrinol Diabetes. 2012; 120(3): 152–153. doi: 10.1055/s-0031-1285911
An J, Le QA, Dang T. Association between different types of comorbidity and disease burden in patients with diabetes. J Diabetes. 2019; 11(1): 65–74. doi: 10.1111/1753-0407.12818
Borgquist O, Wise MP, Nielsen N, Al-Subaie N, Cranshaw J, Cronberg T et al. TTM-Trial Investigators. Dysglycemia, Glycemic Variability, and Outcome After Cardiac Arrest and Temperature Management at 33 °C and 36 °C. Crit Care Med. 2017; 45(8): 1337–1343. doi: 10.1097/CCM.0000000000002367
Clement S. Medical Management of the Diabetic Patient. Clin Podiatr Med Surg. 2019; 36(3): 349–354. doi: 10.1016/j.cpm.2019.02.001
Coady-Fariborzian L, Anstead C. HbA1c and Infection in Diabetic Elective Hand Surgery: A Veterans Affair Medical Center Experience 2012–2018. Hand (N Y). 2023; 18(6): 994–998. doi: 10.1177/1558944720937363
Cook KD, Borzok J, Sumrein F, Opler DJ. Evaluation and Perioperative Management of the Diabetic Patient. Clin Podiatr Med Surg. 2019; 36(1): 83–102. doi: 10.1016/j.cpm.2018.08.004
de Vries FE, Gans SL, Solomkin JS, Allegranzi B, Egger M, Dellinger EP et al. Meta-analysis of lower perioperative blood glucose target levels for reduction of surgical-site infection. Br J Surg. 2017; 104(2): e95–e105. doi: 10.1002/bjs.10424
Deutsche Diabetes Gesellschaft (DGG). Positionspapier de DDG zur Therapie des DM im Krankenhaus. 2018. Aus: https://www.ddg.info/politik/stellungnahmen/krankenhaus (letzter Zugriff: 30.11.2024).
Deutsche Gesellschaft für Anästhesiologie und Intensivmedizin (DGAI), Deutsche Gesellschaft für Chirurgie (DGCH), Deutsche Gesellschaft für Innere Medizin. Präoperative Evaluation erwachsener Patienten vor elektiven, nicht herz-thoraxchirurgischen Eingriffen. Gemeinsame Empfehlung der Deutschen Gesellschaft für Anästhesiologie und Intensivmedizin (DGAI), der Deutschen Gesellschaft für Chirurgie (DGCH) und der Deutschen Gesellschaft für Innere Medizin (DGIM). Anasthesiol Intensivmed Notfallmed Schmerzther. 2017; 52(6): 446–462. doi: 10.1055/s-0043-111784
ElSayed NA, Aleppo G, Aroda VR, Bannuru RR, Brown FM, Bruemmer D et al. on behalf of the American Diabetes Association. 16. Diabetes Care in the Hospital: Standards of Care in Diabetes–2023. Diabetes Care. 2023; 46(Suppl 1): S267–S278. doi: 10.2337/dc23-S016
European Medicines Agency (EMA) (2024) Ebymect, INN-dapagliflozin and metformin. Anhang I, Zusammenfassung der Merkmale des Arzneimittels. https://www.ema.europa.eu/de/documents/product-information/ebymect-epar-product-information_de.pdf (letzter Zugriff: 4.12.2024).
Farkas JD, Long B, Koyfman A, Menson K. BRASH Syndrome: Bradycardia, Renal Failure, AV Blockade, Shock, and Hyperkalemia. J Emerg Med. 2020; 59(2): 216–223. doi: 10.1016/j.jemermed.2020.05.001
Fouchard M, Misery L, Le Garrec R, Sigaudo-Roussel D, Fromy B. Alteration of Pressure-Induced Vasodilation in Aging and Diabetes, a Neuro-Vascular Damage. Front Physiol. 2019; 10: 862. doi: 10.3389/fphys.2019.00862
Halkos ME, Lattouf OM, Puskas JD, Kilgo P, Cooper WA, Morris CD et al. Elevated preoperative hemoglobin A1c level is associated with reduced long-term survival after coronary artery bypass surgery. Ann Thorac Surg. 2008; 86(5): 1431–1437. doi: 10.1016/j.athoracsur.2008.06.078
Iglay K, Hannachi H, Joseph Howie P, Xu J, Li X, Engel SS et al. Prevalence and co-prevalence of comorbidities among patients with type 2 diabetes mellitus. Curr Med Res Opin. 2016; 32(7): 1243–1252. doi: 10.1185/03007995.2016.1168291
Lee TH, Marcantonio ER, Mangione CM, Thomas EJ, Polanczyk CA, Cook EF et al. Derivation and prospective validation of a simple index for prediction of cardiac risk of major noncardiac surgery. Circulation. 1999; 100(10): 1043–1049. doi: 10.1161/01.cir.100.10.1043
Lin PJ, Pope E, Zhou FL. Comorbidity Type and Health Care Costs in Type 2 Diabetes: A Retrospective Claims Database Analysis. Diabetes Ther. 2018; 9(5): 1907–1918. doi: 10.1007/s13300-018-0477-2
Martin ET, Kaye KS, Knott C, Nguyen H, Santarossa M, Evans R et al. Diabetes and Risk of Surgical Site Infection: A Systematic Review and Meta-analysis. Infect Control Hosp Epidemiol. 2016; 37(1): 88–99. doi: 10.1017/ice.2015.249
Moghissi ES. Reexamining the evidence for inpatient glucose control: new recommendations for glycemic targets. Am J Health Syst Pharm. 2010; 67(16 Suppl 8): S3–8. doi: 10.2146/ajhp100171
Centers for Disease Control and Prevention (CDC). National Center for Chronic Disease Prevention and Health Promotion. Diabetes Report Card 2017. 2018. Aus: https://dhhr.wv.gov/hpcd/data_reports/Documents/diabetesreport-card2017-508.pdf (letzter Zugriff: 30.11.2024).
Palermo NE, Garg R. Perioperative Management of Diabetes Mellitus: Novel Approaches. Curr Diab Rep. 2019; 19(4): 14. doi: 10.1007/s11892-019-1132-7
Starkman HS, Wacks M, Soeldner JS, Kim A. Effect of acute blood loss on glycosylated hemoglobin determinations in normal subjects. Diabetes Care. 1983; 6(3): 291–294. doi: 10.2337/diacare.6.3.291
Statistisches Bundesamt. 19,5 Millionen Patienten im Jahr 2016 stationär im Krankenhaus behandelt. 2017, Aus: https://www.destatis.de/DE/Presse/Pressemitteilungen/2017/08/PD17_276_231.html (letzter Zugriff: 4.12.2024).
Weiser TG, Regenbogen SE, Thompson KD, Haynes AB, Lipsitz SR, Berry WR et al. An estimation of the global volume of surgery: a modelling strategy based on available data. Lancet. 2008; 372(9633): 139–144. doi: 10.1016/S0140-6736(08)60878-8
Wong JKL, Ke Y, Ong YJ, Li H, Wong TH, Abdullah HR. The impact of preoperative glycated hemoglobin (HbA1c) on postoperative complications after elective major abdominal surgery: a meta-analysis. Korean J Anesthesiol. 2022; 75(1): 47–60. doi: 10.4097/kja.21295

Kapitel 13

ACCORD Study Group; Cushman WC, Evans GW, Byington RP, Goff DC Jr, Grimm RH Jr, Cutler JA et al. Effects of intensive blood-pressure control in type 2 diabetes mellitus. N Engl J Med. 2010; 362(17): 1575–1585. doi: 10.1056/NEJMoa1001286
Adler AI, Stratton IM, Neil HA, Yudkin JS, Matthews DR, Cull CA et al. Association of systolic blood pressure with macrovascular and microvascular complications of type 2 diabetes (UKPDS 36): prospective observational study. BMJ. 2000; 321(7258): 412–419. doi: 10.1136/bmj.321.7258.412
Blood Pressure Lowering Treatment Trialists' Collaboration. Pharmacological blood pressure lowering for primary and secondary prevention of cardiovascular disease across different levels of blood pressure: an individual participant-level data meta-analysis. Lancet. 2021; 397(10285): 1625–1636. doi: 10.1016/S0140-6736(21)00590-0. Erratum in: Lancet. 2021; 397(10288): 1884. doi: 10.1016/S0140-6736(21)01069-2
Bundesärztekammer (BÄK), Kassenärztliche Bundesvereinigung (KBV), Arbeitsgemeinschaft der Wissenschaftlichen Medizinischen Fachgesellschaften (AWMF). Nationale VersorgungsLeitlinie Hypertonie. Version 1.0, 2023. Aus: https://register.awmf.org/de/leitlinien/detail/nvl-009 (letzter Zugriff: 29.11.2024).
Chen C, Zhu XY, Li D, Lin Q, Zhou K. Clinical efficacy and safety of spironolactone in patients with resistant hypertension: A systematic review and meta-analysis. Medicine (Baltimore). 2020; 99(34): e21694. doi: 10.1097/MD.0000000000021694

Drawz PE, Agarwal A, Dwyer JP, Horwitz E, Lash J, Lenoir K et al. Concordance Between Blood Pressure in the Systolic Blood Pressure Intervention Trial and in Routine Clinical Practice. JAMA Intern Med. 2020; 180(12): 1655–1663. doi: 10.1001/jamainternmed.2020.5028

Ferreira PD Jr, Simoes JA Sr, Velho DC Sr. Adherence to Antihypertensive Therapy and Its Determinants: A Systematic Review. Cureus. 2024; 16(5): e59532. doi: 10.7759/cureus.59532

Gaede P, Lund-Andersen H, Parving HH, Pedersen O. Effect of a multifactorial intervention on mortality in type 2 diabetes. N Engl J Med. 2008; 358(6): 580–591. doi: 10.1056/NEJMoa0706245

Hripcsak G, Suchard MA, Shea S, Chen R, You SC, Pratt N et al. Comparison of Cardiovascular and Safety Outcomes of Chlorthalidone vs Hydrochlorothiazide to Treat Hypertension. JAMA Intern Med. 2020; 180(4): 542–551. doi: 10.1001/jamainternmed.2019.7454

Ishani A, Cushman WC, Leatherman SM, Lew RA, Woods P, Glassman PA et al. Diuretic Comparison Project Writing Group. Chlorthalidone vs. Hydrochlorothiazide for Hypertension-Cardiovascular Events. N Engl J Med. 2022; 387(26): 2401–2410. doi: 10.1056/NEJMoa2212270

Reinhart M, Puil L, Salzwedel DM, Wright JM. First-line diuretics versus other classes of antihypertensive drugs for hypertension. Cochrane Database Syst Rev. 2023; 7(7): CD008161. doi: 10.1002/14651858.CD008161.pub3

Vouri SM, Jiang X, Manini TM, Solberg LM, Pepine C, Malone DC et al. Magnitude of and Characteristics Associated With the Treatment of Calcium Channel Blocker-Induced Lower-Extremity Edema With Loop Diuretics. JAMA Netw Open. 2019; 2(12): e1918425. doi: 10.1001/jamanetworkopen.2019.18425

Wiysonge CS, Bradley HA, Volmink J, Mayosi BM, Opie LH. Beta-blockers for hypertension. Cochrane Database Syst Rev. 2017; 1(1): CD002003. doi: 10.1002/14651858.CD002003.pub5

Kapitel 14

Battelino T, Danne T, Bergenstal RM, Amiel SA, Beck R, Biester T. Clinical Targets for Continuous Glucose Monitoring Data Interpretation: Recommendations From the International Consensus on Time in Range. Diabetes Care. 2019; 42(8): 1593–1603. doi: 10.2337/dci19-0028

Cundy T, Holt RIG. Gestational diabetes: paradigm lost? Diabet Med. 2027; 34(1): 8–13. doi: 1111/dme.13200

Deutsche Diabetes Gesellschaft (DDG), Deutsche Gesellschaft für Gynäkologie und Geburtshilfe (DGGG). S3-Leitlinie Gestationsdiabetes mellitus (GDM), Diagnostik, Therapie und Nachsorge. AWMF-Registernr. 057-008. Version 3.0, 2018. Aus: https://register.awmf.org/de/leitlinien/detail/057-008 (letzter Zugriff: 29.11.2024).

Deutsche Diabetes Gesellschaft (DDG). S2e-Leitlinie Diabetes in der Schwangerschaft. AWMF-Registernr. 057-023. Version 3.0, 2021. Aus: https://register.awmf.org/de/leitlinien/detail/057-023 (letzter Zugriff: 29.11.2024).

Diabetes Canada Clinical Practice Guidelines Expert Committee; Feig DS, Berger H, Donovan L, Godbout A, Kader T, Keely E et al. Diabetes and Pregnancy. Can J Diabetes. 2018; 42 Suppl 1: S255–S282. doi: 10.1016/j.jcjd.2017.10.038. Erratum in: Can J Diabetes. 2018; 42(3): 337. doi: 10.1016/j.jcjd.2018.04.006

Feig DS, Corcoy R, Donovan LE, Murphy KE, Barrett JFR, Sanchez JJ et al. CONCEPTT Collaborative Group. Pumps or Multiple Daily Injections in Pregnancy Involving Type 1 Diabetes: A Prespecified Analysis of the CONCEPTT Randomized Trial. Diabetes Care. 2018; 41(12): 2471–2479. doi: 10.2337/dc18–1437

HAPO Study Cooperative Research Group; Metzger BE, Lowe LP, Dyer AR, Trimble ER, Chaovarindr U, Coustan DR et al. Hyperglycemia and adverse pregnancy outcomes. N Engl J Med. 2008; 358(19): 1991–2002. doi: 10.1056/NEJMoa0707943

Horvath K, Koch K, Jeitler K, Matyas E, Bender R, Bastian H et al. Effects of treatment in women with gestational diabetes mellitus: systematic review and meta-analysis. BMJ. 2010; 340: c1395. doi: 10.1136/bmj.c1395

Murphy HR, Howgate C, O'Keefe J, Myers J, Morgan M, Coleman MA. National Pregnancy in Diabetes (NPID) advisory group. Characteristics and outcomes of pregnant women with type 1 or type 2 diabetes: a 5-year national population-based cohort study. Lancet Diabetes Endocrinol. 2021; 9(3): 153–164. doi: 10.1016/S2213–8587(20)30406-X

Österreichische Diabetes Gesellschaft (ÖDG). Diabetes mellitus – Anleitungen für die Praxis Überarbeitete und erweiterte Fassung 2019. Wiener Klinische Wochenschrift. 2019; Supplement 1. Aus: https://www.springermedizin.at/wiener-klinische-wochenschrift-1-2019/16681584 (letzter Zugriff: 30.11.2024).

Ringholm L, Damm JA, Vestgaard M, Damm P, Mathiesen ER. Diabetic Nephropathy in Women With Preexisting Diabetes: From Pregnancy Planning to Breastfeeding. Curr Diab Rep. 2016; 16(2): 12. doi: 10.1007/s11892-015-0705-3

Kapitel 15

Bahrmann A, Wernecke J, Bahrmann P, Kopf D, Zeyfang A. Diabetes mellitus im Alter. Teil 1: Prävalenz, Symptome und aktuelle Leitlinie. Der Diabetologe. 2012; 8(7): 587–600. doi: 10.1007/s11428-012-0978-y

Boyd CM, Darer J, Boult C, Fried LP, Boult L, Wu AW. Clinical practice guidelines and quality of care for older patients with multiple comorbid diseases: implications for pay for performance. JAMA. 2005; 294(6): 716–724. doi: 10.1001/jama.294.6.716

Deutsche Gesellschaft für Allgemeinmedizin und Familienmedizin (DEGAM). S3-Leitlinie Hausärztliche Leitlinie: Multimedikation. AWMF-Registernr. 053-043. Version 2.1, 2021. Aus: https://register.awmf.org/de/leitlinien/detail/053-043 (letzter Zugriff: 29.11.2024).

Register